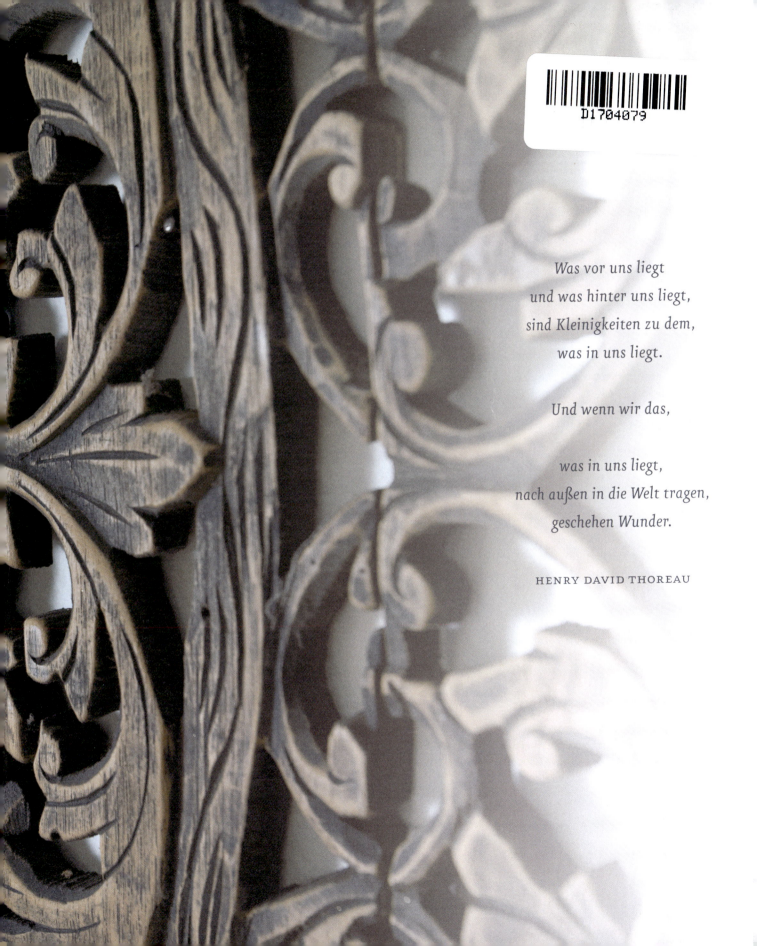

Was vor uns liegt
und was hinter uns liegt,
sind Kleinigkeiten zu dem,
was in uns liegt.

Und wenn wir das,

was in uns liegt,
nach außen in die Welt tragen,
geschehen Wunder.

HENRY DAVID THOREAU

René Hug

YIN · RESTORATIVE · YOGATHERAPIE

»Die Quelle des Daseins«

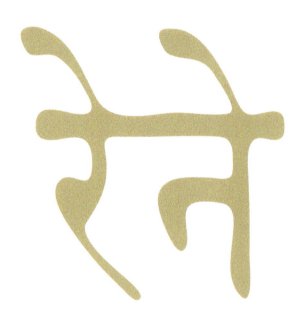

RENÉ HUG

YIN · RESTORATIVE · YOGATHERAPIE
»DIE QUELLE DES DASEINS«

Schweizer Literaturgesellschaft

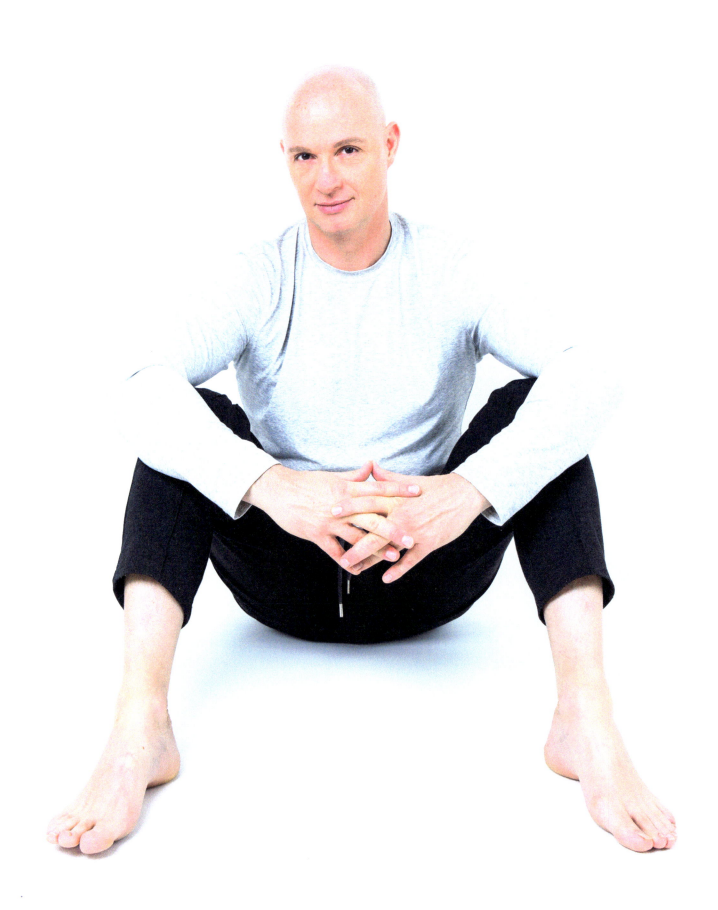

Vorwort

Liebe Leserin, lieber Leser,

Dieses Buch, in dem René Hug auf Praxis und Technik von *Yin Restorative Yoga* eingeht, möchte ich Ihnen wärmstens empfehlen. Wir leben heute in einer spannenden Welt, in einer geradezu spannungsgeladenen Atmosphäre. Und wir wünschen uns ein spannendes und erfülltes Leben – aber bitte ganz entspannt. Wir wünschen uns eine abwechslungsreiche und spannende Berufstätigkeit, und für die Freizeit lassen wir uns auch immer wieder Spannendes einfallen. Sei dies, indem wir halsbrecherische Sportarten ausüben, um uns einen Adrenalinkick zu verpassen; oder wir belagern das Sofa mit einem spannenden Krimi, einer DVD oder einem Computergame bewaffnet und lassen uns in deren Bann ziehen; oder wir praktizieren eine schweißtreibende Yoga-Art, wo nur Leistung und Wettkampf zählen. Spannung, Spannung, Spannung überall. Und dann wundern wir uns, dass wir nicht locker und entspannt den Alltag bewältigen, dass sich im Körper Verspannungen bemerkbar machen; oder dass wir nicht mehr schlafen können. Wir wünschen uns Ruhe, Entspannung und Muße und planen unser Leben so, dass diese Wünsche auf der Strecke bleiben. Diese spannungsgeladene Lebensweise tut nicht gut und begünstigt Verspannungen, die sich durch Atem-, Rücken-, Verdauungsbeschwerden, aller Art Allergien oder ein schwaches Immunsystem äußern.

Ein weiterer Faktor für die Verspannungen und mental-emotionale Anspannung sind Zeitnot oder das Gefühl, man könnte im Leben etwas verpassen. Das Motto heißt: Jetzt. Sofort. Alles. Perfekt. Wir sind Kinder unserer Zeit, und diese ist hektisch und, wie schon erwähnt, spannungsgeladen. Wenn man da nicht mitmacht, bewusst oder unbewusst – man befindet sich wie in einem energetischen Sog – kommt man sich als Außenseiter vor, als würde man gegen den Strom schwimmen und das braucht verdammt viel Kraft. Wie kann dem entgegengewirkt werden? Yin Yoga ist das Zaubermittel.

Yin Yoga lernte ich in einer auch für mich turbulenten Zeit kennen. Eine Kollegin lud mich zu einer Yin Yoga-Session ein. Bis dahin meinte ich, dass ich mich dank der Yoga-Tiefenentspannung ganz ordentlich entspannen könne; und meistens gelingt dies auch recht gut. Aber nach dem Yin Yoga betrat ich eine andere Dimension der Entspannung.

Dies bewirkten in erster Linie die ausgesuchten Übungen, die dafür eingesetzt wurden, und weiter wirken die Langsamkeit und das lange Verweilen in den einzelnen Stellungen. Äußerst hilfreich waren dabei die Hilfsmittel, die eingesetzt wurden. Meine Kollegin benützte die gleichen Hilfsmittel, die in diesem Buch empfohlen werden. Diese dicken Polster und weichen Kissen, über die man sich legt, bzw. hängen lässt, vertiefen die Dehnung, welche eine Entspannung besonderer Art erzeugt. Die Wirkung zeigt sich sofort und wirkt noch einige Stunden oder gar Tage nach. Diese weichen, nachgiebigen und auch die festen, haltenden Stützen wirken sich auch auf die seelisch-geistige Ebene positiv aus. Man fühlt sich getragen, geborgen, rundum wohl, und endlich kehren Ruhe, Frieden, Stille ein. Schon nach wenigen Übungen des Yin Yoga ist man bereit für die spirituelle Praxis. Speziell ausgewählte Mudras und Mantras, die in diesem Buch wunderschön beschrieben werden, unterstützen die Meditation. Dieses liebevoll gestaltete Buch ist ein besonderes Hilfsmittel – ein Leitfaden – für den spirituellen Weg, und man nimmt es immer wieder gerne zur Hand, um sich davon inspirieren zu lassen. Das Buch ist rundum etwas Besonderes und ich wünsche mir, dass es vielen Menschen die langersehnte Ruhe und Entspannung bringt; und die Gewissheit, dass wir vom unfassbaren Großen-Ganzen geführt, getragen und geliebt werden.

Gertrud Hirschi

Schon seit vielen Jahren befasst sich Gertrud Hirschi mit der Wirkung von Mudras und Mantras und deren Bedeutung für uns. Zu diesem Thema schrieb sie nicht nur mehrere Bücher, sondern hat ihr Wissen auch in diversen Fernsehsendungen weitergegeben.

Inhalt

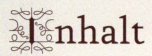

Asanas

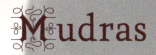

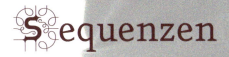

Sequenzen

Um unseren Geist während der Meditation darin zu unterstützen, zur Ruhe zu kommen und einen gedankenfreien Zustand zu erreichen, können uns das bewusste Atmen und die Anwendung von Mudras helfen.

Mudra ist Sanskrit und bedeutet ursprünglich »Siegel«. Es wird aber auch oft mit »das, was Freude bringt« übersetzt. Es kann eine mystische Haltung der Hände, der Finger, der Augenstellungen oder der Zunge sein.

Mudras

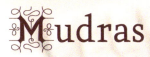

Therapeutische Mudras

Atmanjali Mudra

Geste des Gebets

Es ist die Geste des unerschütterlichen Glaubens, dass das, worum man bittet, auch kommen wird – wenn sich ein Herzenswunsch erfüllen soll. In Indien ist sie auch ein Gruss – oder eine Geste des Dankes; man zeigt dem Nächsten seine Achtung.

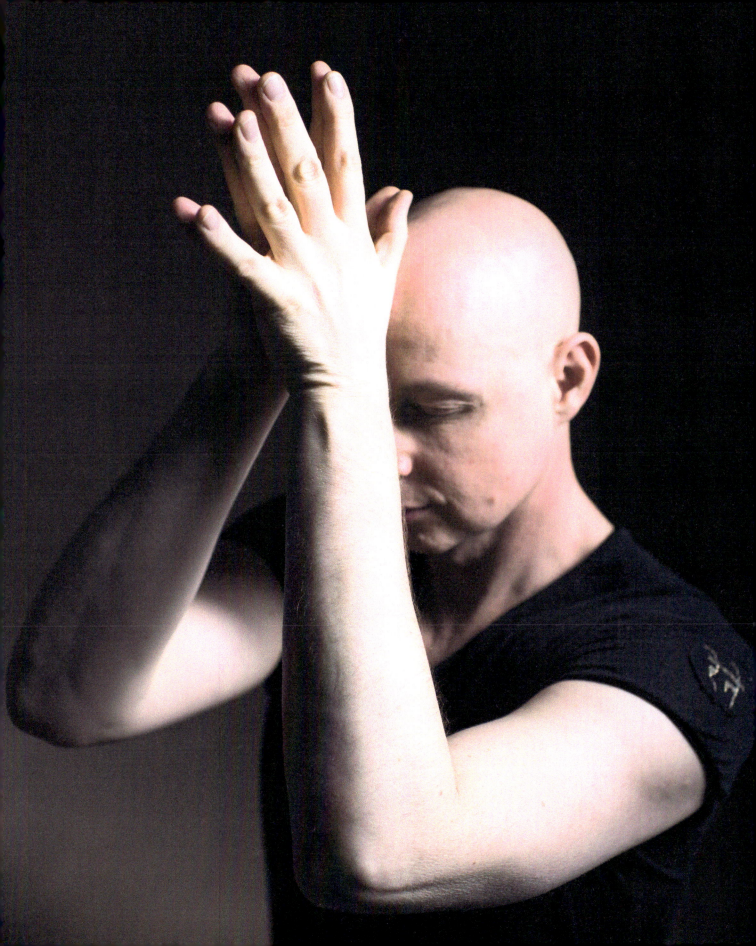

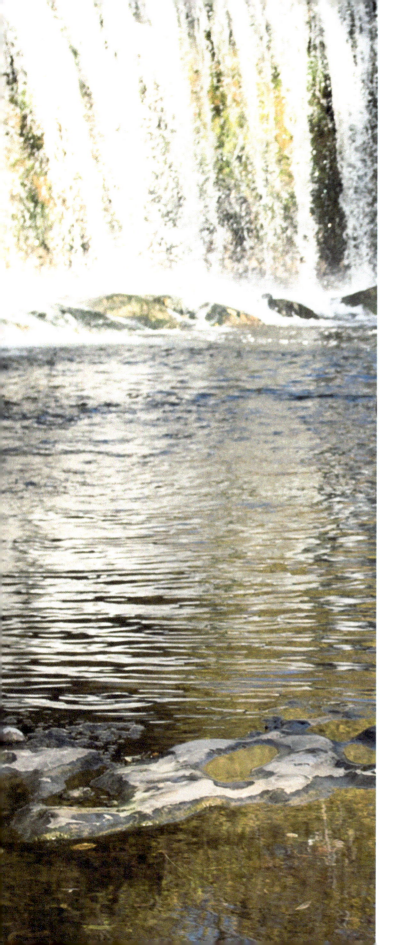

Einführung

Wenn wir offen für Neues bleiben, unserer Intuition folgen und Veränderungen zulassen, dann dürfen tiefere Erkenntnisse, weitere Perspektiven und neue Wege entstehen. Die zweite Auflage von „Die Quelle des Daseins" habe ich bewusst mit Erfahrungen ergänzt, die ich in den letzten Jahren sammeln durfte.

Durch meinen langjährigen Unterricht, die Ausbildungen und den Austausch mit Teilnehmern und anderen Dozenten habe ich mich entschlossen, dieses Buch mit therapeutischen Mudras sowie verschiedenen Shavasana zu ergänzen.

Die Anwendung von Mudras in der Yogatherapie wird bisher noch unterschätzt oder ist gänzlich unbekannt. Doch befinden sich in den Fingern sehr viele Energiebahnen, wodurch wir in Körper und Geist sehr viel mit dem Bewegen und Berühren unserer Finger bewirken können. Daher ist es mir ein Anliegen, die therapeutische Anwendung von Mudras noch mehr zu verbreiten und bekannter zu machen.

Ein großes Highlight in meinen Ausbildungen sind die verschiedenen Shavasana-Positionen. Sie haben erstaunliche Effekte auf Rücken, Becken oder Nacken, und es war mir daher ein besonderer Wunsch, sie in diese neue Auflage zu integrieren und an dich auf diesem Wege weiterzugeben.

Im Februar 2017 erschien mein Buch Yin Restorative Yogatherapie „Die Quelle des Daseins". Mit großer Freude hielt ich damals das erste Exemplar genau an meinem Geburtstag in meinen Händen und jubelte vor mich hin. Nach knapp vier Jahren darf ich mich an dieser Neuauflage erfreuen. Genauso erfreue ich mich an meinem eigenen Prozess der Veränderung und dass ich neue Einsichten dazu gewinnen durfte.

Es war ein stetiger Prozess, durch den ich gegangen bin und durch den ich wertvolle neue Ansichten und Perspektiven erhalten habe. Durch dieses Zulassen von Veränderung konnte ich immer tiefer gehen und wurde jeden Tag reicher an Wissen, das ich nicht mehr verlieren kann und nun an dich weitergebe.

Wenn wir, so wie die meisten von uns, den Lebensstil der westlichen Welt leben, dann ist unser Alltag von einer stetig zunehmenden Ereignis- und Leistungsdichte geprägt, die wir nur deshalb mehr oder weniger bewältigen können, weil unser Körper wie eine fein abgestimmte Hochleistungsmaschine arbeitet. Die meisten Menschen führen jedoch ein Leben, das ihren Alltag mit so vielen Aufgaben und »Verpflichtungen« überfrachtet, dass sie gar nicht mehr realisieren, wie permanent hochtourig sie dabei ihren Körper – ihre Hochleistungsmaschine – laufen lassen müssen, um dieses enorme Pensum zu bewältigen. Sie wollen so viele Dinge am liebsten gleichzeitig erledigen, dass sie vor Erschöpfung fast zusammenbrechen. Ständig fordern wir die Höchstleistung von unserem Körper und vergessen dabei, dass er ab und zu eine Auszeit braucht – auch oder besonders eine Hochleistungsmaschine will in regelmäßigen Abständen »gewartet« werden.

Was ich an dieser Stelle auch zu bedenken geben möchte ist, dass zum Mensch sein nicht nur der Körper gehört, sondern auch der Geist. So wie der Körper seine Ruhephasen braucht, muss auch unser Geist die Gelegenheit zu regelmäßigen Pausen bekommen. Es scheint nur leider nicht mehr zu unseren Gewohnheiten zu passen, die Balance zwischen Ruhe- und Aktivphasen zu halten und zu erkennen, dass beide für ein gesundes Leben wichtig ist. So sind Stress und »burn outs« in dieser westlichen Gesellschaft zu einem allgegenwärtigen Massenphänomen geworden. Es muss uns wieder bewusst werden, dass unser Körper und unser Geist als Gegenpol zu den Belastungen, mit denen wir täglich konfrontiert werden, auch Entspannung braucht. Was uns dabei leider oft in die Quere kommt, ist die Tatsache, dass unser Selbstwertgefühl häufig mit der von uns erbrachten Leistung verknüpft wird und der Zusammenhang zwischen Leistung und Erholung dabei den meisten Menschen zu wenig bewusst ist.

Unsere Welt ist voll mit »Tun« und es gibt viel zu wenig Zeit für das »Sein«. Wir brauchen etwas, um die ständig aufgebaute Anspannung wieder lösen und auflösen zu können, sonst werden wir mit der Zeit unweigerlich krank.

Viele sogenannte Zivilisationskrankheiten wie Übergewicht, Diabetes, Krebs und andere zeugen von diesem ungesunden Dauerzustand der ständigen Anspannung. Regenerationsphasen als »Form des Faulseins« wurden in unserem Alltag von uns selbst sozusagen wegrationalisiert.

Automatisch stellen sich mir die Fragen, warum wir nichts daran ändern und wie lange wir noch bereit sind, diesen hohen Preis dafür zu bezahlen?! Dabei sehnen sich viele Menschen heimlich danach, den eigenen inneren Frieden wieder herzustellen und darin zu verweilen – und ganz sie selbst sein zu können.

So wird Yoga zu mehr als nur körperlicher Bewegung. Yoga fördert nicht nur die Flexibilität und erhöht das Maß an Stärke des Körpers, es hilft auch, den Geist zu beruhigen und erzeugt eine tiefere Verbindung zu sich selbst – bis hin zum Ankommen und letztendlichem Ruhen im eigenen reinen »Sein«.

Dieses Buch ist so aufgebaut, dass es sowohl für den geübten als auch den ungeübten Yoga-Praktizierenden die Möglichkeit schafft, sich genau auf dieses »Sein« zu konzentrieren, indem er, ohne dass nach ein paar Minuten sämtliche Bänder und Gelenke schmerzen, längere Zeit in einer Yoga-Haltung verweilen kann. Es ist mir einerseits ein großes Anliegen, dir mit diesem Buch Yin, Restorative und Therapeutisches Yoga als Ausgleichsform zum stressigen westlichen Alltag näher zu bringen, andererseits aber auch gleichzeitig aufzuzeigen, dass auch Menschen mit Einschränkungen im Bewegungsapparat – seien diese nun genetisch, durch Unfall, Krankheit, oder einfach nur durch mangelnde Praxis bedingt – Yoga praktizieren können, ohne sich dabei auf der Matte »verrenken« zu müssen.

Du wirst lernen, welche Hilfsmittel man bei den einzelnen Yoga Positionen einsetzen kann, und dass es durchaus normal ist dies zu tun, ohne dabei ein schlechtes Gewissen haben zu müssen. Und du lernst von Anfang an, sich beim Üben der Haltungen Zeit zu lassen und jede Yoga-Stunde zu genießen – sei dies in einer Yogaklasse im Studio deiner Wahl, oder zuhause ganz für dich allein. Sowohl dem Yoga-Lehrer als auch dem Laien zeigt das Buch, worauf wir in der Yoga-Stunde mehr den Fokus legen sollten.

Die in diesem Buch vorgestellten Yogapositionen sind nicht nur für den geübten »Yogi«, sondern auch für den sogenannten Anfänger. Jede Haltung bekommt die für sie geeigneten Hilfsmittel zugewiesen, wobei gleichzeitig erklärt wird, wie diese am besten einzusetzen sind um weniger geübten Teilnehmern das Praktizieren der Positionen zu ermöglichen. Werden die Yogapositionen regelmäßig praktiziert und dadurch tief in das eigene Leben integriert, ermöglichen sie den Zugang zur eigenen »Quelle des Daseins«, die durch regelmäßiges bloßes »Nichtstun« – oder sollte ich lieber sagen, durch regelmäßiges in sich ruhen – gerne zum Leben erwacht.

Dieses Buch enthält auch eine gewisse Philosophie für das Leben und wie wir es in Zukunft verändern und derart gestalten können, so dass wir ein glückliches, gelassenes und erfülltes Leben führen können.

Für mich war vor ein paar Jahren die Zeit gekommen, Yogalehrer zu werden und mein Wissen in zahlreichen Ausbildungen und Immersions weiterzugeben. All die praktischen Erfahrungen haben mich damals dazu gebracht, dieses Buch zu schreiben, es jetzt um wichtiges Wissen zu erweitern und gleichzeitig an meinem neuen Buch zu arbeiten.

Ich bin der Meinung, dass »sich Wohlfühlen« ein Menschenrecht ist. Dieses Buch zeigt, wie Yoga einen wesentlichen Teil dazu beitragen kann. Es ist eine Schritt-für-Schritt-Anleitung, wie du die Praxis beginnen und dich dann mit kleinen Schritten immer weiter steigern kannst.

Dieses Buch verspricht dir ein Abenteuer, eine »Reise«, auf die du dich begeben kannst, um mehr über dich zu erfahren und herauszufinden, was du wirklich vom Leben erwartest. Selbstverständlich kannst du auf deiner Reise zwischendurch auch eine Pause einlegen und dann später deine Yoga-Praxis wieder aufnehmen. Das Buch wird immer auf dich warten und dich wieder begleiten, sobald du bereit dazu bist.

Falls dieses Buch dir hilft, dein Leben so zu führen, wie du dir das vorgestellt und immer gewünscht hast, bedanke dich nicht bei mir, sondern sei dir bewusst, dass du selbst eine Verbindung zum Inhalt dieses Buches aufgebaut und der positiven Energie, die in ihm enthalten ist, den freien Fluss in deinem Leben ermöglicht hast. Der Dank geht an dich und ich spreche dir ein großes Kompliment aus.

Du wirst unter anderem ein besseres Verständnis davon gewinnen, wie eine kombinierte *Yin Restorative Yoga* Stunde aufgebaut sein sollte, damit sie eine ruhige und aufbauende Wirkung hat. Deine Praxis wird sich verbessern,

dein anatomisches Wissen wird sich erweitern und dein Verständnis von Yoga wird geschult werden. Ich hoffe, du genießt dieses Abenteuer, das auf dich wartet und entdeckst den Zustand des einfach »Seins« für dich – nur mit dir selbst, mit Yoga und diesem Buch.

Veränderungen sollte man zulassen, sie bewusst leben und beobachten. Die neue Richtung der Veränderung anschauen und sie wachsen lassen, wenn die Intuition ja sagt. Wenn wir uns von der Veränderung tragen lassen, kann sie uns neue Ansichten eröffnen und uns dabei helfen, neue Wege zu beschreiten. Ich weiß, dass es nicht immer einfach ist, Altes gehen zu lassen, sich nicht daran festzuhalten und auf die Veränderung zu vertrauen. Wer hat Veränderungen schon gerne?

Das Leben ist wie ein Fluss, so lassen wir es fließen, damit alles im Fluss ist. Ich freue mich hier schon mal anzukündigen, dass ich an einem neuen Buch schreibe, das den Erfolg dieser Auflage ergänzen wird.

Es berührt mich sehr, dass du dich entschieden hast, mehr über Yin Restorative Yogatherapie und die Welt der Mudras, Meditationen und Asanas von mir zu lernen. Dass du meine Gedanken dazu erfahren möchtest und nun dieses Buch in den Händen hältst. Ich wünsche dir viel Freude und Erkenntnis beim Lesen.

René Hug

Veränderung passiert in einem Augenblick. Sie passiert in jenem Moment, in dem du dich dazu entscheidest, sie herbeizuführen.

- Allyson Lewis -

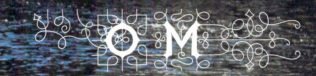

OM
MANI PADME
HUM

Den Weg des »unreinen« Adepten beschreibend, steht dieses Mantra symbolisch für den Weg zur Erkenntnis und die Möglichkeit durch kontinuierliche Meditation eines Tages geläutert und erhaben seine wahre »Buddha-Natur« zu erkennen. Das heisst das Göttliche, das in jedem Menschen steckt zum Vorschein und Erblühen zu bringen.

Dieses Buch erscheint mit der reinen Herzensabsicht, dich auf diesem Weg zu führen und zu begleiten.

OM MANI PADME HUM
Möge dein Weg dich stets aufwärts und zur Erleuchtung führen. Die Reise kann beginnen.

HARA
Die Quelle des Daseins

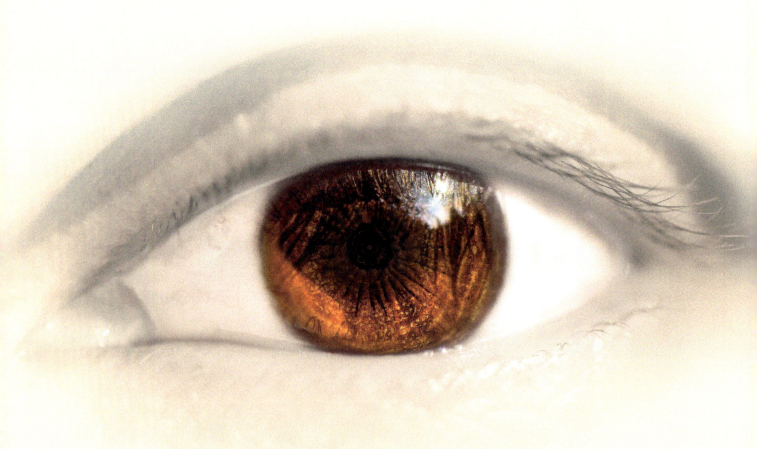

Auch in der westlichen, wissenschaftlich orientierten Welt ist der Glaube allgemein verbreitet, dass unser Kopf, unser Denken, uns als Menschen definiert. Der Bauch wird auf die Verdauung der Speisen reduziert und somit auf ein dem Kopf untergeordnetes Organ.

In den fernöstlichen Kulturkreisen ist das Verständnis vom Bauch hingegen ein gänzlich anderes. Dort verstehen die Menschen, dass der Bauch Sitz des HARA ist. Bei uns im Westen sprechen wir manchmal von unserem »Bauchgefühl«, das wir als Begründung nennen, wenn wir etwas »nur« aus einem Gefühl heraus machen, ohne unsere Aktion oder Entscheidung rational begründen zu können. HARA allerdings ist viel mehr als das. Es ist das Zentrum unseres Wesens, dessen Sitz etwas unterhalb und hinter dem Bauchnabel lokalisiert wurde. Leider haben zu viele Menschen in der westlichen Hemisphäre die Verbindung zum HARA verloren.

Wenn wir es allerdings schaffen, wieder den Kontakt zu ihm herzustellen, dann erkennen wir mit fortschreitender Zeit uns selbst. Wir sehen, wie wir und wer wir wirklich sind. Wir spüren unsere Bedürfnisse besser und lernen uns so anzunehmen, wie wir sind. Je besser die Verbindung zu unserem HARA ist, desto einfacher fällt es uns im Alltag gelassen zu bleiben, besonders wenn wir mit schwierigen Situationen konfrontiert werden. Denn in solchen Momenten benötigen wir Charakterstärke und Geduld, Klarheit und Präsenz, die uns nur unsere Mitte geben kann.

Um dir ein besseres Verständnis davon zu geben, was mit HARA eigentlich gemeint ist, müssen wir unseren Blick nach Asien richten. Bis vor nicht allzu langer Zeit war HARA, wenn man es mit »westlichen« Augen betrachtete, nicht mehr als nur ein Phänomen des japanischen Lebens, denn dort ist das Verständnis von HARA weitverbreitet und ein fester Bestandteil des Selbstverständnisses. Je länger man sich mit dem Begriff HARA beschäftigt, umso mehr zeigt sich, dass es sich hierbei nicht nur um die Umschreibung eines spezifisch fernöstlichen, sondern vielmehr um ein für sämtliche Kulturkreise dieser Erde gültiges Lebensprinzip handelt. Beim HARA haben wir es mit einem zentralen Element des menschlichen Lebens zu tun. Die Erkenntnis darüber und die Übung damit geht uns alle an – nicht nur unsere »Geschwister in der Menschenfamilie« in Fernost.

In der westlichen, christlich geprägten Tradition trifft der Mensch seine Entscheidungen im Leben auf andere Art und Weise als im Osten. So spielen Herz und Kopf als Sitz der individuellen Seele und der des objektiven Geistes bei uns eine viel gewichtigere Rolle als dort, wo die Individualität des Einzelnen sich dem Wohl der Gruppe unterzuordnen hat. Es ist befremdlich für uns, dass wir unser »Entscheidungs-Zentrum« von diesen beiden oberen Orten nach unten in das HARA verlagern und unsere Entscheidungen plötzlich mehr mit Intuition treffen sollen. Wenn wir uns als individuelle Persönlichkeit weiterentwickeln wollen, oder wie manche Menschen es auch ausdrücken, wenn wir geistig, spirituell und mental Fortschritte machen wollen, dann ist eine stark entwickelte Verbindung zu unserem HARA eine absolute Grundvoraussetzung. Es ist die Basis, auf der eine Entwicklung von Herz und Verstand stattfinden sollte. Die Intuition, die von dort ausgeht, hilft uns, die richtige Richtung festzulegen und uns die Ruhe und Gewissheit zu geben, dass wir auf dem richtigen Weg sind.

Wir müssen unseren Weg zurück zum HARA – zu unserer Mitte – finden und wieder eine gesunde und starke Verbindung zu ihm herstellen. Die Entwicklung des HARA ist die Voraussetzung dafür, dass wir unsere oberen Zentren, nämlich Herz und Verstand öffnen können. Wann immer der Mensch diese oberen Zentren geöffnet hat, um sich auf eine höhere geistige Ebene zu entwickeln, musste er zuerst durch die dunkle »Tiefe« seiner Mitte gehen, erkennend und akzeptierend, was auch immer er dort vorfand. Dieses sich selbst Erkennen gibt uns letztendlich die Ruhe und Sicherheit, die wir für unsere Reise brauchen.

Gemäß der traditionellen chinesischen Medizin entspringt das Ur-Qi eines Menschen zwischen den Nieren, also im HARA, und wird von dort aus weiter über die zwölf Meridiane im Körper verteilt. Ist der Mensch ausgeglichen, zentriert und fokussiert, ist er in Kontakt mit dem HARA. Befindet er sich jedoch in einem gegenteiligen Zustand, produziert das eine aufsteigende Leberenergie und es entsteht eine Qi-Fülle im Oberkörper. Der Schwerpunkt verschiebt sich mehr und mehr nach oben, das Qi steigt weiter an. Man verliert den Kontakt zum Boden, zu den Wurzeln und zur Gelassenheit und Klarheit. Das Handeln des Menschen wird mühevoll und wird schnell ermüden.

Selbst für erfahrene Yogis ist es manchmal nicht einfach, während der *Yin Restorative Yoga* Praxis im Moment präsent zu sein, und es fällt ihnen schwer, zur Ruhe zu kommen. Wenn du dir am Anfang der Yoga-Praxis, einer Meditations-, oder Atem-Übung die Zeit nimmst, dich zu sammeln und zu zentrieren, lässt dich das in deiner Mitte ruhen und die Verbindung zum HARA herstellen. Während meiner Aufenthalte in Asien konnte ich oft beobachten, wie sich die Menschen dort im Stillen auf ihre Mitte, das HARA fokussierten und sich darin verankerten. Und erst dann, nachdem sie ihre innere Ruhe erlangt hatten, begannen sie ihre Yoga-Praxis. Deshalb empfinde ich es als so wichtig, dass meine Schüler eine Viertelstunde vor Beginn der Yoga-Praxis sich bereits auf ihrer Matte befinden, um sich genau dafür die Zeit zu nehmen. Übrigens, HARA – die Körpermitte – ist auch der Ort, aus dem japanische Schwertkämpfer, Zen-Bogenschützen oder Kalligraphiemeister ihre Energie, Ruhe und Fokussierung schöpfen. Viele Buddha-Statuen haben dicke Bäuche – viel runder, als sie im realen Leben gewesen sein können – da ein runder Bauch ein großes HARA und viel Lebensenergie symbolisiert.

Das Wissen über das Leben und was für uns gut und richtig ist wurde uns bereits vor langer Zeit mit auf den Weg gegeben. Das Licht der Wahrheit leuchtet tief in uns und zeigt uns, wie wir unser Leben führen sollen. Die Erkenntnis darüber liegt in unserem HARA, in unserer Quelle des Daseins. Es liegt an uns, den Blick von außen nach innen zu richten und wieder zu lernen, wie wir die Verbindung zu unserem Inneren herstellen können. Das Ziel einer *Yin Restorative Yoga* Praxis ist es, dich genau dabei zu unterstützen und dir zu helfen, die Reise zu deinem HARA zu beginnen. Wenn du dann dort angekommen bist, lerne ihm zu vertrauen. Durch diese Yoga-Praxis schulst du die Wahrnehmung dir selbst gegenüber und öffnest dir dadurch das Tor zu deinem HARA.

Richte den Geist auf deine innere Ruhe, auf deinen inneren Frieden. Beide dienen als starkes Bollwerk, um dich vor den Turbulenzen weltlicher Gedanken zu schützen. Damit sich der wilde Gedankengang verflüchtigen kann, musst du Gemütsruhe, Zufriedenheit und Geduld entwickeln. Praktiziere Schweigen. Wer das bewusst beherrscht, wird nie über Zerstreutheit des Geistes klagen. Wenn die Sinne von den äußeren Objekten und Reizen abgezogen werden, kannst du den Geist auf einen bestimmten Punkt richten. Wenn der Geist ruht, schweigen die Gedanken. In dem Moment, in dem wir beginnen uns nach innen auszurichten und uns entscheiden, auf unsere innere Stimme der Intuition zu hören, können wir anfangen Entscheidungen zu treffen, die

unserem Selbst mehr und mehr entsprechen. Entscheidungen, die auf diese Art und Weise getroffen wurden, haben ein solides Fundament, das uns auch durch turbulente Zeiten in unserem Leben tragen kann.

Im *Yin Restorative Yoga* geht es um das bewusste Arbeiten mit dem Geist und dem Körper, mit dem man sich vor allem in der Ruhe und den langsamen Bewegungen übt. Gerade das langsame Ausführen der Haltungen – Asanas – ist ein wesentlicher Bestandteil dieses Yoga-Stils und sollte nicht unterschätzt werden. Die Ebenen Geist und Körper sollen in der Praxis verbunden werden. Das heißt, es geht nicht nur um die anatomisch richtige Ausführung, sondern im Wesentlichen um die Wirkung, die auf der spirituellen Ebene ausgelöst wird. Der Blick wird von außen nach innen gerichtet. Es gilt dabei auch zu lernen, nicht mehr jeder Eingebung wie ein Fähnchen im Wind sofort mal hierhin mal dorthin zu folgen, sondern im HARA zu ruhen und erst einmal zu beobachten, welche Auswirkungen die Eingebung auf einen selbst hat.

Zu viel Sprechen, zu viel Arbeit, zu viel Nahrung, zu viel Unruhe, zu viel Aktivitäten und das Hineinstecken der eigenen Nase in die Angelegenheiten anderer – all das produziert Ablenkungen für den Geist und steht dem Ziel entgegen, in der eigenen Mitte anzukommen. Jedes Mal, wenn wir uns auf uns selbst fokussieren, in unser Inneres sehen und dabei akzeptieren, was auch immer dort wahrzunehmen ist, bauen wir die Verbindung zum HARA auf und stärken sie. Die Außenwelt nicht zu beachten und uns durch nichts ablenken zu lassen, gibt uns innere spirituelle Stärke und unserem Geist großen Frieden. Gleichzeitig entwickeln wir dabei Willenskraft und Selbstdisziplin. Wer seinem Bauchgefühl – dem HARA – folgt, der führt sein Leben im Einklang mit seinem wahren, menschlichen Wesen. Das Zentrum unseres Wesens und Seins ist nicht im Kopf, es ist in unserem Bauch.

Den Bauch abzulehnen heißt auch, sich von der Kraft des weiblichen Fühlens abzuschneiden, sich selbst »den Saft abzudrehen«. Ohne Verbindung zum HARA sind wir wurzellos und es fehlt uns der Sinn für die eigene Richtung im Leben. Ohne Verbindung zu unserem HARA können wir weder erkennen, was gut und richtig für uns ist noch unterscheiden, ob wir eigene Werte besitzen, oder ob wir fremden Idealen hinterherlaufen, die uns nur noch weiter von unserem Selbst entfernen.

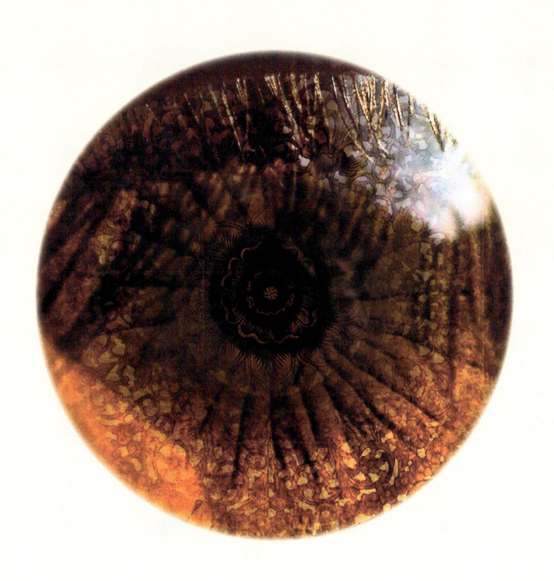

OM Asato ma sad gamaya,
Tamaso ma jyotir gmaya,
Mrityor ma amritam gamaya.

Führe uns von dem Unwirklichen zum Wirklichen,
führe uns von der Dunkelheit zum Licht,
führe uns von der Sterblichkeit zur Unsterblichkeit.

HARA Mudra

Quelle des Lebens

Bei Mutlosigkeit, Ärger und Sorgen hilft dir
das HARA Mudra, dich von allen Dingen
zu distanzieren, die diese Gefühle ausgelöst
haben. Es kann dich dabei unterstützen,
aus der Situation herauszutreten und die
Dinge einmal von außen zu betrachten,
um so deinen Gedanken neue Klarheit zu
verschaffen.

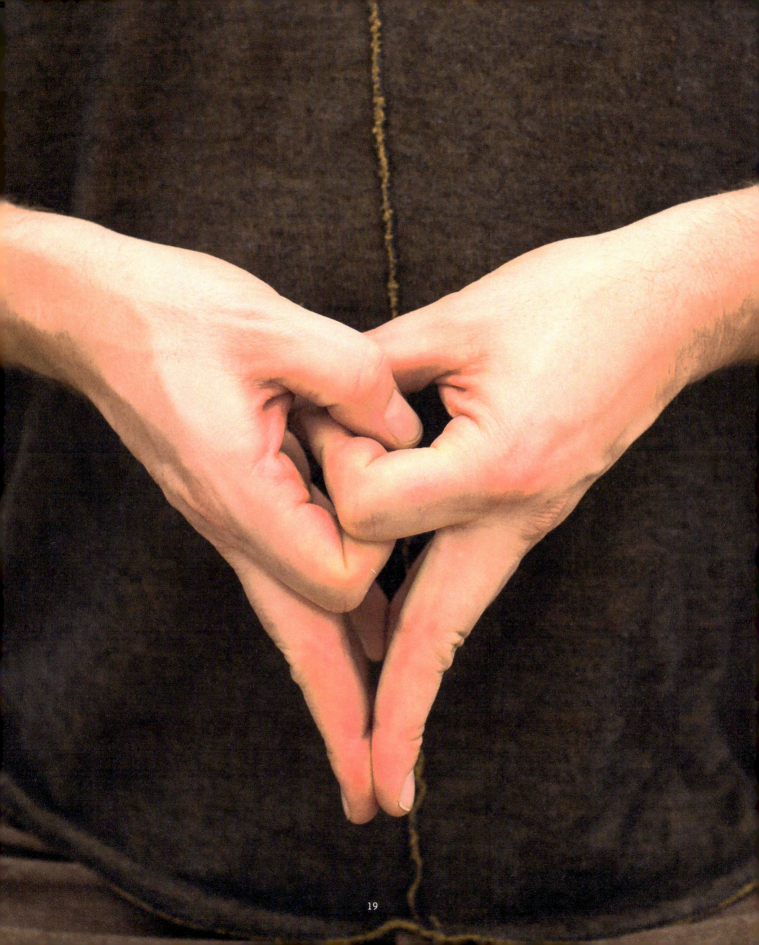

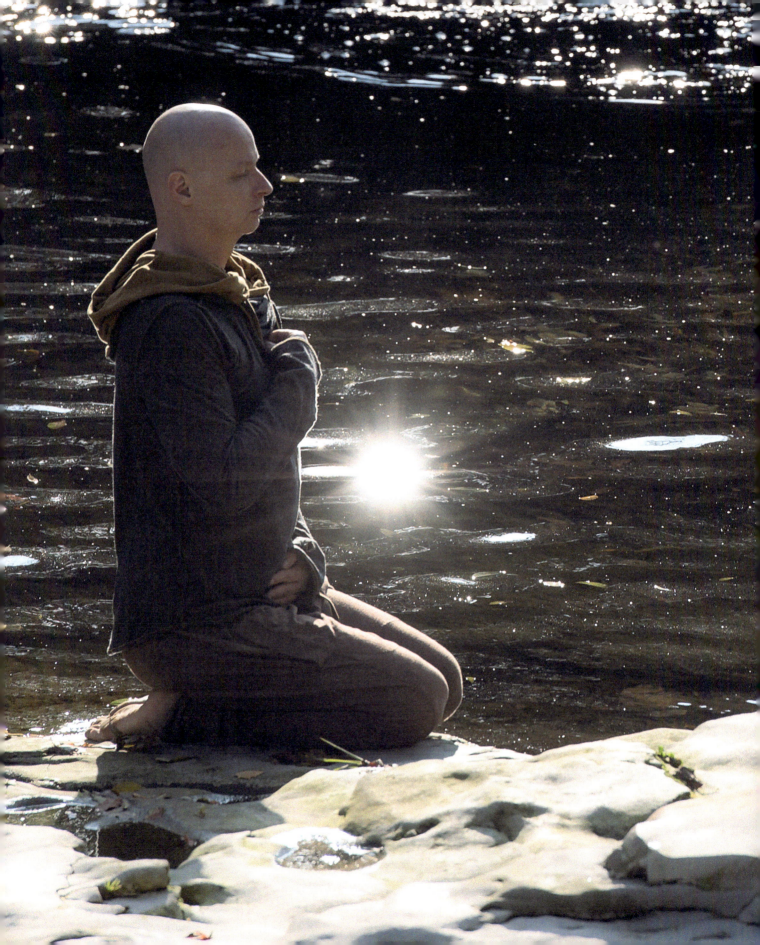

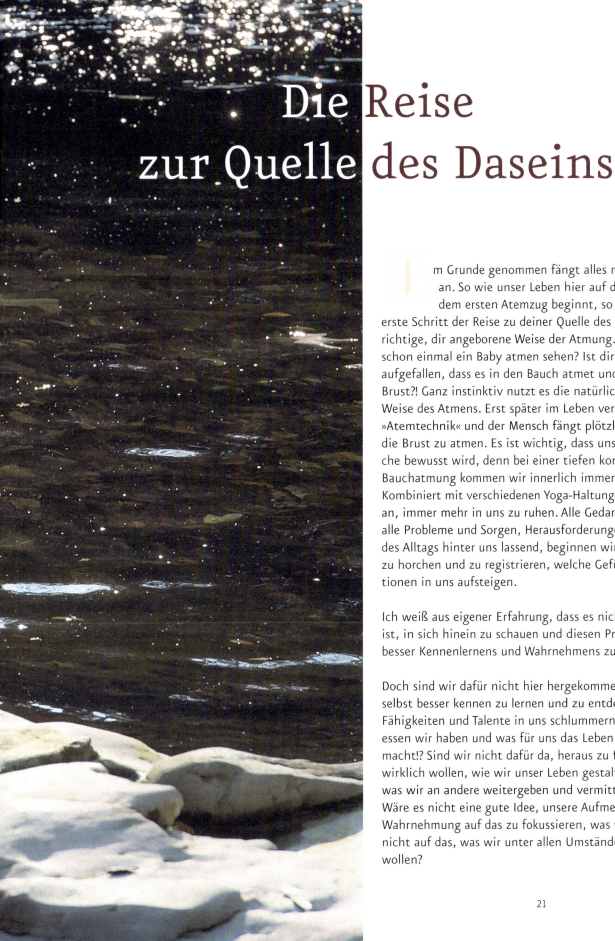

Die Reise zur Quelle des Daseins

Im Grunde genommen fängt alles mit dem Atem an. So wie unser Leben hier auf der Erde mit dem ersten Atemzug beginnt, so ist auch der erste Schritt der Reise zu deiner Quelle des Daseins die richtige, dir angeborene Weise der Atmung. Hast du schon einmal ein Baby atmen sehen? Ist dir schon einmal aufgefallen, dass es in den Bauch atmet und nicht in die Brust?! Ganz instinktiv nutzt es die natürliche Art und Weise des Atmens. Erst später im Leben verändert sich die »Atemtechnik« und der Mensch fängt plötzlich an, mehr in die Brust zu atmen. Es ist wichtig, dass uns diese Tatsache bewusst wird, denn bei einer tiefen konzentrierten Bauchatmung kommen wir innerlich immer mehr zur Ruhe. Kombiniert mit verschiedenen Yoga-Haltungen fangen wir an, immer mehr in uns zu ruhen. Alle Gedanken loslassend, alle Probleme und Sorgen, Herausforderungen und Stress des Alltags hinter uns lassend, beginnen wir in uns hinein zu horchen und zu registrieren, welche Gefühle und Emotionen in uns aufsteigen.

Ich weiß aus eigener Erfahrung, dass es nicht einfach ist, in sich hinein zu schauen und diesen Prozess des sich besser Kennenlernens und Wahrnehmens zuzulassen.

Doch sind wir dafür nicht hier hergekommen? Nämlich uns selbst besser kennen zu lernen und zu entdecken, welche Fähigkeiten und Talente in uns schlummern, welche Interessen wir haben und was für uns das Leben erst lebenswert macht!? Sind wir nicht dafür da, heraus zu finden, was wir wirklich wollen, wie wir unser Leben gestalten wollen und was wir an andere weitergeben und vermitteln möchten? Wäre es nicht eine gute Idee, unsere Aufmerksamkeit und Wahrnehmung auf das zu fokussieren, was wirklich ist und nicht auf das, was wir unter allen Umständen erzwingen wollen?

Ich für meinen Teil denke, dass die Antworten auf diese Fragen tief in jedem von uns selbst verborgen liegen. Wir müssen, um sie zu finden, nur unsere eigene Quelle der Spiritualität entdecken – unsere Quelle des Daseins. Jeder von uns hat sie. Tief in uns liegt sie verborgen und wartet darauf, dass wir sie anzapfen und sie uns in unserem täglichen Leben zu Nutze machen.

Der erste Schritt auf dieser persönlichen Entdeckungsreise sollte sein, dass wir einmal zum Anfang unseres Lebens gehen. Kaum in die Welt geboren werden wir durch erzieherische Maßnahmen von Eltern und Familie bereits geprägt und in eine bestimmte Richtung gelenkt. Später kommen die Äußerungen und Meinungen aus dem Freundes- und Bekanntenkreis dazu, die uns beeinflussen. Mit der Zeit wissen wir gar nicht mehr, WER wir sind und WAS wir selber eigentlich wollen. Es entsteht ein Bild von uns selbst, das, wenn wir es im Spiegel der Selbsterkenntnis betrachten, uns nicht immer unbedingt gefällt, dabei tragen wir das Wissen über unser wahres ICH in uns. Es liegt in den Händen eines jeden Menschen, selbst zu bestimmen, in welche Richtung sich seine Persönlichkeit und sein Charakter entwickeln sollen. Oft erkennt er das aber aus den oben genannten und vielen anderen Gründen nicht. Oder er will es nicht wahr haben, dass er die Macht hat, die Dinge zu ändern – sich selbst zu ändern. Das würde ja bedeuten einen schweren und steinigen Weg zu gehen, denn es ist erstens nicht einfach zu dieser Erkenntnis zu gelangen und zweitens noch schwerer, sich selbst und eingefahrene Gewohnheiten zu ändern. Bequemer scheint es zu sein, alles so zu lassen, wie es gerade ist.

Würden wir uns die Zeit nehmen und auf unsere Intuition, auf unsere Inspiration aus der Quelle des Daseins heraus zu vertrauen, hätten wir es in vielen Dingen leichter und würden voller Glück und Liebe das Leben in vollen Zügen genießen und darüber auch einmal lachen können.

Nachdem wir erkannt haben, von wem und durch welche Geschehnisse wir in unserem Leben bereits beeinflusst und geprägt wurden, ist der nächste Schritt auf unserer Reise, regelmäßig einen Zustand der absoluten Leere in uns zu schaffen und einfach nur im Moment zu verweilen, ohne diese ablenkenden Gedanken des Alltags zu haben. Gelingt

uns das, dann haben wir den Weg zu unserer Quelle des Daseins beschritten. Es ist absolut erholsam und regenerierend für uns, eine Weile in diesem Zustand der Leere zu sein, jedoch müssen wir noch ein bisschen weiter gehen, um die Quelle des Daseins vollends zu erreichen – und dort kann es sehr inspirierend für uns sein. Denn dort tauchen dann plötzlich neue Gedanken auf. Gedanken der Emanzipation von allem, was wir bis jetzt gelernt und von anderen gehört haben. Gedanken darüber, was wir in unserem Leben verändern wollen, womit wir unzufrieden sind, oder auch Gedanken des Glücks und der Dankbarkeit dafür, welche Formen unser Leben bis jetzt angenommen hat.

Emanzipiert man sich von den Einflüssen und Meinungen Anderer kann jeder von uns eine Quelle der Inspiration werden. Nur leider nutzen wir diese Möglichkeit in unserem Leben viel zu wenig, oder wir sehen sie oft gar nicht in uns, weil wir von Ängsten und Sorgen oder dem täglichen Leistungsdruck – von dem wir denken, dass wir ihm standhalten müssen – getrieben und abgelenkt werden. Sehr oft kommt uns auch unsere Angst, uns plötzlich mit uns selbst und mit der in uns liegenden Spiritualität beschäftigen zu müssen, in die Quere. Oder es ist einfach nur ungewohnt, sich mit sich selbst zu befassen, über sich selbst nachzudenken und einfach nur einmal ruhig zu sein.

Dabei wäre es einfach, nur einmal zu »Sein« und in der Asana zu verweilen und nichts zu tun – das »Sein« bewusst wahrzunehmen, hinzuschauen und aus der Quelle des Daseins zu schöpfen. Von ihr zu lernen und das Gelernte dann in die Tat umzusetzen, um Fortschritte zu machen und sich weiter zu entwickeln. Leider wird dies sehr oft als »Nichtstun« missverstanden, und das ist verpönt in unseren Zeiten. Um uns herum muss immer etwas passieren, es muss immer etwas am »Laufen« sein und am besten sollte unsere Selbstentwicklung auch schnell vonstattengehen. Es darf nicht zu lange dauern. Warum eigentlich nicht? Durch wirkliches entspannt sein macht man die Erfahrung, dass sich irgendwann plötzlich die Schleusen des Unbewussten öffnen. In diesem Moment besteht die Kunst darin zu lernen, die oftmals verdrängten Emotionen, die aus diesem Unbewussten an die Oberfläche brechen, zu ertragen und anzunehmen.

Die meisten Menschen führen ein ganz alltägliches Leben. Wir sind damit beschäftigt, unseren Lebensunterhalt zu verdienen, für unsere Familie zu sorgen, Karriere zu machen oder andere Ziele zu erreichen. Da bleibt oft nur noch wenig Raum für Emotionen. Auch kommt es immer darauf an, aus welchem Elternhaus wir kommen, wie wir erzogen wurden und ob das Zulassen und Ausdrücken von Emotionen zum familiären Leben dazugehört hat.

Umso mehr kann es dann bei wirklicher, tiefer Entspannung während einer *Yin Restorative Yoga* Stunde förmlich zum Ausbruch von Emotionen kommen. Man kann buchstäblich überwältigt werden von dem, was da an Gefühlen an die Oberfläche kommt. In diesem Moment zeigt es sich, ob wir den Mut aufbringen, all dies geschehen zu lassen und dadurch noch tiefer in die Entspannung einzutauchen, oder ob wir den Prozess abbrechen und die Dinge, die heraus wollen verdrängen. Gelingt es uns, sie anzunehmen, öffnen wir uns für neue Gedanken, Ideen und Inspiration. Oder wir beenden auch diesen Vorgang in uns bewusst, indem wir uns sogleich wieder unserem Alltag mit seinen Aktivitäten, Verpflichtungen und dem vielen »Tun« zuwenden, den die von uns geschaffene Welt bereithält.

Auch die meisten Mainstream-Yoga-Stile laufen nach diesem Vorstellungszwang ab. Nicht selten können wir unsere Mitmenschen beobachten, wie sie sich nach einem bereits langen arbeitsreichen Tag am Abend noch zusätzlich sportlich oder yogagymnastisch auspowern wollen, um aus der resultierenden totalen Erschöpfung heraus Wohlgefühle zu erleben. Leider erscheint das für viele Menschen der westlichen Welt heutzutage die einzige Möglichkeit zu sein, von der »Hyperaktivität« (Sympathikoton) zu einem passiveren Zustand (Parasympathikoton) zu finden. Bewundernswert, mit wie viel Selbstdisziplin manche Menschen diesen Lebensstil aufrecht erhalten, nur schade, dass sie das eigentlich Wertvolle, das Yoga dem Menschen bringen kann, so niemals erleben werden. Nur den Geist zur Ruhe zu bringen stiftet Klarheit – egal welcher Yoga-Tradition man sich dabei verpflichtet fühlt.

Wie oft sind wir in der Vergangenheit einfach »mechanisch« und viel zu schnell, ohne tieferen Sinn und ohne die Wirkung auf uns zu erspüren durch die Yoga-Haltungen gegangen?! Dabei entfaltet sich die volle Wirkung einer Asana auf uns eigentlich erst, wenn wir länger und ohne Schmerzen in Bändern und Gelenken in ihr verweilen können. Dann nämlich, während man sie im Moment praktiziert und schmerzlos in der Asana verweilt, erkennt man, welche Veränderungen im eigenen Körper dabei stattfinden, welche Verspannungen sich lösen und welche Emotionen an die Oberfläche steigen. Die Prozesse, die da beim Praktizieren in dir stattfinden können, sind nicht deine bewusste Entscheidung, sondern geschehen ganz automatisch. Sie überschreiten die Grenzen des Körperbewusstseins bei weitem und sind nicht beeinflussbar – sie geschehen einfach. Dafür bedarf es keiner Anstrengung und es erfordert keine besonderen Kenntnisse, sondern nur deine eigene Fähigkeit zur inneren Wahrnehmung. Durch diese Fähigkeit wirst du beim täglichen Praktizieren der Asanas mit der Zeit merken, dass du jeden Tag etwas Neues lernst, und dass die gleiche Asana an verschiedenen Tagen praktiziert unterschiedliche körperliche und emotionale Reaktionen auslösen kann.

Wenn du mit deiner Präsenz im grenzenlosen »Hier und Jetzt« verweilst entwickelst du ein Bewusstsein dafür, dass jeder Tag anders ist und jede Asana dich immer wieder auf Neues, auf andere Dinge aufmerksam macht. Beispielsweise dass Begriffe wie Erleuchtung, Freiheit oder »Eins sein« eigentlich alle irgendwie das Gleiche bedeuten. Ich bezeichne diesen automatisch stattfindenden Prozess als Befreiung – sowohl von körperlichen Schmerzen als auch von emotionalen Altlasten. Dies alles passiert, wenn du deine Quelle des Daseins entdeckst und anfängst, sie zu nutzen.

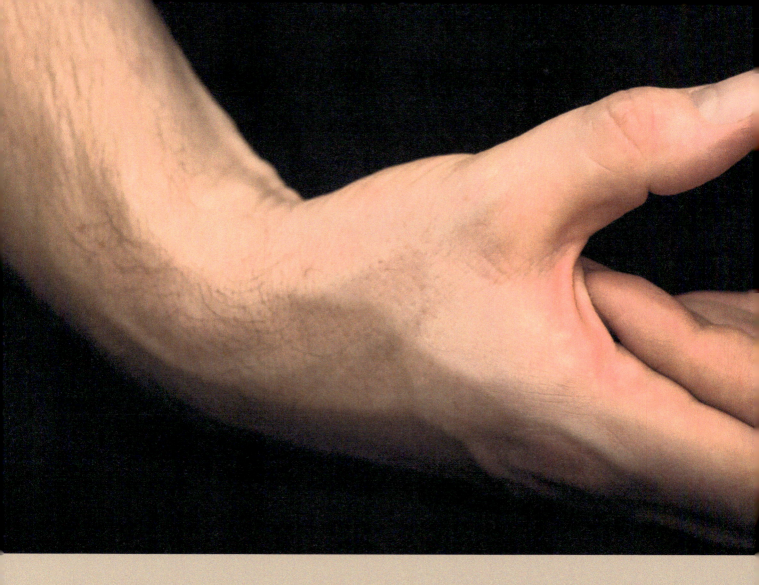

Dhyani Mudra

Hingabe Mudra

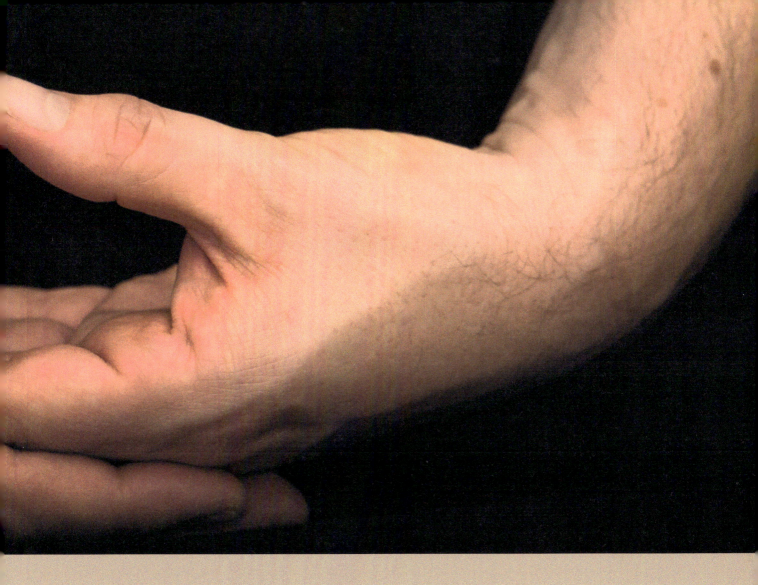

Wenn man die Ruhe nicht in sich selbst findet, ist es vergeblich, sie anderswo zu suchen. | FRANCOIS LA ROCHEFOUCAULD

Die Schüsselform der Hände symbolisiert,
dass wir innerlich frei, rein und leer sind.
Dies bedeutet, dass der Geist gedankenlos ist.
Die Voraussetzung, um auf unseren
spirituellen Weg zu gehen.

Innerer Ozean

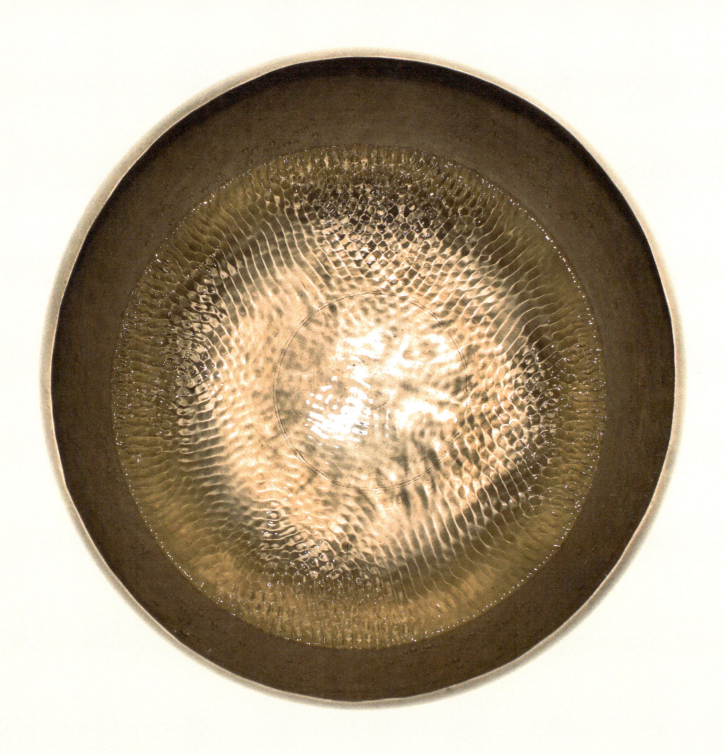

In den vielen Stunden, in welchen ich in meinem Leben schon Yoga praktiziert habe, musste ich immer wieder erkennen, welchen großen Einfluss Emotionen und Gefühle auf die Yoga-Praxis haben. Sei dies in meinen eigenen privaten Yoga-Stunden, oder bei meinen Schülern, die ich unterrichtet habe.

Für viele Yogis ist es absolut unerklärlich, warum sich die Beweglichkeit ihres Körpers von Tag zu Tag verändern kann. Konnte man eine Asana gestern noch problemlos ausführen, kann dies heute oder morgen schon wieder ganz anders aussehen. Hatte ich gestern überhaupt kein Problem zu entpannen, kann das für mich heute zu einer echten Herausforderung werden. Zusätzlich muss ich dann auch noch feststellen, dass sich die Ausführung der Haltung heute plötzlich anders anfühlt, als noch vor einer Woche. Noch unverständlicher wird es dann, wenn nach ein paar Tagen die gleiche Asana plötzlich wieder einwandfrei ausgeführt werden kann und alles so scheint wie eh und je.

Auch wenn ich immer wieder gesagt habe, dass man nicht werten und die Dinge einfach geschehen lassen soll, stellt sich trotzdem die Frage, warum das so ist. Das ist nur zu menschlich. Wir sind oft so sehr mit uns und der Antwort zu dieser Frage beschäftigt, dass wir auf einen Gedanken gar nicht kommen, nämlich:

Jeder Gedanke, den wir denken, jedes Wort, das wir aussprechen, jede Tat, die wir tun verursacht eine Welle der multidimensionalen Effekte, die über uns hereinbricht und unweigerlich eine emotionale und physische Auswirkung auf uns hat.
DIVYA JYOTI

Das ist in der Tat eine starke Aussage. Wenn man diese Überlegungen fortsetzt würde es bedeuten, dass Gedanken, Worte und Taten, die von uns ausgehen, physische Auswirkungen auf unsere Mitmenschen haben. Und dass im Umkehrfall gesagt werden kann, dass sie, wenn sie von anderen ausgehen, einen physischen Einfluss auf uns und so auf unsere Yoga-Praxis hätten.

Ich denke, du stimmst mir zu, dass wir bei der Kategorie »Taten« kein Problem mit dieser Aussage haben. Jeder hat schon einmal in seinem Leben die Auswirkungen der Taten von anderen bei sich gespürt. Auch mit der Behauptung, dass Worte Auswirkungen auf uns haben können, haben wir in der Regel kein Problem. Doch wie sieht es aus mit der These, dass Worte auch physische Einwirkungen auf unseren Organismus haben können?

Für die Antwort darauf möchte ich dir gerne einen kurzen Überblick über die Forschungsarbeit von Dr. Masaru Emoto verschaffen, einem japanischen Forscher, der die Fähigkeit des Wassers zur Speicherung von Informationen untersucht hat. Er konnte in buchstäblich tausenden von Versuchsreihen beobachten, dass Wasser Informationen speichern kann und darüber hinaus gestaltbildende Kräfte hat. Dies fand er heraus, indem er Wasserproben immer wieder mit Worten »besprochen« hatte. Die eine Hälfte der Proben wurde mit positiven Worten, die z.B. Dankbarkeit oder Zuneigung zum Ausdruck brachten, besprochen und die andere Hälfte mit negativen, die genau das Gegenteil zum Inhalt hatten. Zusätzlich hat er auch Musik eingesetzt, indem er die erste Hälfte der Wasserproben mit klassischer Musik von Mozart oder Beethoven »beschallte« und die zweite Hälfte mit Hardrock. Auf den Probengläsern wurden Etiketten angebracht, auf denen die Worte, mit denen sie besprochen wurden, aufgeschrieben waren. Er fror die Wasserproben ein und betrachtete die Wasserkristalle, die sich gebildet hatten unter dem Dunkelmikroskop. Auf den Fotografien konnte er deutlich sehen, dass das Wasser der ersten Kategorie wunderschöne Kristalle gebildet hatte, während in den Kristallen der zweiten Kategorie das blanke Chaos herrschte. Ohne mich zu sehr in diese Beobachtungen vertiefen zu wollen, möchte ich hier lediglich erwähnen, dass auch wenn es Wissenschaftler der »alten« Schule gibt, welche die Ergebnisse von Dr. Emoto anzweifeln, seine Beobachtungen doch mindestens sehr interessant sind. Ich persönlich glaube an die Ergebnisse, die er mit seiner Arbeit erbracht hat.

Die Frage, die sich automatisch stellt, ist doch: Warum verändert sich die Struktur der Eiskristalle, wenn wir dem Wasser Musik vorspielen? Warum verändert sich das Wasser, wenn wir mit ihm sprechen?

Das kommt daher, dass alles – Gedanken, Worte und Taten – eine bestimmte Schwingungsfrequenz aussendet. Wasser wiederum ist empfänglich für die ureigenen Wellenlängen der Dinge und leitet sie genau so weiter, wie sie sind. Anscheinend haben die verschiedenen Wellenlängen oder Schwingungsfrequenzen auch unterschiedliche Auswirkungen auf die Struktur des Wassers.

Aber was hat das nun mit der Aussage zu tun, dass Gedanken, Worte und Taten Wellen von multidimensionalen Effekten auslösen können und warum haben sie emotionale und physische Auswirkungen auf uns?

Der Mensch besteht bei seiner Geburt zu 70 bis 80% aus Wasser. Wenn er über 85 Jahre alt wird, sind es immerhin noch 45 bis 50%. Beachtet man darüber hinaus, dass selbst unser Blut einen Anteil von mehr als 50% Wasser hat, und verbindet man dies mit den Beobachtungen von Dr. Emoto, dann wird langsam klar, warum wir physisch und psychisch auf negative und verletzende Worte so reagieren, wie wir das tun. Wenn es tatsächlich so ist, dass Wasser Informationen speichern kann und gestaltbildende Fähigkeiten hat, dann wird einem bewusst, was Worte, bzw. deren Schwingungen bei dem hohen Wasseranteil, aus dem wir bestehen, in uns verursachen können. Jedes Wort, dass wir sprechen, jede Note, die in der Musik gespielt wird, verursacht eine Schwingungsfrequenz, die, wenn sie auf etwas oder jemanden trifft, eine Wirkung verursacht. Ja, selbst Gedanken, die wir denken, haben eine Schwingungsfrequenz. Je nachdem, welche Frequenz entsteht, kann die Wirkung positiv oder negativ sein, abhängig davon, ob wir Zuneigung oder Verletzen zum Ausdruck bringen.

Nicht nur beim Hören von Musik nehmen wir unterschiedliche Schwingungsfrequenzen in uns auf, sondern auch, wenn wir selber Musik machen, indem wir unsere Stimme z.B. beim rezitierenden Gesang von Mantren während einer buddhistischen Zeremonie erschallen lassen. Wenn du lieber in unserem Kulturkreis bleiben willst, dann sind hier die Gregorianischen Gesänge der christlichen Mönche zu erwähnen, die genauso als rezitierende Mantren gesehen werden müssen. Ich bin davon überzeugt, dass bei allen diesen Gesängen heilende Schwingungsfrequenzen erzeugt werden. Diese Schwingungen kann man gut sichtbar machen, wenn man eine Klangschale mit Wasser füllt und diese dann anschwingt. Dabei kann man beobachten, wie die Schwingungsfrequenzen, die vom Wasser aufgenommen und weitergeleitet werden, dieses am Rande der Schale zum Teil wild sprudeln lassen, während es sich in der Mitte

relativ ruhig verhält. Man kann auf den Bildern zu diesem Text sehr schön sehen, wie Schwingungen die Struktur von etwas beeinflussen können, in diesem Fall die von Wasser.

Doch wie ist das nun mit dem Wasser in unserem Körper? Und was hat das genau mit den Meridianen (Nadis), den Leitbahnen der Lebensenergie Chi (Prana) zu tun? Um diese Fragen beantworten zu können, müssen wir uns dem Fasziengewebe zuwenden. Erst seit Anfang dieses Jahrhunderts ist dieses Gewebe in den Blickwinkel der modernen Medizin gerückt und aus seinem Schattendasein herausgeholt worden. In ihm befinden sich wasserreiche Kanäle, die den ganzen Körper durchziehen. Der japanische Wissenschaftler Dr. Motoyama vertritt die Annahme, dass in diesen Kanälen die Meridiane verlaufen. Bedenkt man dabei, dass das Fasziengewebe als einziges Gewebe alle Bereiche des Körpers durchdringt und verbindet und die Meridiane die Leitbahnen der Lebensenergie sein sollen, dann ist diese Annahme gar nicht so abwegig. So umgibt dieses wasserreiche Gewebe die Meridiane, die sich von Kopf bis Fuß durch unseren ganzen Körper ziehen und so die Lebensenergie bis in die hintersten Winkel unseres Körpers »fließen« lässt – vorausgesetzt, dass diese Kanäle nicht durch verklebtes Fasziengewebe blockiert werden.

Wenn man mit einem symbolischen Bild sprechen wollte, dann könnte man auch sagen, dass die Meridiane sich wie ein »Netz von Flüssen«, die unser Chi transportieren, durch den ganzen Körper ziehen. Folgt man dem heutigen Stand der modernen Meridiantheorie, dann verläuft der wichtigste und mächtigste »Fluss« – Meridian – ausgehend vom sogenannten »dritten Auge«, einem Energiepunkt genau zwischen den Augenbrauen, durch das Gehirn den Spinalkanal der Wirbelsäule hinunter Richtung Becken, – Gehirn und Spinalkanal scheinen mit Abstand den höchsten Wasseranteil zu führen. Man kann auch sagen, dass sich das Chi in diesem Meridian wie ein mächtiger Wasserfall durch die Mitte unseres Körpers und Nervensystems ergießt. So ist die Wirbelsäule nicht nur die tragende und zentrale Säule unseres Skelettsystems, sondern beherbergt auch den mächtigsten Strom unserer Lebensenergie.

Wenn wir nun zum größten Teil aus Wasser bestehen und dieses die Fähigkeit hat, Schwingungsfrequenzen in sich zu speichern und dadurch seine Struktur verändert werden kann, warum sollten dann diese Veränderungen keine direkte emotionale und mentale Auswirkung auf unser Wohlbefinden haben!? Könnte es nicht doch sein, dass Traumata, die wir in unserem Leben erfahren, oder andere einschneidende, emotional schwer belastende Erfahrungen die Struktur des tief in unserem Fasziengewebe fließenden Wassers verändern? Und sie dadurch Verklebungen des Fasziengewebes verursachen und so unmittelbaren negativen Einfluss auch auf die Muskeln und Nerven des betroffenen Gewebes ausüben? Ich möchte dies hier lediglich als Denkanstoß mitgeben, da auf diesem Gebiet noch sehr viel Forschungsarbeit geleistet werden muss.

Die traditionelle chinesische Medizin beschreibt Emotionen als »Energie in Bewegung«, und ich bin der Meinung, dass jegliche Art von Energie einen Einfluss auch auf unseren physischen Körper haben. Emotionen und Gefühle sind unsere täglichen Begleiter, und deren Auswirkungen werden nicht irgendwo außerhalb unseres Körpers abgespeichert, sondern innerhalb unseres Organismus und sie haben selbstverständlich einen Einfluss auf uns. Negative Erlebnisse machen sich im Gewebe mit der Zeit oft als Verspannungen oder verklebte Faszien (Gewebeschichten) bemerkbar. Diese abgespeicherten Erlebnisse nehmen auch unser Körper und Geist mit der Zeit auf, was von uns mehr oder weniger bewusst bemerkt wird.

Zum Abschluss bleibt mir lediglich noch zu sagen, dass ich hoffe, wir mögen in Zukunft vielleicht ein wenig mehr auf unsere Worte achten, jetzt wo wir die Möglichkeit in Betracht ziehen müssen, dass deren Schwingungsfrequenz einen unmittelbaren Einfluss auf die Lebensenergie und das Wohlbefinden unserer Mitmenschen haben könnte.

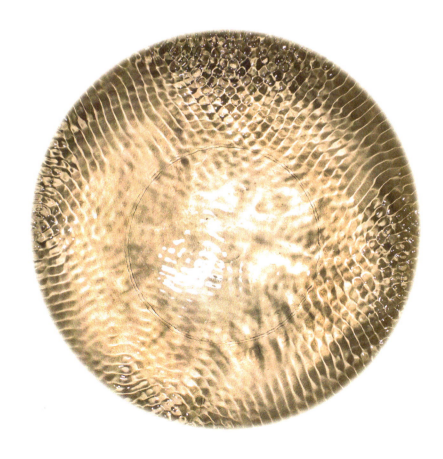

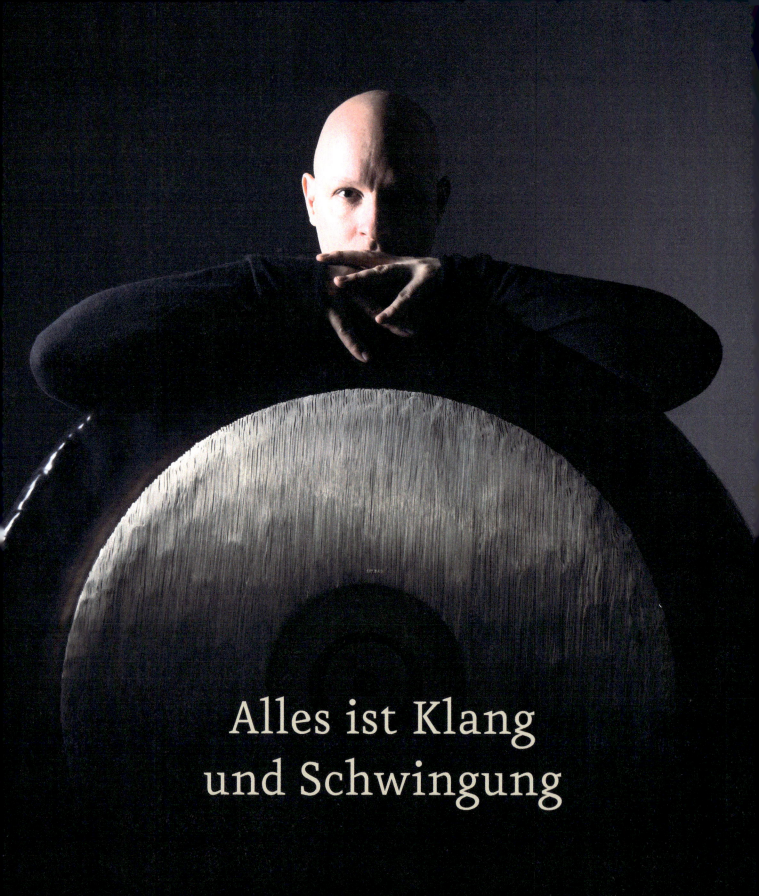

Alles ist Klang und Schwingung

Jeden Tag spüren wir bewusst oder unbewusst die Macht der Töne und der Missklänge. Jede Stunde, jede Minute, jede Sekunde unseres Lebens ist erfüllt mit »Musik«. Wir sind umgeben von Schwingungen, erzeugt durch die Töne des Lebens. Manche hören wir, die meisten jedoch nicht. Überall, wo Bewegung ist, wird dadurch auch Klang erzeugt. Innerhalb kürzester Zeit können Töne unsere Stimmung aufhellen oder uns mit einem emotionalen Schleier der Dunkelheit umgeben. Da die menschliche Zelle kein starres Gebilde ist, sondern im Rhythmus der Töne schwingt, können die »richtigen« Tonfolgen Emotionen in uns auslösen. So haben schon viele Menschen in ihrem Leben die Erfahrung gemacht, dass sie durch Musik zu Tränen gerührt wurden. Die Schwingungsfrequenzen, die durch die Töne erzeugt werden und über die Haut und unsere Ohren wahrgenommen werden, haben eine unmittelbare Wirkung auf unser autonomes Nervensystem. Sie können unsere Muskulatur und dadurch unsere Körperhaltung, den Herzschlag, den Blutdruck und unsere Atmung beeinflussen.

Darüber hinaus können Rhythmus und Klang den Geist dazu bringen, Gedanken loszulassen und zu vergessen, die ihn ansonsten permanent beschäftigen und ablenken. Das Denken hat durch Rhythmus und Klang etwas, woran es sich festhalten und orientieren kann.

Auch wenn der Körper sich nicht bewegt oder nur kleine rhythmische Schwingungen mitmacht, können Klänge zu einem veränderten Bewusstseinszustand führen. Von überschwänglicher Freude bis hin zu Gefühlen der Trauer ist das gesamte Spektrum unserer Emotionen vertreten.

So wird das Wasser, aus dem unser Körper zum größten Teil besteht, durch Instrumente wie den Gong oder die Kristallklangschale in Schwingung versetzt. Sie haben beide die Eigenschaft, die natürliche Schwingung unserer Zellen zu verlangsamen. Wenn dies mit den Zellen des Gehirns geschieht, werden wir dadurch in einen trance-artigen Zustand versetzt. Wenn die erzeugten Töne dann auch noch reich an Obertönen sind, kommt unser Gedankenfluss zum Stillstand. Durch sie werden unsere Gedanken so sehr abgelenkt, dass sie voll und ganz mit Lauschen »beschäftigt« sind. Tiefe Klänge dagegen bewegen gröbere Strukturen (z.B. Knochen).

Viele meiner Schüler haben während einer Klangmeditation schon die Erfahrung gemacht, dass sich auf Grund ihrer veränderten Emotionen, ausgelöst durch die Obertöne von Gong und Klangschale, vorhandene Anspannungen und Blockaden reduziert oder sogar ganz aufgelöst haben. Der Klang, bzw. seine Schwingung kann unsere Gefühle umwandeln, indem er blockierte Gedanken wie einen Knoten entwirrt und sie neu ordnet. Durch die Schwingungsfrequenzen, die während der Klangmeditation durch den Raum geschickt werden, regeneriert der Parasympathikus. Er regelt einerseits die Erholung unseres Körpers und den Wiederaufbau von verbrauchten Energiereserven und andererseits den Abbau von Stress. Er spielt eine zentrale Rolle beim »Entspannen« unseres gesamten Organismus. Um den Parasympathikus zu regenerieren ist nichts stärker als der Klang des Gongs oder der Kristallklangschale. So liegt es an uns, loszulassen und dem Klang oder der Schwingung zu erlauben, uns zu durchdringen und unseren Geist zu »führen und zu lenken«.

Genau das bereitet jedoch vielen Menschen Probleme und ist die größte Herausforderung während einer Klangmeditation. Die meisten von uns möchten die Klänge, die sie wahrnehmen, beurteilen und werten, anstatt sie einfach zuzulassen und in sich aufzunehmen.

Es ist der Empfänger, der den Inhalt der Botschaft der Klänge bestimmt. Es ist eine zutiefst persönliche Angelegenheit, was eine Person dabei empfindet, wenn der Klang des Gongs die Seele berührt. Und nur die Person selber kann in Worte fassen, was sie dabei erlebt und empfunden hat. Es geht hier nicht mehr darum, irgendetwas zu bewerten oder zu besprechen. Allein der Klang, den der Empfänger wahrnimmt, und die Emotionen, die er auslöst, stehen im Vordergrund.

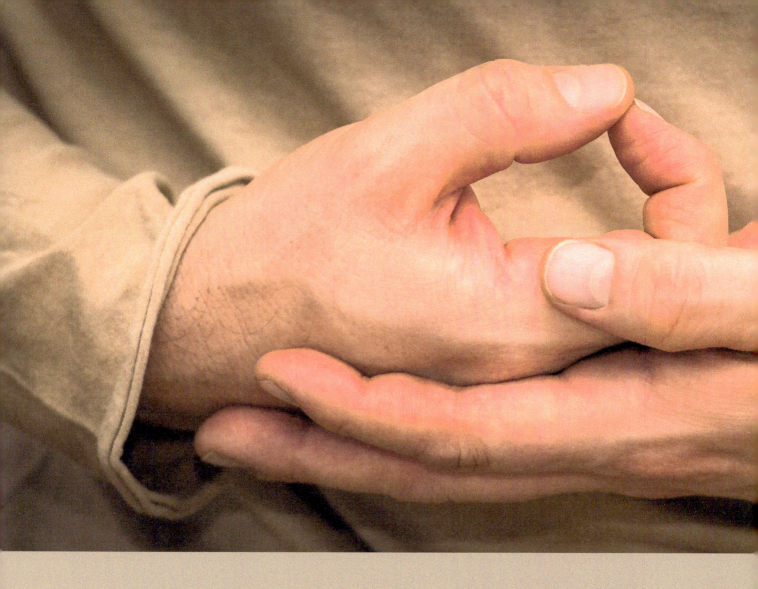

Jnana Mudra

Siegel des Wissens

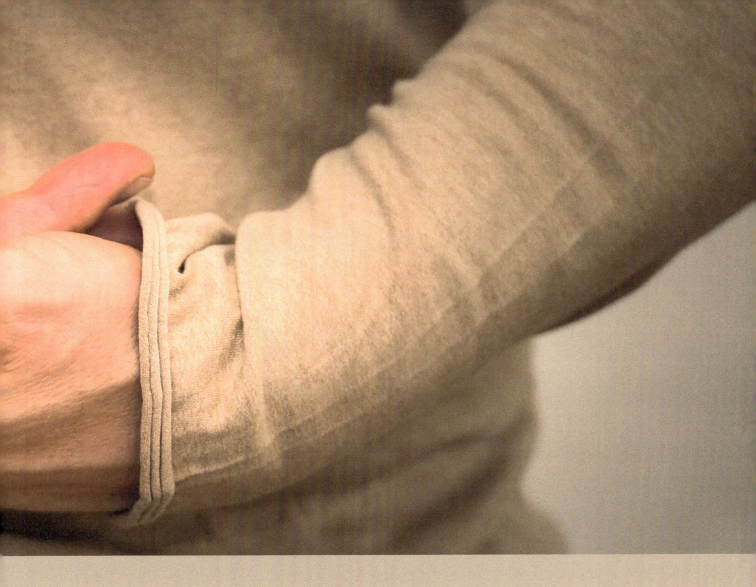

Der höchste Mensch gebraucht sein Herz wie einen Spiegel. Er geht den Dingen nicht nach und geht ihnen nicht entgegen.
Er spiegelt sie wider, aber er hält sie nicht fest. | DSCHUANG DSI

Jnana Mudra schenkt dir Frieden und Ruhe und unterstützt
deine spirituelle Entwicklung.
Dieses Mudra bezieht sich auf den Planeten Jupiter für
Wachstum, Kreativität und das Umsetzen unserer Ideen.

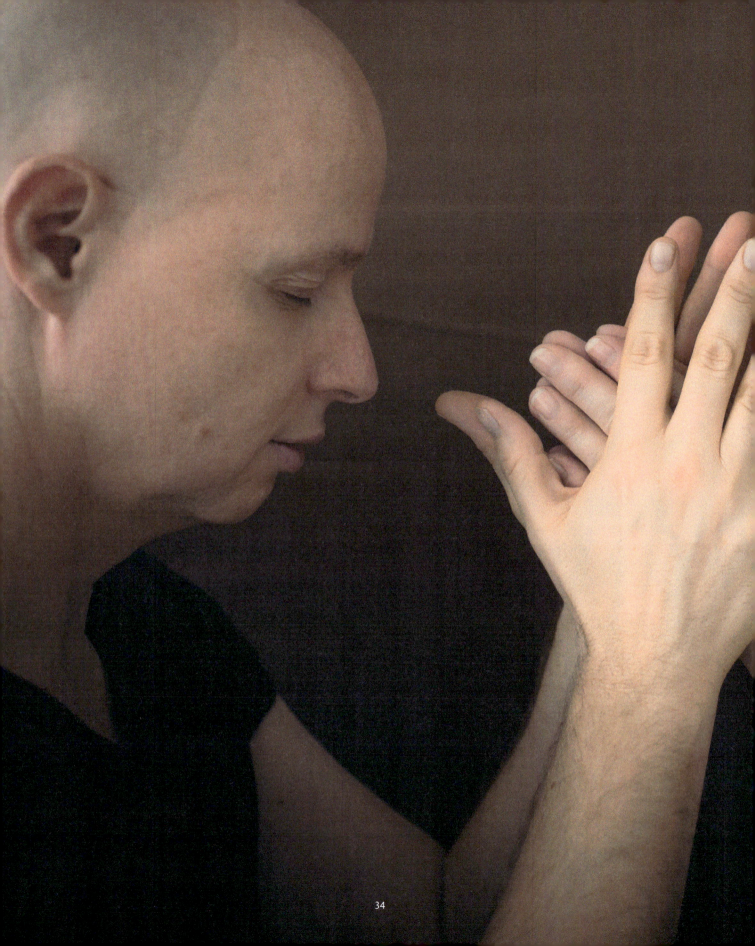

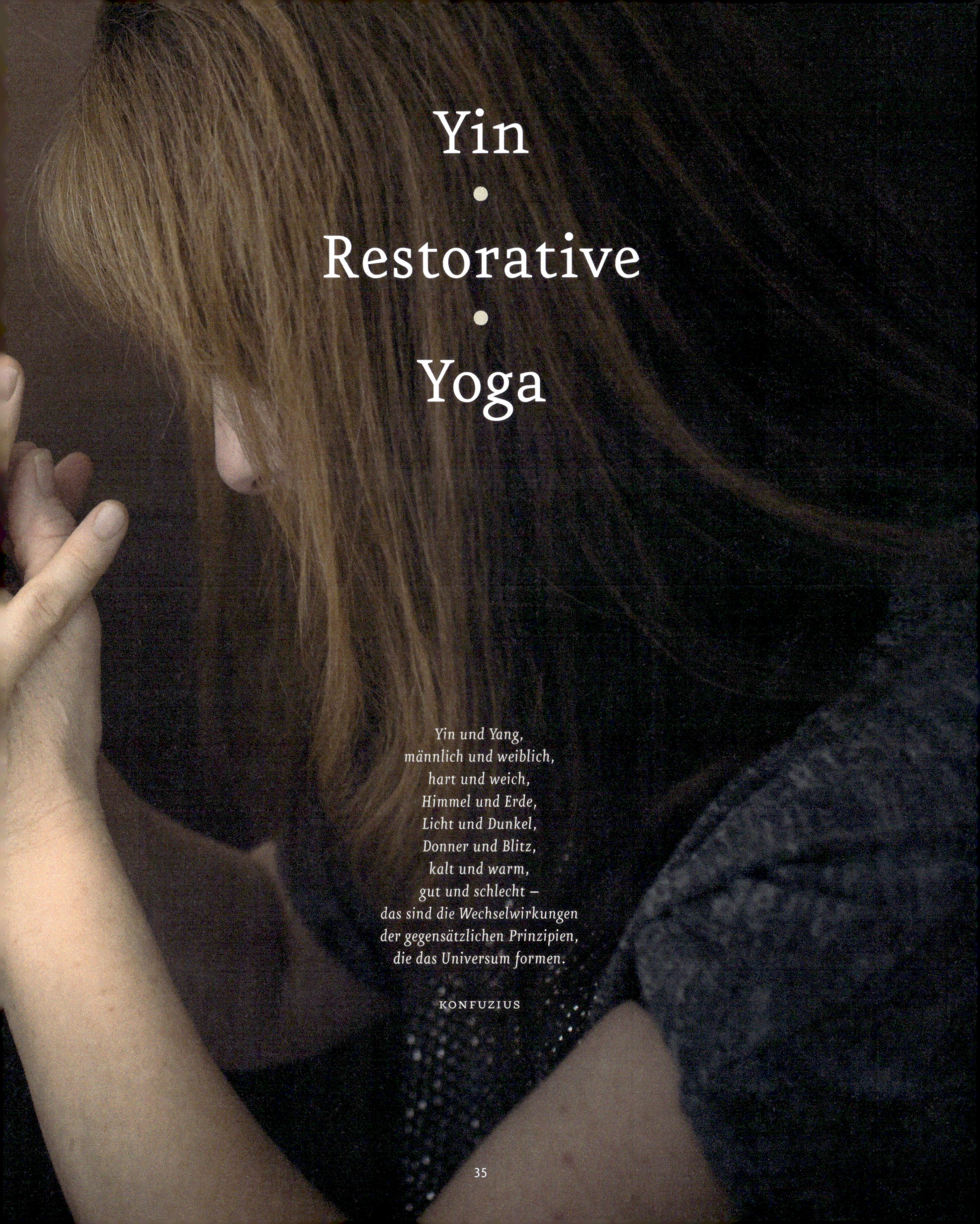

Yin
•
Restorative
•
Yoga

Yin und Yang,
männlich und weiblich,
hart und weich,
Himmel und Erde,
Licht und Dunkel,
Donner und Blitz,
kalt und warm,
gut und schlecht –
das sind die Wechselwirkungen
der gegensätzlichen Prinzipien,
die das Universum formen.

KONFUZIUS

Von außen betrachtet ähneln sich Yin Yoga und Restorative Yoga so sehr, dass es vielen schwer fällt, eine Antwort auf die Frage zu finden, was eigentlich der Unterschied zwischen den beiden Stilen ist. Deshalb möchte ich mich in diesem Kapitel einmal dieser Frage widmen. Um etwas Klarheit in die ganze Angelegenheit zu bringen, werde ich dir einen kurzen Überblick über beide Stile geben, natürlich auch in der Hoffnung, dass du danach noch mehr motiviert bist, diese wunderbaren Yoga-Stile zu praktizieren. In beiden Stilen konzentriert man sich auf das längere Halten der Asanas, und Hilfsmittel werden sowohl im Yin Yoga als auch im Restorative Yoga benutzt.

Yin Yoga

Im Yin Yoga werden Haltungen praktiziert, die aus dem klassischen Hatha Yoga abgeleitet wurden. Diese Haltungen werden mit Erkenntnissen des chinesischen Daoismus und der westlichen Wissenschaft verbunden. Yin Yoga ist eine Yoga-Praxis, deren Haltungen man im Liegen oder Sitzen praktiziert und in denen man über einen längeren Zeitraum verweilt. Durch das bis zu ca. 15 Minuten lange Halten der Asanas kann man diesen Yoga-Stil durchaus als tiefe, meditativ-reflexive Praxis bezeichnen.

Im Gegensatz zu einem dynamischen Yang Yoga-Stil, der durch häufigere, schneller auftretende Wiederholungen hauptsächlich die an der Oberfläche liegenden Muskeln arbeiten lässt, zielt der Yin Yoga-Stil auf die tiefer liegenden Bindegewebsschichten, die Faszien, sowie Bänder und Sehnen ab. Unser Bewegungsapparat besteht nicht nur aus Knochen und Muskeln, sondern auch aus den Sehnen, die die Muskeln und den Bändern, die die Knochen miteinander verbinden. Ohne Sehnen und Bänder hätten wir keine Kontrolle über unsere Glieder. Dadurch, dass Yin Yoga ein Stil ist, der durch das lange statische und entspannte Halten der Asanas eine direkte Tiefenwirkung auf Faszien, Bänder und Sehnen hat, wirkt es automatisch auch indirekt auf Knochen und Gelenke. Durch das regelmäßige Praktizieren des *Yin Restorative Yoga* fördern und erhöhen wir die Beweglichkeit in Körperbereichen wie unseren Hüften, dem unteren Rücken oder unserem Becken, von denen wir nie gedacht hätten, dass sie auf diese Art und Weise formbar

wären. Das gezielte Loslassen der Anspannung bildet die Basis für das Impulssetzen zur Veränderung in Faszien, Bänder und Sehnen und damit auch bei Knochen und Gelenken.

Dieser Yoga-Stil ist eine in die Tiefe des Gewebe gehende Praxis, die durchaus emotionale und energetische Auswirkungen auf den Praktizierenden haben kann. So kommt dem Yin Yoga-Stil mit seiner immensen friedlichen Energie und seinem sanften Ansatz eine Schlüsselrolle für das Wohlbefinden von Körper und Geist zu. Die Liste an wissenschaftlich erforschten positiven Effekten dieses Stils ist in den letzten Jahren immer länger geworden. So besteht durchaus die Möglichkeit, dass Yin Yoga-Übungen ein gutes Mittel gegen den täglichen Stress werden können und uns bei den Herausforderungen unseres modernen und oft zielorientierten Lebens helfen, indem sie uns zu einem ruhigen Geist und klaren Verstand verhelfen. Sie können die mit dem westlichen Lebensstil häufig in Verbindung gebrachten Ermüdungserscheinungen und Verspannungen des Körpers lindern und bei manchen Menschen sogar ganz beheben.

Durch das lange und statische Verharren in den Yoga-Haltungen erreicht man, dass sich bestehende Verklebungen und Verspannungen der tiefliegenden Faszienschichten (Bindegewebsschichten) wieder lösen können und dieses Gewebe wieder geschmeidig wird. So haben Ergebnisse in der modernen Faszien-Forschung gezeigt, dass das Bindegewebe nicht einfach nur Füllmaterial ist, wie man lange angenommen hat, sondern für unser Wohlbefinden eine wichtige Rolle spielt. Und zwar, weil in genau diesen Schichten die Meridiane (Energiebahnen) des Menschen verlaufen. In ihnen fließt das Chi (chinesisch) bzw. das Prana (indisch), die Lebensenergie des Menschen. Sind die Faszien verklebt, dann kann diese für uns so wichtige Lebensenergie nicht frei fließen.

Aber was noch viel wichtiger ist, Yin Yoga hat auch eine unmittelbare Wirkung auf deine Innenwelt – auf die mentale und spirituelle Seite deines Wesens. Es schult deine Wahrnehmungsfähigkeit bezüglich deines geistigen Wohlbefindens. Es hilft dir, dich und deine Bedürfnisse besser zu erkennen. Dazu werde ich in den nächsten Kapiteln noch mehr schreiben.

Jeder von uns hat schon einmal schwierige Zeiten durchgemacht. Die Gründe dafür sind so bunt und vielfältig wie das Leben selbst. In solchen Zeiten rauben uns unsere Emotionen und Gefühle Energie aus unserem Körper und haben nicht nur einen unmittelbaren Einfluss auf unsere mentale, sondern auch auf unsere physische Verfassung. Yin Yoga kann uns helfen, unser allgemeines Wohlbefinden wieder herzustellen und zu einem optimalen Energieniveau im Körper beizusteuern. Denn durch die Wirkung der Asanas werden wir wieder mit neuer Lebensenergie aufgeladen.

Darüber hinaus hilft uns die Yoga-Praxis auch bei unserer persönlichen Entwicklung weiter, da sie uns die Gelegenheit verschafft, unser Innerstes mit seinen Gefühlen und Emotionen zu erforschen. Vielleicht wird dir auch jetzt klar, warum man in der Yin Yoga-Praxis zu jeder Menge Hilfsmitteln wie Polstern, Blöcken, Gurten, Decken und anderem greift. Diese Hilfsmittel haben die Aufgabe, dir dabei zu helfen, einfacher in die Haltung hinein zu gleiten, ohne dass du dabei einen heftigen Dehnungsschmerz verspürst und dadurch vom Wesentlichen abgelenkt wirst.

Mit anderen Worten, sie eliminieren bzw. reduzieren den körperlichen Stress, den man ohne sie unweigerlich aufgrund von Ungeübtheit oder körperlichen Einschränkungen verspüren würde.

Wie viele Hilfsmittel du in der jeweiligen Asana benutzen musst, hängt von deinem Übungsniveau ab. Es geht darum, dass du nicht aufgrund von falschem Leistungsdenken übers Ziel hinaus schießt. Vielmehr sollst du deinen Körper mit ihnen unterstützen, damit du in der Haltung gut entspannen kannst und ein neues Gefühl für deinen Körper bekommst.

Es muss dir immer bewusst sein, dass es im Yin Yoga nicht um körperliche Anstrengung oder das Erreichen von bestimmten Leistungszielen geht. Und schon gar nicht sollten bei dir irgendwelche Gedanken aufkommen, dass du dich mit anderen Menschen vergleichen oder messen musst. Das ist übrigens auch völlig unmöglich, da jeder Mensch bis zu einem gewissen Grad einen anderen Körper- und Skelettbau hat, der ihm mal mehr und mal weniger gewisse Bewegungseinschränkungen beschert, die sich nicht miteinander vergleichen lassen.

Restorative Yoga

Restorative Yoga ist eine relativ neue Art des Yoga und ist aus der »Iyengar« Yoga-Tradition heraus entstanden. B.K.S. Iyengar war ein Yogalehrer aus Indien, der sich um Yoga weltweit sehr verdient gemacht hat.

Bei seiner langjährigen Arbeit als Yogalehrer fand er heraus, dass bestimmte Yoga-Haltungen therapeutische Wirkung auf den menschlichen Körper haben. Durch das regelmäßige und konsequente Anwenden bestimmter Asanas können physische Einschränkungen und Leiden gelindert werden. Um es ungeübten Praktizierenden zu ermöglichen, die tiefe therapeutische Wirkung der Haltungen zu erfahren, setzte er dabei vermehrt Hilfsmittel bei den Yoga-Übungen ein. Immer mit dem Ziel, dass die Praktizierenden dieses Yoga-Stils eine Möglichkeit haben, auch ohne viel Übung, Schmerzen und Verletzungsgefahr in die Yoga-Haltungen zu finden und so deren volle Wirkung auf Körper und Geist zu erfahren. Er entwickelte eine ganze Serie von bestimmten Asanas, von denen er überzeugt war, dass sie den Menschen helfen würden, ihre Gesundheit wiederherzustellen. Aus dieser Arbeit heraus entsprang ein neuer Yoga-Stil, den wir heute »Restorative Yoga« nennen.

Bei diesem Stil wird nicht versucht, das Gewebe in den tiefen Schichten zu dehnen und zu strecken und so den Praktizierenden aus seiner Komfortzone heraus zu bewegen. Im Gegenteil, er soll genau in dieser Komfortzone verweilen. Man muss sich dabei bewusst machen, dass die Asanas im Restorative Yoga-Stil einen Gesamtnutzen haben, von dem der Körper und der Geist profitieren sollen. Einige von ihnen können verschiedene physiologische und mentale Reaktionen auslösen, die sich positiv auf stressbedingte Krankheiten und auf die Gesundheit im Allgemeinen auswirken. Andere wiederrum zielen auf bestimmte Organe ab und stimulieren oder beruhigen sie. Zum besseren Verständnis, wie Restorative Yoga in unserem Körper arbeitet, hier zwei Beispiele:

Da wir häufig die meiste Zeit des Tages im Sitzen bzw. im Stehen verbringen, reichert sich zwangsläufig aufgrund von physikalischen Gesetzmäßigkeiten Blut und Lymphflüssigkeit in den Beinen an – schließlich würde niemand von uns auf die Idee kommen, regelmäßig im Laufe des Tages einen Kopfstand am Schreibtisch zu machen, um dies zu verhindern. Wenn wir uns aber am Ende des Tages in einer Asana rücklings auf den Fußboden legen, mit dem Gesäß an der Wand, unsere Beine in die Luft strecken und dabei gegen diese Wand lehnen – sie ist in diesem Fall unser Hilfsmittel – dann werden diese Flüssigkeiten aufgrund der Schwerkraft zum Oberkörper zurückgeführt. Dies kann unmittelbar und ganz ohne körperliche Anstrengung einen positiven Einfluss auf unsere Herzfunktion haben, die dadurch gestärkt und verbessert werden kann.

Im zweiten Beispiel praktizieren wir eine sogenannte Vorwärtsbeuge, wie etwa die Paschimottanasana oder die Balasana. Dabei werden die inneren Organe zuerst sanft in Kompression gebracht und das alte Blut wird aus ihnen quasi herausgedrückt, um dann beim Aufrichten des Oberkörpers wieder gestreckt und mit frischem Blut durchströmt zu werden, das auch frischen Sauerstoff mit sich führt. Durch diese doch einfache Bewegung des Körpers wird vermehrt Sauerstoff den Zellen der Organe zugeführt und Abfallprodukte leichter abtransportiert.

Da eine *Restorative Yoga* Praxis körperlich viel weniger anstrengend und fordernd ist als andere Yoga-Stile, kann man sie auch gut zur Unterstützung des Genesungsprozesses praktizieren, wenn man gerade dabei ist, sich von Krankheit oder Verletzung zu erholen. Und sie wirkt auch auf das Nervensystem beruhigend und ausgleichend, wie im Yin Yoga, was sich auf die mentale und emotionale Ebene überträgt und damit zu mehr Gelassenheit und Muskelentspannung führt. Bei regelmäßiger Praxis wird der Körper weniger anfällig für stressbedingte Erkrankungen, und man erreicht mit der Zeit einen sowohl körperlich als auch mental optimalen Gesundheitszustand. Durch diese sanfte Yoga-Praxis kann man wieder Lebensqualität zurück gewinnen, die man durch Krankheit und Verletzung verloren hat. Mit Restorative Yoga begibst du dich auf eine tiefe »Yoga-Reise«, und da bleibt es nicht aus, dass du früher oder später mit deinen Gefühlen konfrontiert wirst. Das ist ganz normal, wenn man weiß, dass Yoga nicht nur auf die körperliche, sondern besonders auch auf unsere emotionale Ebene Einfluss nimmt.

Zusammenfassend kann man sagen, dass Restorative Yoga ein sehr ruhiger, entspannter Yoga-Stil ist, der mit seinem therapeutischen Ansatz den Menschen dabei unterstützen kann, sich von Stress, Überbelastung, Krankheiten, Trauma und Verletzung zu erholen. Unter Zuhilfenahme von verschiedenen Hilfsmitteln sollen die Asanas möglichst schonend und ohne Anstrengung praktiziert werden.

Yin • Restorative • Yoga

Es gibt durchaus Überschneidungen bei Yin Yoga und Restorative Yoga, dennoch kann man ganz undogmatisch sagen, dass Yin Yoga bei einem gesunden Menschen den optimalen Entspannungszustand herrufen und seine Beweglichkeit verbessern kann, während Restorative Yoga den Menschen besonders bei der Regeneration von Krankheit und Verletzung unterstützt. Es ist alles eine Frage der Sichtweise.

Die Idee, beide Yoga-Stile miteinander zu etwas, was ich »*Yin Restorative Yoga*« nenne zu verbinden, entstand bei mir aufgrund meiner Erfahrungen, die ich in meinen vielen Unterrichtsstunden mit meinen Schülern gemacht habe. Ich stellte immer wieder fest, dass es bei uns Menschen des westlichen Kulturkreises ein starkes Ungleichgewicht zwischen Yin und Yang gibt, zwischen Anspannung und Entspannung, und das es vielen Menschen zunehmend schwer fällt, loszulassen und die Dinge einfach einmal sein zu lassen. Den meisten Menschen ist das noch gar nicht bewusst, aber die Gruppe derer, die intuitiv merkt, dass es bei ihnen dieses Ungleichgewicht gibt, wird zunehmend grösser, auch wenn sie es nicht mit einem Namen belegen können. Deshalb müssen wir uns hier für einen Augenblick mit dem Thema beschäftigen, um ein noch besseres Verständnis dafür entwickeln zu können, warum die *Yin Restorative Yoga* Praxis für das Wiederherstellen des »Yin -Yang-Gleichgewichts« und somit für unsere Gesundheit und unser allgemeines Wohlbefinden so wichtig ist.

Das weibliche Prinzip

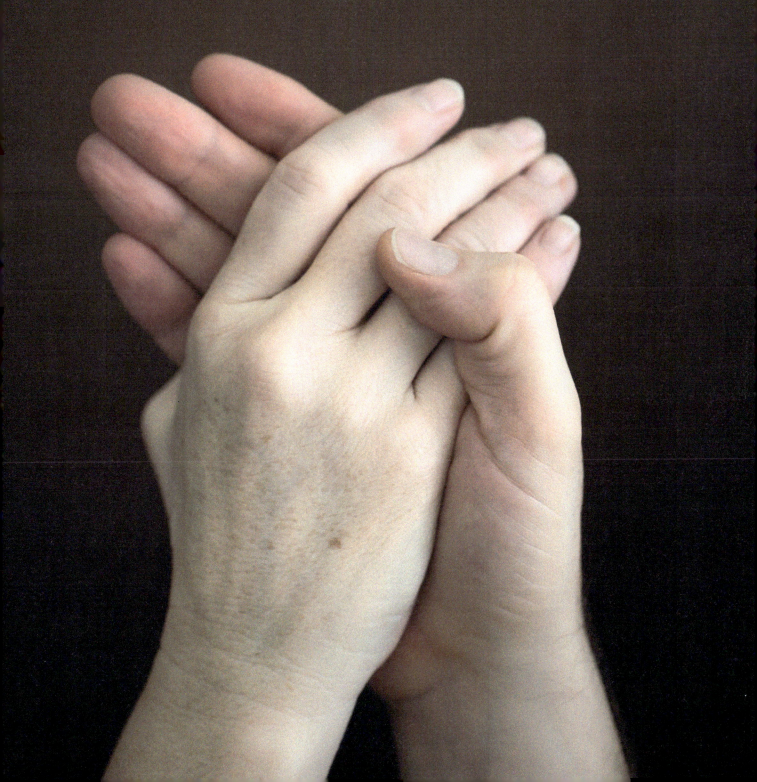

Von der chinesischen Philosophie des Daoismus stehen die Begriffe Yin und Yang für das weibliche und das männliche Prinzip im Leben. Sie werden als Bezeichnungen von polar einander entgegengesetzten, aber dennoch aufeinander bezogenen Prinzipien oder voneinander abhängigen Kräften benutzt. Charakteristische Eigenschaften für das Yin sind »langsam, ruhig, lieblich und weiblich«. Im Gegenpool dazu stehen »schnell, extrovertiert, kriegerisch und männlich« für das Yang. Je nachdem, welche Philosophieströmung man bevorzugt, erweitern sich diese Merkmale entsprechend. Aber im Grundsatz drücken sie alle die gleiche, sich ergänzende Gegensätzlichkeit aus.

Jeder Mensch, unabhängig vom Geschlecht, muss die Fähigkeit entwickeln, sowohl das weibliche als auch das männliche Prinzip von Yin & Yang in sein Leben zu integrieren und sie für sich zu nutzen, um sich ausgeglichen und »Ganzheitlich« zu fühlen. Es geht darum, beide Prinzipien in unserem Leben in Balance zu halten. Keine der beiden Seiten darf ein Übergewicht in uns haben.

Leider scheint es jedoch Teil des westlichen Lebensstils geworden zu sein, dass die Menschen mehr und mehr eine einseitige, männliche Yang betonte Art leben. Sie haben nicht nur ihre innere Balance von Yin & Yang verloren, sondern viele von uns haben auch den Sinn und Zweck ihres Tuns und Daseins aus den Augen verloren. Der Gedanke des Machens und des Strebens nach mehr materiellen Dingen, das nie Zufriedensein mit dem, was man hat und immer noch mehr »Haben wollen«, und das am besten sofort, hat sich bei vielen Menschen verselbstständigt. Sie haben es sich regelrecht angewöhnt, die Dominanz des rationalen Denkens in ihrem Leben zu verankern, und vernachlässigen dabei die Fähigkeit zu fühlen und sich auf ihre Intuition zu verlassen. Nichts ist so wichtig geworden wie der rationale Verstand. Gleichzeitig ist der Alltag ausgefüllt mit Aktion und Machen, mit Arbeiten, mit Ziele setzen und dieselben verfolgen. Viele Menschen haben diese moralische Einstellung und Lebensphilosophie für sich und ihr Leben widerspruchslos und ohne sie zu hinterfragen übernommen.

Die Balance zwischen dem weiblichen und männlichen Prinzip, zwischen Yin & Yang in unserem Leben ist extrem wichtig, da ohne sie eine persönliche spirituelle Entwicklung

nicht stattfinden kann. Dabei geht es darum, die Dinge in unserem Leben auch einmal wieder zu ihrer eigenen Zeit geschehen zu lassen, ohne sie immer kontrollieren oder erzwingen zu wollen, und darum, sich selbst wieder mehr Raum für persönlichen Fortschritt und Wachstum geben zu können!

Zusätzlich zu Yin & Yang, dem weiblichen und dem männlichen Prinzip in unserem Leben, müssen wir verstehen, dass sowohl Yoga als auch die traditionelle chinesische Medizin (TCM) von der gleichen Grundannahme ausgehen, nämlich dass der Mensch neben seinem physischen Körper auch einen Energiekörper besitzt, der von einem Netz feinstofflicher Energieleitbahnen durchzogen ist. Eine Erkenntnis, die sich heutzutage immer mehr auch in der westlichen Medizin durchsetzt. Diese Energieleitbahnen werden Nadis bzw. Meridiane genannt. In ihnen pulsiert die Lebensenergie, das Prana bzw. Chi, wie wir bereits in einem der vorhergehenden Kapitel gelesen haben.

Ärzte der traditionellen chinesischen Medizin (TCM) stellen häufig fest, dass in den Energiekörpern ihrer Patienten das universelle Gleichgewicht fehlt, weil sie einen zu Yang betonten Arbeits- und Lebensstil führen und das weibliche Prinzip des Yin in ihrem Leben völlig vernachlässigen. Aufgrund dieser Tatsache verlieren sie die Balance in ihren Energiekörpern, das Chi kann in den Energieleitbahnen nicht mehr ungehindert fließen und den Körper mit seinen Organen mit der benötigten Energie versorgen. Sie verlieren ihr emotionales und physisches Gleichgewicht. Um dies zu verhindern wird es notwendig gegenzusteuern. Und genau an dieser Stelle kommt *Yin Restorative Yoga* ins Spiel. Mit der Praxis des *Yin Restorative Yoga* stärken wir wieder die dem Yang entgegengesetzte und ergänzende Kraft des Yin, die weibliche Seite des Menschen, schaffen so einen Ausgleich dazu und stellen die benötigte Balance wieder her.

So wie ein ausgedehnter Spaziergang in der Natur das Potenzial hat, uns ein wenig zur Ruhe kommen zu lassen und unser Yin wieder zu stärken, so hilft uns auch eine *Yin Restorative Yoga* Stunde dabei, unseren Alltag zu entschleunigen und das weibliche Prinzip in unserem Leben mehr zu verankern. Allerdings geht eine *Yin Restorative Yoga* Stunde viel weiter und taucht viel tiefer in die Ruhe ein, sowohl mental als auch physisch, als das ein Spaziergang jemals tun könnte. Man könnte es auch mit folgender Symbolik beschreiben: So wie das Wasser unentwegt nach unten fließt und sich immer wieder den Weg an den tiefsten Punkt des Geländes sucht, um sich dann dort in einem stillen See zu sammeln, so bewirkt eine *Yin Restorative Yoga* Stunde, dass deine Gedanken und Emotionen in dir in die Tiefe gehen, um an einem bestimmten Punkt zur Ruhe zu kommen. Dort angekommen, kannst du dich dann ent- spannen, tief ausatmen, die Dinge einfach zu entspannen, auf die Stimme deines Innersten hören und den Zustand genießen – ganz ohne Hektik, Anspannung und Yang. Was in der Vergangenheit war oder was die Zukunft für dich bereithält, sollte während deiner *Yin Restorative Yoga* Stunde keine Rolle spielen, sondern primär solltest du dich auf die Eigenschaften des weiblichen Prinzips, die durch diese Yoga-Praxis transportiert werden, konzentrieren:

• entspannen können
• in sich hinein fühlen und Dinge wahrnehmen können
• annehmen, was man wahrnimmt, ohne zu werten
• sich selbst und andere achten
• Versenkung in sich selbst und zur Liebe geschehen lassen
• Hingabe
• Demut

Wenn du eine Haltung der Neugierde und der Akzeptanz pflegst, wenn du während der Praxis tief in dich hinein hören und fühlen kannst, ohne darüber zu urteilen und nach Leistung zu suchen, dann bist du auf einem guten Weg. Nämlich auf dem Weg, langsam wieder die Balance in deinem Leben zu erlangen, die es braucht um glücklich und zufrieden zu sein und eine spirituelle Entwicklung anzustoßen.

Um dies zu erreichen, musst du allerdings die gleichen Bedingungen erfüllen, wie sie für die körperlichen Vorteile dieses Yoga-Stils bestehen, nämlich eine kontinuierliche und regelmäßige Yoga-Praxis, die sich nach dem Rhythmus des Praktizierenden richtet. Das bedeutet, dass man sich ganz bewusst Zeit nimmt, um die Übungen in aller Ruhe ausführen zu können. Man sollte durch nichts abgelenkt sein und sich auch nicht unter Zeitdruck setzen lassen. Ziel ist es, sich bei jedem Praktizieren auf sein Inneres zu konzentrieren – darauf, was man empfindet und wie man sich dabei fühlt. Es braucht Ruhe und Gelassenheit, um

zu spüren, wie sich die regenerierenden Kräfte, ausgelöst durch die Praxis, im ganzen Körper langsam ausbreiten und ihn mit neuer Kraft, Energie und Ruhe ausfüllen und dir ein neues Lebensgefühl schenken. Um diese Verände- rungen in dir zu spüren ist es notwendig, dass du dich auf den Augenblick im Moment, konzentrierst und dich weder durch äußere Einflüsse noch durch deine Gedanken ablen- ken lässt. Im Grunde genommen kann man es in einem Satz zusammenfassen:

»Je ruhiger du wirst, desto mehr kannst du in dir hören und wahrnehmen.«

Bei jeder ausgeführten Haltung sollte man sich innerlich fragen: Fühlt es sich gut an, reicht diese Intensität, oder ist es für heute doch schon zu viel? Wie lange ist das letzte Mal zum Beispiel schon her, dass wir die Signale, die unser Körper uns gesendet hat, gespürt haben und durch sie er- kannt haben, was er braucht? Ist die Verbindung zu unserer Innenwelt noch aktiv und wissen wir sie zu nutzen? Spüren wir, welche Veränderung unser Körper braucht? Haben wir das Gefühl, dass wir uns in unserem Körper wohl und zu Hause fühlen? Starte in jede Asana mit genau diesen Gedanken im Kopf.

Es ist wichtig und eine Grundvorrausetzung während deiner *Yin Restorative Yoga* Stunde, einen Zustand der Acht- samkeit und der gedanklichen Leere zu schaffen, um tief in dich hinein hören zu können und zu erspüren, welche unbefriedigten Bedürfnisse Körper und Geist haben. Erst wenn du diese Bedürfnisse erkannt hast, kannst du auch eine innerliche Veränderung herbeiführen. Wer ohne Acht- samkeit und ohne Fokus auf seine Gefühle und Emotionen durch die Yoga-Haltungen »hetzt«, der macht höchstwahr- scheinlich auch das Gleiche in seinem täglichen Leben. Wenn wir uns auf der Matte unseren Gefühlen und Emoti- onen gegenüber unsensibel zeigen und dadurch uns selbst lieblos behandeln, dann werden wir das wahrscheinlich auch im Alltag uns und unseren Mitmenschen gegenüber so machen. Bedenkt man dabei das Prinzip von Ursache und Wirkung, können wir davon ausgehen, dass wir mit der Zeit von unseren Mitmenschen genauso behandelt werden, wie wir sie behandeln. Ohne das weibliche Prinzip, das wir alle in uns brauchen, um ausgeglichen, zufrieden und glücklich zu sein, wird es auch in unserer Gesellschaft keine Liebe unter den Menschen geben und keinen Frieden in der Welt.

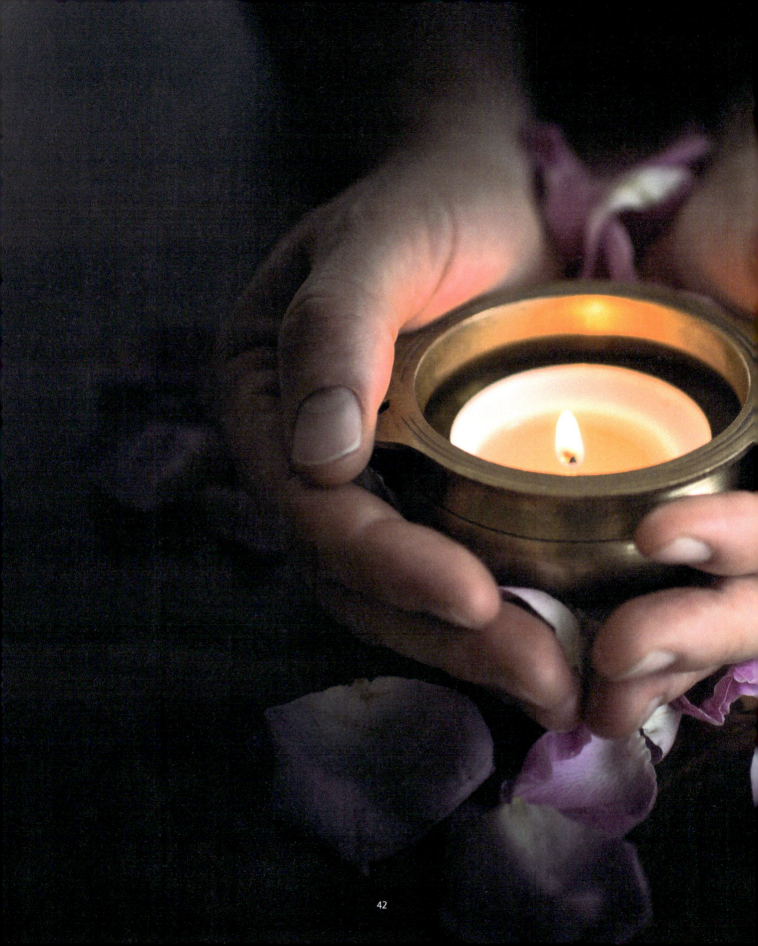

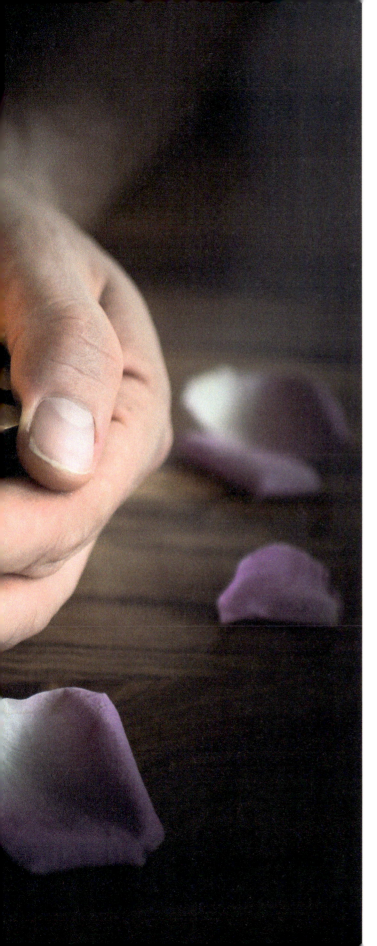

Yogatherapie

ast du dich nicht auch schon gefragt, woher wir eigentlich unser Wissen haben!? Und ob das, was wir glauben zu wissen, auch richtig ist!? Nimm zum Beispiel das Wissen über unseren Körper; woher wissen wir, wie er funktioniert und nebenbei gefragt, warum nehmen wir dieses Wissen oft für selbstverständlich?! Wenn wir doch angeblich so viel über ihn wissen, warum hören wir dann nicht mehr auf ihn. Viele von uns achten nicht auf die Signale, die er uns gibt. Sehr oft gehen wir über die Grenzen dessen, was noch gut und gesund für ihn ist weit hinaus. Eigentlich weiss unser Körper ganz gut von selbst, was er braucht und was gut für ihn ist. Das Problem dabei ist, dass wir verlernt haben, auf ihn zu hören und seine Signale an uns richtig zu deuten.

Viele Prozesse im Körper laufen glücklicherweise zudem automatisch ab. Stell dir vor, du müsstest bewusst dafür sorgen, dass die Verdauung zum richtigen Zeitpunkt und korrekt von statten geht. Oder du müsstest die Atmung ganz bewusst steuern, damit du nicht erstickst. Ich könnte mir vorstellen, dass die meisten von uns doch etwas überfordert wären, wenn all diese Dinge nicht automatisiert ablaufen würden.

Was der Mensch unserer heutigen Gesellschaft leider komplett verlernt hat ist, nicht nur seinem Wissen zu vertrauen, sondern auch seinem Gefühl. Oft führt und leitet unser Bauchgefühl, unsere Intuition (HARA), uns besser als unser Wissen. Unsere Gefühle sind bei weitem mächtiger und haben einen größeren Einfluss auf unser Leben, als unser Wissen. Seine Gefühle annehmen zu können und hinzuschauen, was sie mit uns machen, bedeutet diese enorm große Macht in unserem Leben zu erkennen und mit ihr zu leben. Darüber habe ich bereits in einem der vorherigen Kapitel geschrieben.

Durch die Gesellschaft und unser Umfeld haben wir schon sehr früh beigebracht bekommen, dass man nur dem trauen kann, was wir sehen können, oder was man messen und testen kann. Der sogenannten Wissenschaft wird viel zu oft blind vertraut und jegliches Bauchgefühl unsererseits dabei unterdrückt. Oft hören wir dann unsere »Alarmglocken« in uns nicht mehr, unser HARA das uns darauf aufmerksam machen möchte, dass etwas nicht stimmt. Wir leben in einer Zeit, in der wir uns nur allzu leicht von Menschen beeinflussen lassen, die nur etwas bestimmter und »autoritärer« ihren Standpunkt vertreten müssen als andere, und schon folgen wir ihrer Meinung.

Überhaupt finde ich, dass wir viel zu wenig die Dinge hinterfragen, die in unserem Leben unseren Weg kreuzen.

Für die meisten Menschen ist ihre Gesundheit das höchste Gut, das sie haben. Dennoch ist ihnen nicht bewusst, dass der Mensch in vielen Fällen aufgrund seines Lebensstils krank wird. In unserer sogenannten zivilisierten Welt gibt es mittlerweile so viele Dinge, die einen direkten Einfluss auf unsere Gesundheit haben und auf die wir wiederrum gar keinen Einfluss haben, dass es umso wichtiger für uns geworden ist, wie wir leben und welchen Dingen wir uns tagtäglich aussetzen. Und damit meine ich sowohl die ganz konkreten Einflüsse wie Viren, Bakterien und das Risiko eines Unfalls als auch die subtileren wie mentalen und psychologischen Belastungen wie zum Beispiel Stress.

Um diese Dinge zu behandeln gibt es ebenfalls verschiedene Möglichkeiten, die von Arzneimitteln bis hin zu Meditation reichen. Selbst ein simples Lächeln kann sowohl für denjenigen, der es verschenkt als auch für die Person, die es empfängt die reinste Medizin sein, wenn es ehrlich gemeint ist und von Herzen kommt. Wie oft hast du heute schon gelächelt?

Die Therapeutische Anwendung von Yoga kann durchaus ebenso als Heilkunst angesehen werden. Ihr Erfolgsprinzip basiert auf einer Vielzahl unterschiedlicher Ansätze und Mittel, die ihr zur Verfügung stehen:
• Abwechslungsreiche Asanas und Bewegungsabläufe
• Diverse Atemübungen
• Verschiedene Arten von Meditationen
• Mudras & Mantras

Und wahrscheinlich der wichtigste Ansatz von allen: die individuelle Beratung und das Abstimmen des Programms auf die Bedürfnisse des einzelnen Klienten.
Eine Yogatherapie-Stunde findet immer als Einzelsitzung

statt. Vor der ersten Sitzung führt der Yogalehrer ein ausführliches persönliches Gespräch mit dem Klienten, um sich besser in dessen Situation hineinversetzen zu können.

Da Yoga ein umfassendes und ganzheitliches Konzept darstellt, wird prinzipiell nicht rein symptomorientiert gearbeitet, sondern immer ein ganzheitlicher Blick auf die Situation geworfen. Yoga wirkt immer auf den Menschen als Ganzes, und beim Üben stehen somit grundsätzlich die ganzheitliche Gesundheit und das allgemeine Wohlbefinden im Vordergrund. Dabei ist auch zu bedenken, dass die Yogatherapie in Ergänzung zu bereits eingeleiteten Maßnahmen der Schulmedizin oder der Homöopathie zu sehen ist. Um dies zu gewährleisten, ist es von Vorteil, wenn der Yogalehrer ein bereits gutfunktionierendes Beziehungsnetz aus Ärzten und Therapeuten aus den jeweiligen Bereichen aufgebaut hat, um seine Schüler bei tiefergehenden Ursachen und Problemen an sie verweisen zu können. Auch so wird der ganzheitliche Ansatz gelebt, indem die Yogatherapie nur ein Teil von mehreren ist.

Das Ziel und gleichzeitig das Besondere an der Yogatherapie ist, dass der Klient lernen soll, wie er seine Selbstheilungskräfte eigenständig aktivieren kann. Durch die Anwendung dieses Wissens kann er selbstverantwortlich und pro-aktiv zu einem gesundheitsorientierten Lebensstil beitragen. Zusammen mit dem Yogalehrer wird ein individuell auf die Person zugeschnittenes Übungsprogramm erarbeitet, womit der Klient die Möglichkeit erhält, durch selbständiges Üben den Gesundungsprozess positiv zu beeinflussen.

Es kann durchaus sein, dass man das ursprünglich zusammengestellte Programm nach der ersten Therapiesitzung abändern muss und es gewisse Korrekturen braucht. Etwa weil die eine oder andere Übung unerwartet Schmerzen bereitet, Stress oder Unbehagen beim Klienten auslöst. Dazu braucht es Beobachtung, Abklärungen und ein gewisses Feingefühl des Yogalehrers für den therapeutischen Prozess. Er muss sich an diesem Prozess orientieren, d.h. er muss erkennen, welche Auswirkungen die angewandten Atemübungen, Asanas und Meditationen auf Körper und Geist des Klienten haben und diese richtig interpretieren. Und genau dies ist der Grund, warum ein wie oben beschrieben ursprünglich zusammengestelltes Programm mit fortschreitender Therapie ganz automatisch angepasst werden muss. Es bedarf aber auch der Hilfe des Klienten bei diesem

Prozess, indem er sich selbst gegenüber ehrlich ist und momentane körperliche Grenzen und Einschränkungen annimmt und akzeptiert. Es braucht ein gewisses Vertrauensverhältnis zwischen Yogalehrer und Klienten, sonst hat die Yogatherapie keine Wirkung und es würde keinen Sinn machen sie weiter zu führen. Diese Vertrautheit zwischen beiden spielt mit der Zeit eine wichtige Rolle.

Zusammenfassend kann man auch sagen, Yogatherapie ist die Anwendung der klassischen Yogatechniken bei konkreten Beschwerden mit einer gesundheitlichen Zielsetzung:
• Begleitung bei medizinischen Therapien, z.B. bei der Nachbehandlung von Verletzungen, Asthma, Bluthochdruck und weiteren Krankheitsbildern, welche durch eine gezielte Yoga-Praxis positiv unterstützt werden können.
• Akuten oder chronischen Schmerzen, wie Rücken-, Nacken- oder Kopfschmerzen.
• Symptome psychischer Belastung, wie starke Anspannung, Stress, Burnout und Schlafprobleme.

Der Therapieplan gilt dabei als Grundlage für die selbstständige Praxis. Er richtet sich immer nach dem jeweiligen Tagesablauf und den zeitlichen Möglichkeiten des Klienten. Denn die Yoga-Praxis soll in seinen Alltag integriert werden. Wie bei allen anderen Yoga-Stunden soll auch hier ohne Zeitdruck und mit Freude geübt werden. Dabei soll man sich ganz bewusst mental und wann immer möglich auch physisch aus dem Alltag zurückziehen und sich so quasi eine begrenzte »Auszeit« nehmen.

Die Dauer einer Yogatherapie ist individuell unterschiedlich und abhängig von der jeweiligen Situation. In der Regel sollte sie aber über einige Wochen durchgeführt werden, damit die Wirkung erfahrbar wird. Voraussetzungen für das Wirken einer Yogatherapie sind:
• die regelmäßige Praxis der Übungen, die man gemeinsam besprochen hat
• dass die Übungen auf die Situation des Klienten individuell angepasst sind
• dass sie sich am Anliegen des Klienten und seinen besonderen Gegebenheiten und Möglichkeiten orientieren
• eine vertrauenswürdige und offene therapeutische Beziehung zwischen dem Klienten und dem Yogalehrer

Ein wichtiger und absolut entscheidender Punkt zum Erfolg einer Yogatherapie ist es zu lernen, wie man innerlich zur Ruhe kommt und einen klaren Geist bekommen kann, da dies einen entscheidenden Einfluss auf die Selbstheilungskräfte des Körpers hat. Dabei sollte man sich immer fragen, warum man diese Yogatherapie eigentlich machen möchte. Wie kann sie zu meinem Wohlbefinden beitragen und vor allen Dingen, gibt es etwas, das ich tun kann, damit dieses Gefühl des Wohlseins länger andauert?! Ich kann es gar nicht oft genug betonen, wie wichtig der Atem dabei ist – bei allem, was wir in unserem täglichen Leben tun. Die Achtsamkeit sich selbst und seinem Atem gegenüber ist elementar, besonders bei der Yogatherapie. Mach dir bewusst, dass er ein Geschenk des Lebens ist und spüre, wie du mit neuer Energie versorgt wirst, wenn du bewusst ein- und ausatmest.

Die hier in diesem Buch beschriebenen Asanas, Atemübungen, Mudras und Meditationen sind so ausgewählt und konzipiert worden, dass sie dir helfen, Ruhe und innere Gelassenheit zu erreichen. Sie sind ideal, um für therapeutische Zwecke eingesetzt zu werden. Durch sie schaffen wir die Basis, um wieder die Verbindung zu unserem »Selbst« und unserem »HARA« herzustellen und uns wieder besser wahrnehmen zu können. Auf diese Weise können wir unsere eigene Verhaltensweise reflektieren und wichtige Lebensfragen aus unserem »Bauch heraus« – mit Hilfe des HARA – beantworten.

Am Schluss dieses Kapitels möchte ich mir erlauben zu erwähnen dass in der Yogatherapie auch die unerlässliche Einsicht Platz haben muss, sich mit seinem Therapieansatz einmal getäuscht zu haben. Es wurde bereits weiter oben in diesem Kapitel erwähnt, dass mit fortschreitender Yogatherapie die Erkenntnis kommen kann, die ein oder andere Asana auszutauschen. Es braucht Zeit und Geduld bis das auf die eigene Person und deren Bedürfnisse abgestimmte Programm zusammengestellt ist. Dieser Prozess benötigt ein immer wiederkehrendes sich selbstreflektieren und ein Annehmen von neuen Einsichten und Erkenntnissen. Dies kann nur durch die persönliche Yoga-Praxis geschehen und ist ein ganz individueller Vorgang. Man kann keine Verantwortung abgeben, man muss sie übernehmen. Es gibt keine Schuldzuweisungen, sondern es geht nur darum, zu lernen, sich selbst und seine Bedürfnisse besser zu erkennen und letztendlich sich etwas Gutes zu tun – ohne Verbissenheit oder falschen Ehrgeiz, sondern mit Freude im Herzen, mit Zuversicht und Hingabe, mit Liebe für sich selbst und andere und mit einem Lächeln auf den Lippen. Dann tut Yoga sehr gut.

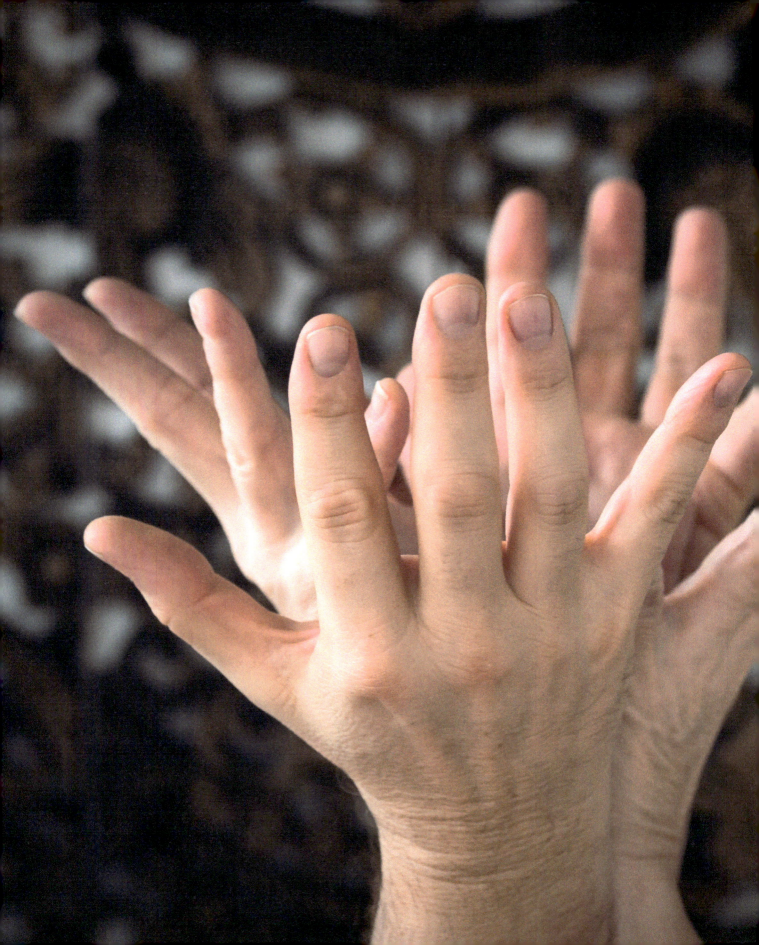

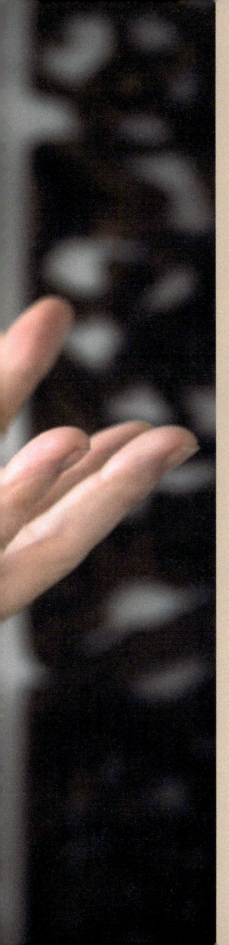

*Wir müssen von Zeit zu Zeit eine Rast einlegen und warten,
bis unsere Seelen uns wieder eingeholt haben.* | INDIANISCHE WEISHEIT

Lotus Mudra

Symbol der Reinheit

Die Lotusblüte steht als Symbol für
Erleuchtung, persönlichen Fortschritt,
Wachstum und das Öffnen unseres
Herzens. Durch dieses Mudra öffnen
wir uns der Reinheit und lassen diese
in unser Herz ein.

Das Lotus Mudra stellt die Verbindung
zu deinen eigenen Wurzeln wieder her,
bzw. stärkt diese Verbindung. Es steht
für Licht und Schönheit und hilft uns
mit einem offenen Herzen durch das
Leben zu gehen.

Hilfsmittel

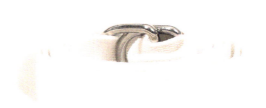

arum soll man eigentlich Hilfsmittel wie Blöcke, Kissen, Gurte, Sandsacke etc. verwenden?

Um diese Frage beantworten zu können, müssen wir uns erst einmal Gedanken darüber machen, was eigentlich der Sinn und Zweck einer *Yin Restorative Yoga* Stunde ist. Eine der bekannteren Aussagen zum Thema Yoga ist wohl die, dass wenn dein Boden einigermaßen rutschfest und nicht zu kalt ist, du eigentlich keine Ausrüstung brauchst, um es zu praktizieren. Um diese Aussage zu relativieren und ihr bis zu einem gewissen Grad auch zu widersprechen, möchte ich mir gerne etwas Hilfe von zwei großen Yogalehrern holen, nämlich Patanjali und B.K.S. Iyengar. Diese beiden großartigen Lehrer haben nämlich folgendes gelehrt. Patanjali hat mit dem Yogasutra eine der ältesten Überlieferung der indischen Yoga Tradition verfasst und hat in ihr folgendes gesagt: »Sthira-sukham asanam – die Yoga-Stellung soll (gleichzeitig) fest und bequem sein.«

(Sutra 46, II Kap.). Und B.K.S. Iyengar sagte: »Beim korrekten Ausführen einer Asana sind die Körperbewegungen geschmeidig und es herrscht Leichtigkeit im Körper und Freiheit im Geist.«

Daraus lernen wir zwei Dinge. Erstens, eine Asana entfaltet ihre volle Wirkung dadurch, dass sie »fest« und gleichzeitig bequem ist, d.h. man hält die Position für eine Weile in der korrekten Haltung, ohne dass man dabei Schmerzen empfindet und während der Yoga-Praxis nicht von Haltung zu Haltung hetzt. Und zweitens, der primäre Sinn und Zweck der Yoga-Praxis soll sein, dass sich Leichtigkeit und Freiheit in Körper und Geist ausbreiten können.

Diese beiden Lehrer betrachteten den Fitness-Aspekt des Yoga, der sich zwangsläufig bei regelmäßiger Praxis einstellt – das ist unbestritten – also als sekundären Aspekt.

Das Benutzen von Hilfsmitteln unterstützt genau diese Dinge; nicht nur die Aussage von Patanjali bezüglich der Dauer und Bequemlichkeit einer Asana, sondern auch die von B.K.S. Iyengar, wenn es um den geistigen Fokus und den Sinn und Zweck des Yoga geht.

Hilfsmittel helfen dir bei deiner Yoga-Praxis, dich zu jeder Zeit weder körperlich noch geistig überfordert zu fühlen und dich genau auf diese genannten Dinge konzentrieren zu können.

Das Benutzen von Hilfsmitteln entstand in der Iyengar-Tradition des Yoga, damit jeder einzelne Schüler zu jeder Zeit die für seinen individuellen Körper beste Ausrichtung der Asana erreichen kann, um sich dann, gemäß Iyengar, dem eigentlichen Sinn und Zweck der Yoga-Praxis zu widmen, nämlich ohne Schmerzen und in bequemer Position sich seinem Inneren – der Quelle des Daseins – zuwenden zu können. Auch er machte schon in früherer Zeit die Erfahrung, dass Hilfsmittel Vorteile bringen und diesen Sinn und Zweck unterstützten.

Hilfsmittel gehören heute unbedingt zur Yogamatte dazu. Sie sind als Unterstützung und nicht als »Krücke oder Gehhilfe« anzusehen. Sie sind nicht nur für den Yoga-Anfänger gedacht, sondern helfen und fördern auch den beweglichen und bereits erfahrenen Yoga-Schüler. Bei einigen Positionen sollte auch ein gut trainierter Yogi nicht zu stolz sein, Hilfsmittel anzuwenden. Denn ich habe schon öfters gesehen, dass auch Menschen, die beweglich sind, Probleme haben, die Stellung lange zu halten. Es ist für jeden nur von Vorteil sie zu benutzen, schliesslich lernt man nie aus und darf immer wieder neue Erfahrungen im Leben machen.

Es gibt mehrere wichtige Gründe und es bringt verschiedene Vorteile, wenn man Hilfsmittel in der Asana-Praxis verwendet, nämlich:

• Stress in bestimmten Bereichen zu verringern
• Länge und Platz zu schaffen
• um bestimmte Positionen verfügbar/zugänglich zu machen
• zur Unterstützung: wenn das Knochengerüst gehalten wird, können sich die Muskeln entspannen
• um das Wohlbefinden zu steigern: man kann länger in der Haltung verweilen

Ich möchte diese Gedanken hier gerne noch ein wenig vertiefen, denn ich erachte es als äußerst wichtig, dass du dir dieser Dinge auch wirklich bewusst wirst. Ich persönlich praktiziere seit Jahren sowohl in meiner eigenen Yoga-Praxis als auch im Yoga-Unterricht mit Hilfsmitteln. Der Vorteil dabei ist, dass sie mich »tragen«, mir helfen und es mir leichter machen, die Haltungen besser und korrekter auszurichten und zu halten. Dadurch habe ich auch ein besseres Durchhaltevermögen in der Position. Hilfsmittel lassen mich die Yoga-Praxis unverkrampfter und ohne Leistungsdruck ausüben. Dadurch macht es auch viel mehr Spaß – für den geübten Teilnehmer, neue Positionen auszuprobieren und für den Anfänger, sich überhaupt an Yoga »heranzutrauen« und damit anzufangen. Beim Einsetzen der Hilfsmittel erhält man ein Gefühl der Leichtigkeit und Freude während der Praxis, ein Gefühl des Friedens. Und man kann sich besser darauf konzentrieren, seinen eigenen Körper und dessen Bedürfnisse zu erkennen, anstatt sich mit Schmerzen in Bändern und Gelenken zu beschäftigen, die immer dann auftreten, wenn man ungeübt im Yoga ist bzw. eine neue Asana praktiziert.

Die Verweildauer in einer Position ist entscheidend, um physische Stabilität darin zu entwickeln und die mental-psychischen Auswirkungen auf unseren Geist überhaupt erst realisieren zu können. Wenn du lange in einer Position verweilst, dann wird Folgendes passieren, falls du es zulässt: Du wirst mehr Ausgeglichenheit erfahren und dein Konzentrationsvermögen wird gestärkt. Dein Fokus verlagert sich plötzlich von der »Außenwirkung«, der reinen Technik des »wie muss ich die Position korrekt ausführen« in Richtung der »Innenwirkung«, des Erkennens von »was macht das Ruhen in dieser Position mit mir und meinem Geist«. Unnötige Gedanken werden plötzlich abgelegt, eine innere Ruhe macht sich in dir breit und du wirst unter anderem auch mehr Sachlichkeit und Bescheidenheit erleben. Deinem Bewusstsein wird plötzlich mehr Raum in dir gegeben, und genau dieser Prozess führt dich auf die Reise nach innen, in Richtung zu deinem »Selbst« und zu deiner Quelle des Daseins.

Bei regelmäßiger Praxis wirst du auch erkennen, dass die Asanas sich nie gleich »anfühlen« und nie die gleichen Reaktionen deines Körpers hervorrufen oder die gleichen Auswirkungen haben werden. Der Grund dafür ist, dass du jeden Tag eine unterschiedliche »Tagesperformance« hast, mal besser mal schlechter, mal ist der Körper geschmeidiger, ein anderes Mal ist er steifer. Auch dein Geist beschäftigt sich täglich mit anderen Dingen, mal sind sie angenehmer, ein anderes Mal machst du dir über etwas Sorgen. So ist das Leben, und deshalb ist es auch normal, dass die Asana sich von Tag zu Tag anders anfühlt.

Mit der Zeit wirst du auch feststellen, dass die gleiche Position, ausgeführt von einer anderen Person, durchaus etwas anders aussehen kann – auch das ist völlig normal. Denn verschiedene Menschen haben nie genau die gleichen anatomischen Möglichkeiten. Unser Körperbau unterscheidet sich immer ein wenig voneinander, sowohl die Länge unserer Glieder und Bänder als auch der Bewegungsradius unseres Skeletts. Deshalb ist es wichtig, dass du dich von Konkurrenzgedanken und Leistungsdruck verabschiedest und dich in deiner Yoga-Praxis ganz auf dich konzentrierst – besonders, wenn du Yoga in der Gruppe praktizierst. Während der Yoga-Praxis sollte dein eigener Körper im Vordergrund stehen und nicht der von anderen Teilnehmern.

Ein weiterer und sehr wichtiger Aspekt ist auch der Atem und die richtige Atemtechnik. Beides wird in diesem Buch in einem anderen Kapitel noch genauer beleuchtet. Körper und Atem sind der Spiegel unserer Seele. Genau hier liegt der Schlüssel – ich kann es gar nicht oft genug sagen: Sei achtsam mit dir! Körper und Atem geben dir nicht nur direktes Feedback zu deiner Ausrichtung in der Asana, sondern auch zu deinem Tun im Alltag. Übe dich in Achtsamkeit, damit du die Zeichen erkennst und verstehst, die dir Körper und Atem geben. So wirst du den rechten Weg zwischen »sthira« und »sukha« – Bestreben und Leichtigkeit – finden.

In deiner Yoga-Praxis wird eines Tages der Moment kommen, wo du gerne die Hilfsmittel weglassen möchtest, um zu sehen, ob du die Position nicht auch schon ohne deren Hilfe ausführen kannst. Falls du beim Ausführen der Asana nicht mehr atmest oder deine Gesichtsmuskeln tausend Falten legen, du körperlich verkrampfst und mental »zumachst«, bist du möglicherweise etwas zu weit gegangen. Dann gehe wieder einen Schritt zurück und praktiziere weiter mit Hilfsmitteln und übe dich in Bescheidenheit und Achtsamkeit.

Wenn du die Philosophie, die hinter diesem Gedanken steht, erkennst und versuchst, mit dieser Einstellung auf der Matte Yoga zu praktizieren, dann wird sie sich zwangsläufig in dir manifestieren und dich früher oder später auch in deinem Alltag begleiten und tragen.

An dieser Stelle sollte auch einmal erwähnt werden, dass auch schon vor Jahrhunderten die Yogis erkannt haben, dass das Praktizieren der Asanas mit Hilfsmitteln ihnen erlaubt hat, diese länger und leichter zu üben und die Haltung besser ausrichten zu können. Dazu nahmen sie Seile, Steine und Holzklötze zur Hilfe. Ehrlich gesagt bin ich ganz froh, dass wir heutzutage etwas modernere Hilfsmittel verwenden dürfen.

In meinen Unterrichtsstunden konnte ich es schon des Öfteren beobachten, dass die Teilnehmer sich plötzlich mehr zutrauten, nur weil sie Hilfsmittel benutzten, und dass sie dadurch extrem schöne persönliche Erlebnisse während der Yoga-Stunde hatten und wichtige Fortschritte machten. Sie wurden selbständiger, erkannten einerseits ihre Schwächen und wussten genau, wie sie daran arbeiten und dadurch ihren eigenen Körper besser kennenlernen konnten. Andererseits haben sie auch mehr Selbstbewusstsein gewonnen und die Erkenntnis erlangt, wie sie die Dinge, die nicht zu ihnen gehören sollen, mehr und mehr loslassen konnten.

Das Allerschönste für mich als Lehrer dabei aber war, wenn die Teilnehmer plötzlich erkannten, dass das Ego ihnen mal wieder einen Streich gespielt hatte und das Leistungsdenken sie auf der Matte eingeholt hatte, obwohl es ja hier nicht her gehörte. Schön für mich zu sehen war, wie es ihnen dann ein Lächeln ins Gesicht zauberte, als sie erkannten, dass sie plötzlich über all diesem Denken stehen konnten. Schritt für Schritt wurden sie dabei offener und experimentierfreudiger und tasteten sich auch an schwierigere Asanas heran und haben angefangen, an ihnen zu arbeiten. Voraussetzung dabei ist natürlich immer gewesen, dass sie regelmäßig Üben und Stunden besuchten.

Ich weiß noch, wie vor Jahren eine Triathlonsportlerin das Yogastudio betrat. Sehr muskulös und schön durchtrainiert, jedoch mit einer sehr strengen, ernsten und getriebenen Ausstrahlung. In den ersten Stunden schwitzte sie und hatte so ihre Mühe die Positionen in der Ruhe zu halten.

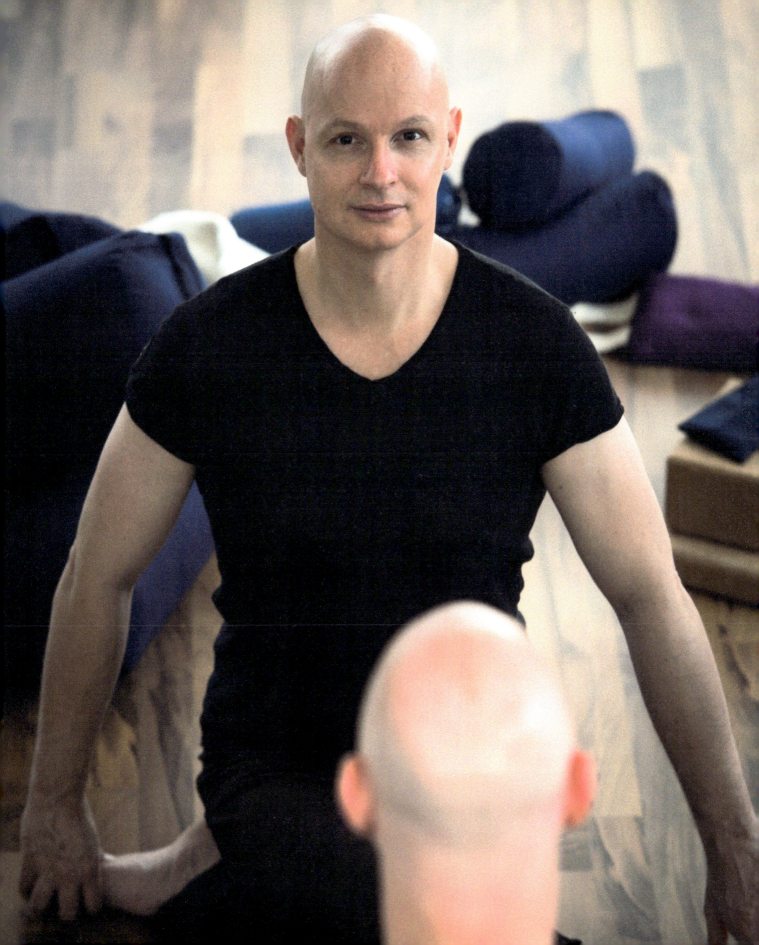

Sie gab aber nicht auf und besuchte immer wieder meine Stunden. Dadurch konnte ich ihr mit der Zeit zeigen, wie sie Hilfsmittel beim Ausführen der Asanas einsetzen konnte. Heute, nach Jahren ist sie viel geschmeidiger, ruhiger und gelassener geworden. Sie weiß auch genau, an welchen Stellen sie beweglicher wurde, kennt jedoch auch gleichzeitig sehr gut ihre Schwachstellen. Trotzdem ist sie zufriedener und hat keinen Kampf mehr in sich. Sie weiß, wie sie sich mit Hilfsmitteln behelfen kann und wie sie diese einsetzen muss, um ihr Ziel zu erreichen. Auch ihr Gesichtsausdruck wurde sanfter und ihre Ausstrahlung weicher.

Um den Kreis hier nun zu schließen, sei noch einmal erwähnt: Der Sinn und Zweck jeglicher Yoga-Praxis ist es, von der grobstofflichen Ebene – dem Körper – zur feinstofflichen Ebene – dem Innenleben und der Quelle des Daseins – zu gelangen. Beide Ebenen müssen vom Yoga-Praktizierenden dabei betreten werden, um das Ziel zu erreichen. Die vielen verschiedenen »Tools« des Yoga, wie die Asanas, das Pranayama und die Meditation zusammen mit den Mudras müssen in ihrer Vielfalt dabei klug eingesetzt werden. Fehlt nur eines dieser »Tools«, dann ist es unwahrscheinlich, jemals das Ziel zu erreichen, egal wie viele Yoga-Stunden du besuchst.

Hilfsmittel sind dazu gedacht, dich in diesen Yoga »Tools« zu unterstützen und dich dabei auf das Wesentliche konzentrieren zu können. Daher lass dir bei den verschiedenen Haltungen von Hilfsmitteln helfen und dich von ihnen nach und nach auf die nächste Fähigkeitsebene »tragen«, um so dein Ziel erreichen zu können. Und vergiss dabei nicht:

Yoga ist ein lebenslanger Weg!

Hilfsmittel im Überblick

Abhängig sowohl von der Art der jeweiligen Asana, die praktiziert werden soll, als auch vom Körperbau und dem Können des Yogis können eine Vielzahl von verschiedenen Hilfsmitteln für die *Yin Restorative Yoga* Praxis verwendet werden. In diesem Kapitel möchte ich die Wichtigsten davon vorstellen, ohne dabei Anspruch auf Vollständigkeit der Liste erheben zu wollen. Ich werde dir im Verlaufe des Buches zeigen, wie du diese Hilfsmittel auf verschiedene Art und Weise einsetzen kannst und möchte, dass du dabei immer daran denkst, mit welcher Absicht du sie benutzt. Sie sollen dir deine Yoga-Praxis ein wenig erleichtern. Du sollst durch sie die Möglichkeit bekommen, länger und schmerzfrei in der Asana verweilen zu können, damit du dich auf die Prozesse und Gefühle, die von der Yoga-Praxis in dir ausgelöst werden, konzentrieren kannst. Ganz wichtig dabei ist, dass du dich beim Praktizieren stets wohl fühlst.

Hilfsmittel sind dazu da, es dem Yogi leichter zu machen genau die Körperpartien zu stimulieren, die mit der ausgesuchten Asana angesprochen werden sollen. Wenn uns ein bestimmtes Hilfsmittel nicht hilft, länger und schmerzfrei in der betreffenden Asana zu verweilen oder wir die Wirkung der Asana nicht genau in der Körperpartie spüren, in der wir sie spüren sollten, dann gibt es auch keinen Grund für uns, dieses Hilfsmittel in der betreffenden Haltung zu benutzen.

Solltest du beim Praktizieren also feststellen, dass dir das Hilfsmittel nicht die gewünschte Unterstützung gibt, dann löse die Asana wieder auf und komme aus ihr heraus, damit du es neu platzieren kannst, um es dann noch einmal zu versuchen. Ist das Ergebnis noch immer nicht zufriedenstellend, dann kann es sein, dass du ein völlig anderes Hilfsmittel für dich beim Praktizieren dieser Asana benutzen musst. Mit der Zeit und etwas mehr Übung wirst du schon sehr bald genau wissen, welches Hilfsmittel für welche Asana für dich am besten funktioniert.

An dieser Stelle möchte ich dir noch etwas anderes zu bedenken geben. Es kann auch durchaus sein, dass dein Körper noch nicht so weit ist, um eine Asana korrekt ausführen zu können, trotz aller Übung deinerseits. Dann ist es absolut ratsam, dass du erst einmal eine andere Asana praktizierst, um dich auf die Haltung, die du ursprünglich anvisiert hast, vorzubereiten. Deine Aufmerksamkeit, Geduld und Mühe diesbezüglich wird sich letztendlich bezahlt machen und dir vieles bei deiner Praxis in Zukunft erleichtern.

Wenn du als Yoga-Lehrer dieses Buch liest und gerne *Yin Restorative Yoga* in einem fremden Studio unterrichten möchtest, dann achte penibel darauf, dass dort die entsprechenden Hilfsmittel für deine Schüler vorhanden sind. Ansonsten empfehle ich dir dringend, für deinen *Yin Restorative Yoga* Stunde die Hilfsmittel jedes Mal zum Unterricht mitzubringen, was bei entsprechender Anzahl an Teilnehmern durchaus zu einer logistischen Herausforderung werden könnte.

Die grundlegendsten Hilfsmittel, die du auf jeden Fall haben solltest sind Kissen, Decken, Yoga-Gurte, Blöcke, Sandsäcke und Augenkissen – und viel Freude am Unterrichten natürlich. Setze die Hilfsmittel geschickt und mit Spaß ein.

Wenn du für dich alleine praktizierst, dann achte bitte darauf, dass der Platz, an dem du übst, für dich zu einem Ort der Ruhe und der Kraft werden kann, und dass du alles, was nicht zu dir bzw. auf die Matte gehört, loslassen kannst. Dazu bedarf es des Folgenden:

• Achte darauf, dass der Raum, in dem du Yoga praktizierst, einladend ist und du dich in ihm wohlfühlst. Du sollst darin die Möglichkeit haben, völlig ungestört zu sein. Ich persönlich praktiziere zudem immer mit einer brennenden Kerze. Sie erinnert mich daran, dass ich mich ganz auf mich konzentrieren möchte und die Yoga-Praxis mit vollem Herzen mir selbst und meinem Wohlbefinden gewidmet sein soll.

• Wenn möglich, sollten keine Geräusche von außerhalb zu sehr in den Raum eindringen können. Er sollte so gut isoliert sein, dass du in aller Ruhe und konzentriert praktizieren kannst. Wenn du gerne mit Entspannungsmusik arbeiten möchtest, ist das absolut in Ordnung. Allerdings solltest du beim Aussuchen penibel darauf achten, dass sie dir beim Entspannen hilft. Musik kann ein gutes und hilfreiches Mittel zur Entspannung sein, jedoch werden die meisten Menschen von ihr abgelenkt und dabei behindert, ihre eigenen Wahrnehmungen zu erkennen und ihnen zu folgen. So habe ich für mich persönlich entschieden, dass mein Atem die Musik und meine eigene innere Welt das Orchester ist.

• Außerdem stelle ich mir zu Beginn jeder einzelnen Asana eine Stoppuhr, die, wenn die Zeit abgelaufen ist, mich mit einem sanften Klingelton aus der Haltung wieder herausholt. Es ist in dieser Zeit die einzige Uhr, die mich in der Praxis begleitet. Alles andere ist ausgeschaltet und nicht in meiner Nähe.

• Es kann durchaus sein, dass dir während des Verweilens in der Asana kalt wird. Der Parasympathikus ist eine der drei Komponenten des vegetativen Nervensystems und ist an der unwillkürlichen Steuerung der meisten inneren Organe und des Blutkreislaufs beteiligt. Er wird auch als »Ruhenerv« bezeichnet, da er dem Stoffwechsel, dem Aufbau körpereigener Reserven und der Erholung dient. Der Parasympathikus wird während der Praxis angesteuert, wodurch die Oberflächentemperatur sinkt und es deshalb sein kann, dass dir kalt wird. Daher achte darauf, dass der Raum warm ist, du dir dementsprechend warme Kleidung anziehst oder auf einer warmen Schaffell-Matte praktizierst.

Mit allen Hilfsmitteln, die auf den folgenden Seiten noch beschrieben werden, kannst du dich nun in die jeweilige Asana »fallen lassen«, wenn du dazu bereit bist. Ich möchte dir allerdings, bevor die Reise beginnt, noch Folgendes ans Herz legen:

Auch wenn du ab jetzt mit Hilfsmitteln arbeitest, heißt das noch lange nicht, dass du vollkommen davor geschützt bist, zu tief in die Haltungen zu gehen. Sei immer wachsam und höre auf deinen Körper. Sei geduldig mit ihm, denn er ist das Haus, in dem dein Geist, in dem du lebst.

Ich hoffe, du wirst die Reise genießen!

Yogagurt

Polster

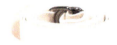

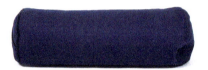

Der Yogagurt dient dazu, dir in den Asanas eine grö-ßere Reichweite zu geben, verschiedene Körperpartien miteinander zu verbinden, die du ohne ihn noch nicht zusammenführen kannst, Übungen für dich zu erleich-tern oder zu gestalten. Oft wird er bei Vorwärtsbeugen eingesetzt, wie z.B. der Paschimothanasana. Hier dient er dir als Verlängerung deiner Arme und sorgt dafür, dass du eine Dehnung im Rücken und der hinteren Oberschenkel-muskulatur verspüren kannst. In der Setu-Bandha-Sarvan-gasana hilft er dir, mehr Stabilität in die Beine zu brin-gen. Diese Hilfe durch den Yogagurt gibt dir eine gewisse Ruhe und Leichtigkeit in der Streckung. Und auch in der Supta-Baddha-Konasana kannst du den Gurt so einsetzen, dass du den gesamten Beckenbodenbereich leichter öffnen und bewusst entspannen kannst.

Das Polster ist ein äußerst flexibles Hilfsmittel und gleich-zeitig wahrscheinlich das im Restorative Yoga am meisten eingesetzte von allen. Je häufiger du es benutzt, desto mehr lernt dein Körper das Gefühl des völligen Loslassens kennen, und du die Dinge einmal einfach so sein zu lassen wie sie sind. Beim Praktizieren von Hüftöffner-Asanas zum Beispiel ist es eine große Unterstützung. Ebenso wird bei vielen Asanas der Rücken durch den Gebrauch von Kissen entlastet und kann sehr gut entspannen. Wie auch bei den anderen Hilfsmitteln sind die Einsatzmög-lichkeiten schier grenzenlos. Ich persönlich benutze es zum Beispiel sehr häufig bei der Supta-Virasana, damit ich diese Asana problemlos halten und mich dadurch richtig auf sie einlassen kann. Selbst zum Meditieren oder Pranayama ist das große Kissen eine gute Hilfe.

Sandsäcke

Yogadecke

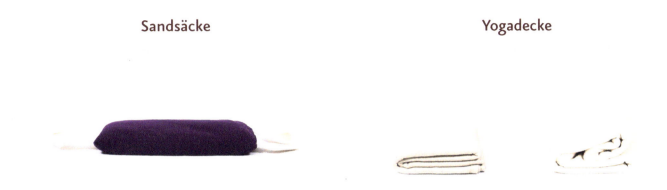

Sandsäcke geben dir in den Asanas Stabilität und verhindern, dass dir einzelne Körperglieder wegrutschen. So sind sie z.B. besonders in der Bananasana hilfreich, denn in dieser Asana rutschen oft die Beine weg und bleiben nicht in der gewünschten Position. Platziert man jedoch die Sandsäcke direkt auf der gedehnten Seite des Körpers neben ihn, dann werden besonders die Beine und Füße dadurch fixiert und verankert. Auch bei der Supta-Virasana, einer Rückwärtsbeuge, rutschen die Knie gerne zur Seite weg, so dass es ratsam ist, neben den Knien Sandsäcke zu platzieren.

Die Decke ist eines der hilfreichsten und wichtigsten Hilfsmittel, da sie auf verschiedene Arten einsetzbar ist. Die Decke hält dich nicht nur während der Abschlussentspannung – Shavasana – am Ende der Praxis warm, sondern auch während der Stunde, wenn du unterkühlt sein solltest.

Die Decke kann auch eine Yogamatte ersetzen, da sie dir bei direkter Auflage auf den Boden eine weiche Unterlage bietet. Als Auflage auf der Matte dämpft sie zusätzlich zu dieser die Härte des Bodens an Knien, Kniescheiben, Nacken, Schulterblättern, dem unteren Rücken und dem Kopf, je nachdem in welcher Position sie benutzt wird. Auch wenn du auf dem Bauch liegst, ist es für die Hüftknochen viel angenehmer auf der gefalteten Decke liegen zu können, anstatt direkt auf der Yogamatte. Du kannst die Decke auch als Polster benutzen, wenn du sie dementsprechend mehrmals faltest. Wie auch immer, es gibt verschiedene Möglichkeiten, die Decke einzusetzen. Wie du sie falten und in den Haltungen benutzen kannst, zeigen dir die Bilder zu den Asanas in den einzelnen Kapiteln dieses Buches.

Yogablöcke

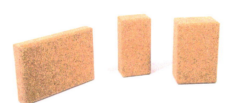

Yogablöcke sind ähnlich einsetzbar wie Kissen, nur, dass sie logischerweise nicht so weich sind und in der Regel höher bzw. dicker. Die üblichen Materialien für Yogablöcke heutzutage sind Kunststoff, Kork, Holz oder Bambus. Welches Material du vorziehst, ist hauptsächlich Geschmacksache, allerdings bleibt zu erwähnen, dass Kunststoffblöcke etwas weicher sind und dadurch als Stütze mitunter vom Nutzer als etwas instabil empfunden werden können. Generell dient der Yogablock als zusätzliche Stütze und ist sowohl zur einfachen Unterstützung als auch als Sitzunterlage nützlich. Man benutzt Blöcke auch, um bei einer Vorbeuge die Arme darauf abzulegen, wenn man mit ihnen noch nicht bis ganz auf den Boden reicht, weil die untere Rückenmuskulatur noch verkürzt ist. Auf diese Weise »verkürzt« man quasi den Weg zum Boden. So gibt es noch andere, vielfältige Möglichkeiten, wie du den Yogablock einsetzen kannst. Sieh dir die Bilder zu den Asanas an und lass dich inspirieren.

Wände

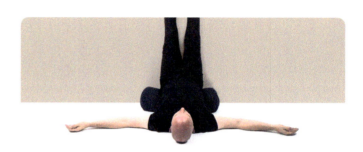

Wände haben wir überall zur Verfügung – in unserem Zuhause, im Hotelzimmer oder im Büro. Auch wenn man zu Anfang vielleicht gar nicht daran gedacht hat, so kann auch eine Wand ein sehr schönes Hilfsmittel sein. Und wenn du immer wieder an dieselbe Wand »zurückkehrst«, fühlt es sich vielleicht irgendwann auch so an, als ob du immer wieder an einen vertrauten Ort zurückkommst. Sie sind fest und geben nie nach, und selbst wenn der Raum leer ist, die Wand steht dir als Hilfsmittel trotzdem zur Verfügung. Besonders hilfreich ist die Wand bei Hüftöffnern oder für die Viparita-Karani.

Augenkissen/Kopfbandage

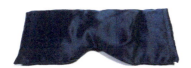

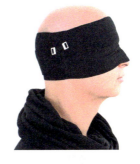

Auch wenn wir beim Praktizieren der Asanas die Augen schließen, wir neigen immer wieder dazu, sie zu öffnen. Augenkissen helfen dir, deine Augen zu entspannen und dich bewusst von der Außenwelt abzugrenzen. Sie sind eine gute und schöne Ergänzung zu allen liegenden Asanas. Besonders in der traditionellen Savasana, die am Ende der Yoga-Stunde praktiziert wird, um die Wirkung von allen praktizierten Asanas im Körper aufzunehmen und zu versiegeln und die Stunde dann abzuschließen.

Die Kopfbandage ist eine seit alten Zeiten angewandte Technik, um Kopf- und Augenschmerzen zu lindern oder ganz aufzulösen. Nur leider scheint sie im Laufe der Geschichte immer wieder einmal in Vergessenheit zu geraten, bevor sie dann jemand erneut entdeckt. Es kommt nicht selten vor, dass die Menschen in der heutigen Zeit über schmerzende, müde Augen klagen, weil sie z.B. vorher zu lange in den Computerbildschirm geschaut

haben. Und auch auf Reisen bekommen viele Menschen Kopfschmerzen, weil sie zu wenig trinken oder sich die Anstrengung bei ihnen auf diese Art und Weise äußert. Die elastische Binde ist in erster Linie um Hinterkopf und Stirn gewickelt und sollte die Augen zwar bedecken, aber keinen Druck auf sie ausüben. Du solltest auf jeden Fall nicht vergessen deine Brille vorher zur Seite zu legen oder deine Kontaktlinsen herauszunehmen, wenn du die Bandage nutzt. Binde sie so fest um den Kopf, dass sie einen sanften Druck auf Hinterkopf und Stirn ausübt. Die Augen werden zwar von ihr bedeckt, aber der Druck wird auf die Stirn ausgeübt. Vermeide, dass der Schluss der Bandage an der Rückseite des Kopfes liegt, denn das könnte unangenehm sein, wenn du dich dann auf den Hinterkopf legst.

Die Praxis mit ihr ist allerdings nur zu empfehlen, wenn du dich dazu bereit fühlst und das Vertrauen zum Lehrer und zur Umgebung aufgebaut hast. Der große Nutzen der Bandage ist, dass man mit verbundenen Augen noch tiefer in die Wahrnehmung eintauchen kann.

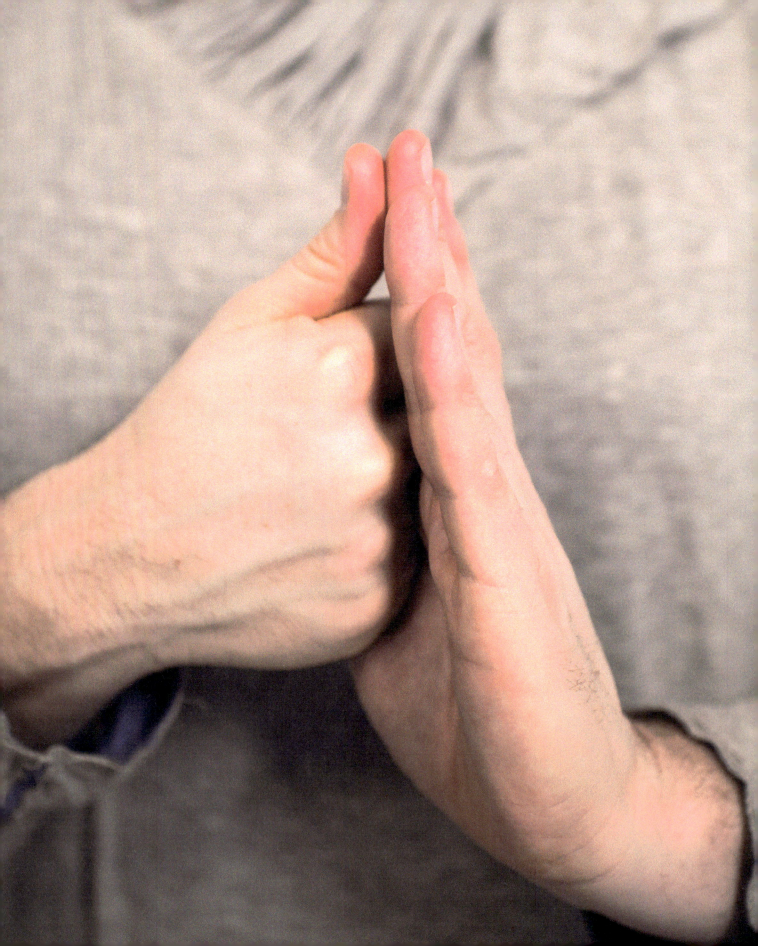

Der Schlüssel, um sich eines glücklichen und erfüllten Lebens erfreuen zu können, ist der Bewusstseinszustand. Das ist das Wesentliche. | DALAI LAMA

Shankh Mudra

Muschel Mudra

Dieses Mudra hat einen positiven Einfluss auf unser Atemsystem. Ebenso kann es uns dabei helfen innerlich ruhiger zu werden und unsere Konzentration zu erhöhen.

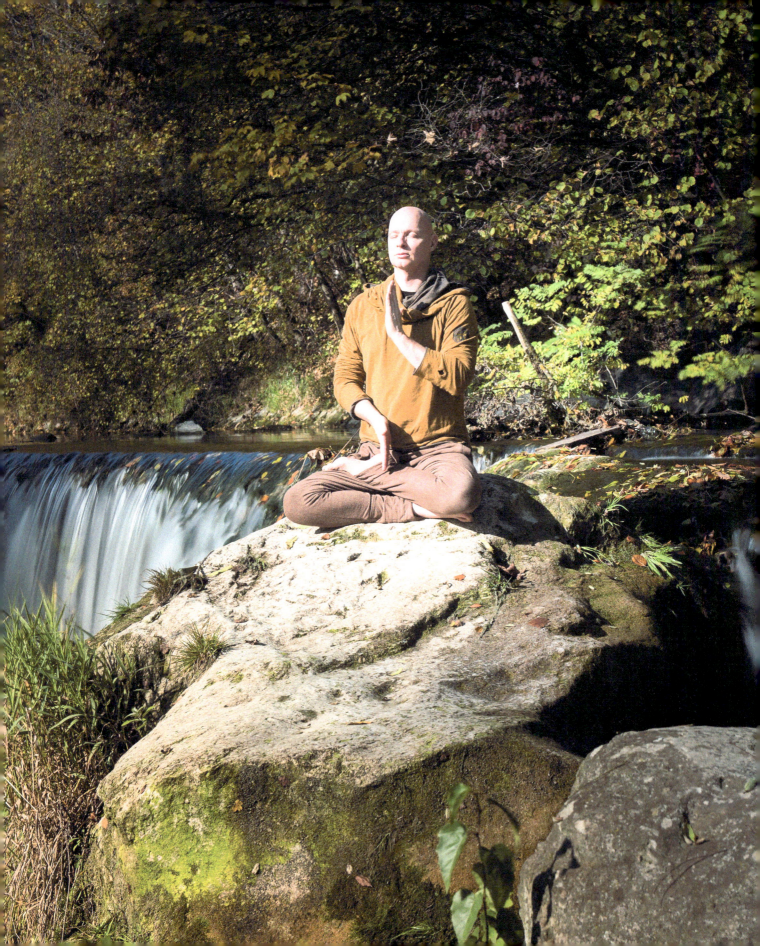

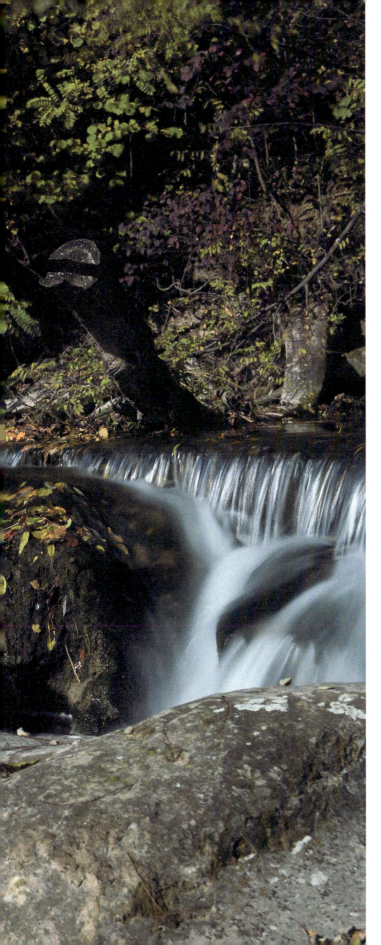

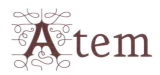Atem

Jeder Augenblick unseres Tages enthält eine Einladung an uns, das Leben zu entdecken und die besonderen Momente, die es uns zu bieten hat, zu genießen. Allerdings ist bei all dem Tun und Machen, bei all dem Stress, den unser Alltag üblicherweise für uns bereithält, die Gefahr sehr groß, dass uns diese besonderen Momente entgehen und wir sie gar nicht wahrnehmen. Deshalb ist es so wichtig, dass wir lernen, zwischendurch auch einmal inne zu halten und zur Ruhe zu kommen. Wir müssen lernen, unsere Wahrnehmung uns selbst und den Dingen gegenüber, die um uns herum passieren zu schärfen.

Der Schlüssel dazu ist unsere Atmung. Wenn wir das Pranayama (Atemübungen des Yoga) beherrschen, d.h. unsere Atmung kontrolliert und vertieft einsetzen können, dann kann darauf später der nächste Schritt folgen, nämlich unsere ganze Aufmerksamkeit nach innen zu richten. Durch dieses »Sich auf sich selbst« Konzentrieren und »Nach innen gerichtet« Sein öffnen sich Türen zu deinem Geist. Der Atem ist der Schlüssel, damit sich diese Türen öffnen lassen. Bewusst eingesetzt, kann er uns helfen zu entspannen, uns Energie zu schenken und unsere Mitte zu finden. Atemübungen drängen die Ruhelosigkeit aus uns hinaus und schirmen unseren Geist vor ablenkenden Einflüssen von außen ab. Atmen ist gleichbedeutend mit Leben. Es ist das Erste, was wir nach der Geburt tun und das Letzte, bevor wir sterben.

Was wir im Allgemeinen einfach als Atmung bezeichnen, ist in Wirklichkeit ein komplizierter Prozess, der sich in drei Phasen abspielt. Die Abläufe der ersten Phase sind den Meisten noch bekannt: Es ist das Einatmen und Ausatmen, entweder durch die Nase oder den Mund. Dieser erste Prozess versorgt den Körper mit dem wertvollsten von ihm benötigten Nährstoff, nämlich dem Sauerstoff. Die zweite Phase findet statt, sobald der Sauerstoff die Lungen erreicht hat. Die Lunge beherbergt unzählige sogenannte Lungenbläschen, dünne membranartige mikroskopische Strukturen, die wie Trauben in Weinreben zu Haufen angeordnet sind. In diesen Bläschen strömen zwei Gase – Sauerstoff und Kohlendioxid – aneinander vorbei. In ihnen verbindet sich der Sauerstoff mit dem Blut und wird von ihm weiter in den Körper transportiert, während Kohlendioxid und weitere sogenannte Abfallstoffe über das Ausatmen den Körper verlassen können.

Die dritte Phase des Atmungsprozesses findet in den Körperzellen statt, wo der Sauerstoff in Energie umgewandelt wird. Sobald Nährstoffe und Sauerstoff in die Zellen eintreten und dort an bestimmte Enzyme andocken, werden sie in Energie umgewandelt, die wir für Wachstum, Heilungsprozesse des Körpers, Bewegungsabläufe und Denkprozesse brauchen. Der Atmungsprozess ist zum Leben so wichtig und essentiell, dass der Körper einen erheblichen Anteil seiner Energie nur dafür aufbringt.

Wenn man alle Lungenbläschen eines einzigen Menschen flach auf dem Boden ausbreiten würde, dann würden sie eine Fläche bedecken, die so groß wie ein halber Tennisplatz ist. Im Vergleich dazu würde die auf dem Boden ausgebreitete Haut eines durchschnittlich großen Erwachsenen lediglich eine Fläche von etwa drei Quadratmetern ausmachen. Dieser Vergleich unterstreicht noch einmal, welchen Stellenwert der Prozess des Gasaustausches, den wir Atmung nennen, für unseren Körper hat.

Sehr oft wird der natürliche Akt des Atmens durch verschiedene Zustände behindert, wie Erkältungen und grippale Infekte oder auch Allergien, Asthma, Emphyseme, Haltungsschäden und Angstattacken. Um frei und leicht atmen zu können, müssen verschiedene Dinge gegeben sein: Zum einen muss der wichtigste Muskel für den Atmungsprozess, das Zwerchfell, sich leicht und frei beim Ein- und Ausatmen nach oben und unten bewegen können. Zum anderen müssen die vorderen Brustmuskeln es dem Schultergürtelbereich erlauben, dass sich die Schultern weit öffnen können. Verkürzte Brustmuskeln bewirken, dass sie sich nach vorne und innen drehen und dadurch das Brustbein einsinken lassen. So wird ein gewisser Druck auf die Brust ausgeübt, was zur Folge hat, dass die Bewegungsfreiheit sowohl der Brustwirbelsäule, der Muskeln zwischen den Rippen als auch des Zwerchfells eingeschränkt wird, was das Atmen erschwert.

Der Atem ist die Urkraft und Urbewegung unseres Lebens. Er kann uns sowohl körperliche als auch emotionale Blockaden bewusst machen und auflösen, uns tief in Meditation versetzen und uns eine positivere Lebenseinstellung schenken. So kann unsere Atmung, wenn wir sie bewusst und gezielt anwenden, nicht nur eine heilende Wirkung auf unseren Körper haben, sondern auch mit der Zeit eine Reinigung unserer Seele bewirken.

Übungen

Im Pranayama, den Atemübungen des Yoga, richtet sich die Aufmerksamkeit nur auf die Bewegung des Atems. Der Geist und der Atem sind bei diesen Übungen ständige Gefährten. Wo der Atem hingeht, dorthin folgt ihm der Geist, und so können die ständigen Gedanken zur Ruhe kommen und entschwinden. Und umgekehrt, wo ein aktiver Geist hingeht, dorthin folgt ihm der Atem. Pranayama führt den Geist letztendlich zur Ruhe.

Die Atemübungen, die in diesem Kapitel beschrieben werden, sind sozusagen Übungen auf »Einsteigerniveau«. Sie können sowohl vom Yoga-Anfänger als auch vom erfahrenen Yogi ausgeführt werden. Ich empfehle allerdings dringend, dass man Atemübungen, die über das hier beschriebene Niveau hinausgehen, nur zusammen mit einem erfahrenen Yogalehrer praktizieren sollte. Auch in alten Yogaaufzeichnungen wird empfohlen, sie nur unter erfahrener Anleitung zu üben, bis man sie wirklich sicher erlernt hat. Lernt man diese Atemtechniken auf eine falsche Art und Weise, können sie für uns negative Auswirkungen haben. Um dies zu vermeiden, ist es durchaus sinnvoll, sie langsam und Schritt für Schritt zu erlernen. So wie beim Ausführen der Yoga-Haltungen ist auch hier die Achtsamkeit sich selbst und der Übung gegenüber sehr wichtig. Deshalb achte auf die Signale, die dir dein Körper während der Ausführung gibt und höre auf ihn. Sollte dir schwindlig werden, oder du andere negative Auswirkungen verspüren, dann beende die Übung fürs Erste.

Beim Praktizieren der Atemübungen solltest du ganz bequem und ruhig in deiner Sitzhaltung verweilen können (siehe Bilder für vorgeschlagene Sitzhaltungen S. 90). Achte darauf, dass du aufrecht mit geradem Rücken sitzt, die Schultern entspannt nach unten sinken lässt, und auch den Kopf aufrecht hältst, damit er mit dem Rücken eine gerade Linie bildet. Am besten nimmst du dazu einen Block oder ein Kissen unter das Gesäß, damit die Hüftknochen beim Sitzen sich in einer höheren Position befinden als deine Knie. Dies bewirkt nämlich, dass sich dein unterer Bauch weitet und du so tiefer atmen kannst. Achte ganz bewusst darauf, dass du während dieser Atemübungen die Gesichtsmuskulatur entspannst – Kiefer, Zunge, Augenlied und Iris spannen wir während des Tages so oft an, dass es uns schon gar nicht mehr bewusst ist. Wenn du diese Muskeln alle entspannst, löst du damit die Verspannungen in der Gesichts- und Schädelmuskulatur und Anspannungen im Kopf lassen nach. Du kannst dich besser konzentrieren, wirst gelassener und der Einstieg ins Pranayama – deine Atem-Praxis – fällt dir leichter.

Zentrum der Atmung ist das Zwerchfell. Beim Zwerchfell handelt es sich um einen flachen, scheibenförmigen Muskel bzw. eine Muskelplatte, die ihre Ansätze an der Lendenwirbelsäule, dem Brustbein und den Rippen findet. Es hat die Form einer Kuppel, ist rund 3 bis 5 mm dick und teilt den Brust- vom Bauchraum. Es trennt die linke Lungenhälfte von Magen und Milz und die rechte Hälfte der Lunge von der Leber ab. Das Zwerchfell wird vom Brustfell auf der Brusthöhlenseite sowie vom Bauchfell auf der Bauchhöhlenseite überzogen.

Nase und Lunge sind zwar die maßgeblich beteiligten Organe, durch die die Atemluft strömt, doch der zentrale Muskel beim Atemvorgang ist das Zwerchfell. Die Muskulatur der Bauchdecke, des Brustkorbs und des Zwischenrippenbereichs unterstützen dabei diese Arbeit. Je sauberer die Koordination dieser vor allem aus der Tiefe arbeitenden Muskulatur ist, desto stärker ist die Hubwirkung im Rumpf einerseits und die Massagewirkung auf die inneren Organe andererseits.

Beim Ausatmen wird die Zwerchfellkontraktion, die beim Einatmen vom Körper vollzogen wurde, wieder losgelassen und das Zwerchfell begibt sich in seine entspannte Position zurück, wobei es gleichzeitig etwas abflacht. Durch dieses Abflachen und Loslassen der Zwerchfellanspannung zieht sich das Lungengewebe passiv wieder auf sein ursprüngliches Volumen zusammen. Oder anders gesagt, die Rückstellkräfte des Lungengewebes sorgen dafür, dass wir ausatmen.

Durch eigene Erfahrung habe ich erkannt, dass eine tiefe Bauchatmung der erste Schritt ist, um die fortgeschrittenen Stufen der bewussten Atemführung umsetzen zu können. Das Ziel sollte sein, dass die Atmung langsam und ruhig fließen und sie sich, fokussierend auf Geist, Gedanken, Gefühle und das Nervensystem, beruhigend auf uns auswirken kann. Durch eine tiefe Bauchatmung werden die inneren Organe durch die intensive Bewegung des Zwerchfells massiert und so besser durchblutet.

In der Organzuordnung der traditionellen chinesischen Medizin werden die Nieren mit der Atmung in Zusammenhang gebracht. Das bedeutet, dass ein tiefes und ruhiges Einatmen die Funktion der Nieren stärkt, wodurch sie das Blut besser reinigen können. So kann die Art und Weise, wie wir einatmen, die Qualität unseres Blutes indirekt beeinflussen. Haben wir allerdings eine kurze, flache Atmung, und das haben nach meiner Beobachtung leider in unserer heutigen Gesellschaft die meisten Menschen, dann schwächt das im Gegenzug die Nieren. Da sie aber die Grundlage für alle Energien unseres Körpers sind, schwächen wir mit einer flachen Atmung unseren gesamten Organismus. Um dies zu vermeiden, ist eine tiefe Bauchatmung essentiell.

So-Ham

Er ist ich und ich bin er

*Die wahren Menschen
holen ihren Atem von
ganz unten herauf,
während die gewöhnlichen Menschen
nur mit der Kehle atmen.*

Dschuang Dsi

Diese Atemübung praktizierst du am besten mit einem Stock hinter dem Rücken als Hilfsmittel. Dadurch sitzt du automatisch aufrechter und der Brustkorb öffnet sich mehr. Dazu sollte man Sukhasana oder die Lotus Sitzhaltung wählen und dabei am besten ein Kissen oder einen Block unter das Gesäß nehmen, wodurch sich automatisch das Becken aufrichtet und die Hüftknochen höher positioniert sind als die Knie.

Wenn du stabil in der Haltung sitzt, beginnst du das Mantra »So-ham« zu rezitieren. Beim tiefen Einatmen sprichst du leise »So« und beim langen Ausatmen »Ham«. Beim Einatmen strömt neue Energie und Kraft in uns hinein, beim Ausatmen lassen wir alles los, was nicht zu uns gehört.

Sowohl die Aussagen meiner Schüler als auch meine persönliche Erfahrung haben mir gezeigt, dass dieses innerliche Rezitieren des Mantras »So-ham« uns helfen kann, zur Ruhe zu kommen, besonders in Zeiten von großer innerer Unruhe. Es ist ein wunderbares Werkzeug, damit der Geist in die Stille eintaucht und es wird uns leichter fallen, mit unseren Atemübungen oder der Meditation zu beginnen.

»So-ham« wird übersetzt mit: »Er ist ich und ich bin er« und symbolisiert die Einheit von Körper und Geist.

Auch bei dieser Übung gibt es keine zeitliche Begrenzung. Sobald dein Körper dir das Signal gibt, beende das Rezitieren und nimm den Stock hinter dem Rücken hervor. Gib dir die Zeit, die du brauchst und bleibe noch eine Weile ruhig und mit geschlossenen Augen sitzen. Spüre auch hier jetzt wieder in dich hinein und übe dich in deiner Selbstwahrnehmung. Sobald du das Bedürfnis hast, dich von deinen Wahrnehmungen zu lösen, öffne langsam die Augen und beende die Praxis.

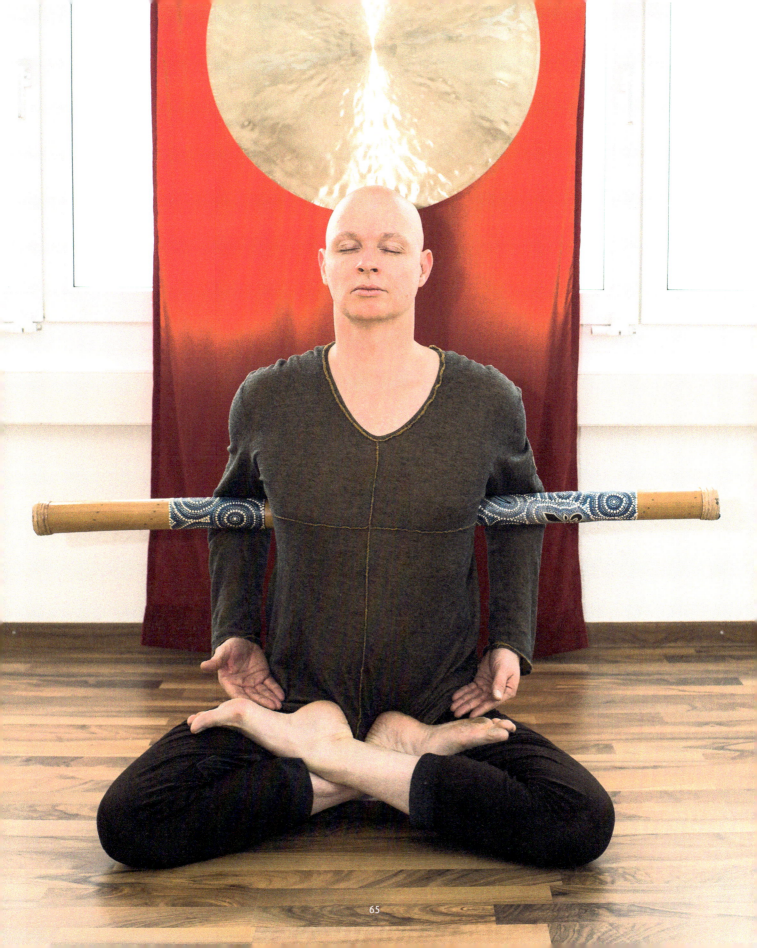

Rippenbogen-Massage

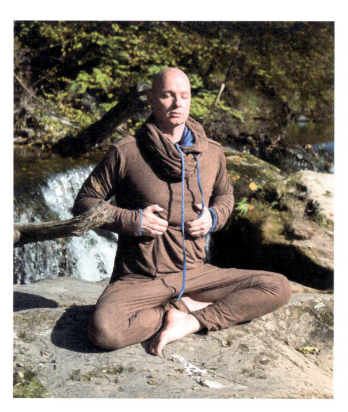 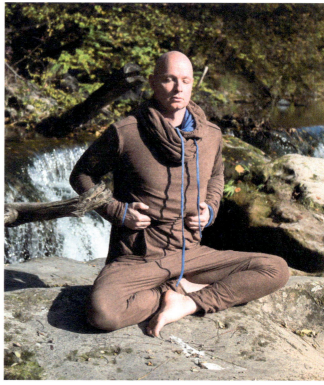

Wenn man mit den geschlossenen Fingerkuppen immer wieder behutsam unter die letzte Rippe des Brustkorbes gegen innen drückt, massiert man damit die Ansätze des Zwerchfells. Die linke Hand massiert dabei unter die linke Rippe in die Tiefe und die rechte Hand gleichzeitig auf der gegenüberliegenden Seite. Da dies für dich wahrscheinlich ungewohnt sein wird, tue dies mit Achtsamkeit und Gefühl.

Beim behutsam nach innen Massieren atmest du aus, und beim Einatmen wird der Druck wieder gelöst und du entspannst für einen kurzen Moment. Am Brustbein beginnend arbeitest du dich langsam der Rippe entlang nach außen vor. Probiere selber aus, wie sehr du mit den Fingerkuppen in die Tiefe gehen kannst, so dass es für dich nicht unangenehm wird. Wenn du außen angekommen bist, massierst du wieder zurück zum Brustbein.

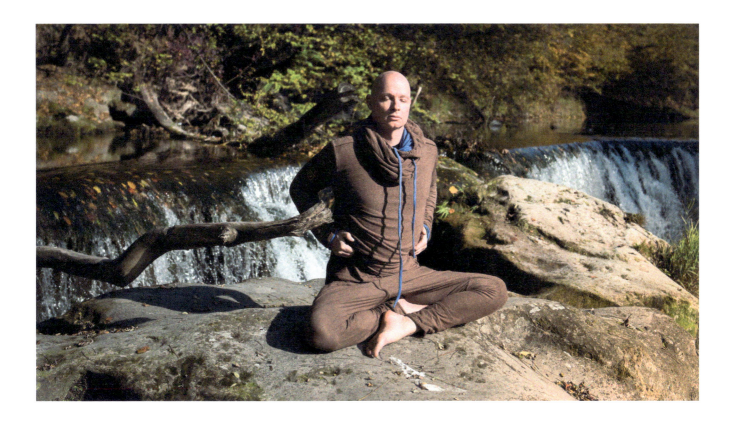

Die Folge dieser Art der Massage ist, dass man einen tieferen, entspannten Atem bekommt, wodurch ein »in die Bauchhöhle atmen« erleichtert wird.

Meine Empfehlung ist es, den Rippenbogen 5 bis 10 Mal hintereinander zu massieren.

Nimm dir danach die Zeit, die du brauchst und bleibe noch eine Weile ruhig und mit geschlossenen Augen sitzen. Spüre in dich hinein und übe dich in deiner Selbstwahrnehmung. Sobald du das Bedürfnis hast, dich von deinen Wahrnehmungen zu lösen, öffne langsam die Augen und beende die Praxis.

Bauchatmung

für Anfänger

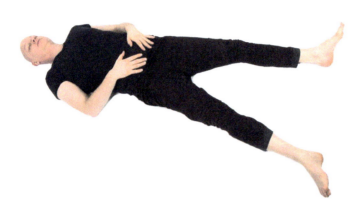

Du kannst diese Übung im Liegen oder im Sitzen praktizieren. Entscheide selber, wie es für dich am angenehmsten ist. Falls du sitzt, dann achte auf eine aufrechte Position – der Kopf in der Verlängerung der Wirbelsäule, die Schultern entspannt nach unten sinken lassen. Am besten nimmst du dazu einen Block oder ein Kissen unter das Gesäß (siehe Bilder für vorgeschlagene Sitzhaltungen, S. 90). Falls du sie im Liegen praktizierst, dann lass deinen Körper beim Hinlegen selber die für ihn bequemste Position finden, wobei die Arme entspannt parallel zum Oberkörper liegen.

Lege deine Hände auf den Bauch und atme langsam und bewusst in ihn ein. Spüre, wie die Bauchdecke beim Ein- und Ausatmen sich bewegt. • Atme mit der Zeit immer tiefer und langsamer »in die Hände« ein, die auf der Bauchdecke ruhen. • Ziel ist es, nicht zwanghaft in den Bauch zu atmen, sondern den natürlichen, tiefer werdenden Atemimpuls zuzulassen. • Atme ein, wenn du den Impuls zum Einatmen spürst. • Atme aus, wenn du den Impuls zum Ausatmen wahrnimmst.

Wenn du zum ersten Mal eine Bauchatmung bewusst praktizierst, dann kann es durchaus sein, dass du das Gefühl hast nicht richtig in den Bauch einatmen zu können. Sollte dies der Fall sein, dann stelle dir vor, wie du tief und bewusst ins Becken ausatmest und langsam und bewusst ins Herz einatmest. Zu Beginn dieser Bauchatmung wird sich vielleicht nur der obere oder mittlere Bauch bewegen.

Oder es fällt dir möglicherweise noch schwer, die Bauchbewegung deiner Atmung wahrzunehmen. Gib dir die Zeit die du brauchst, übe dich in Achtsamkeit und Geduld – am besten praktizierst du täglich.

Bei dieser Übung gibt es keine zeitliche Begrenzung. Spüre in dein Innerstes und höre auf deinen Körper, er wird dir sagen, wann es genug ist. Bevor du sie beendest, verweile für ein paar Atemzüge und nimm wahr, was sich verändert hat – dann öffne langsam die Augen.

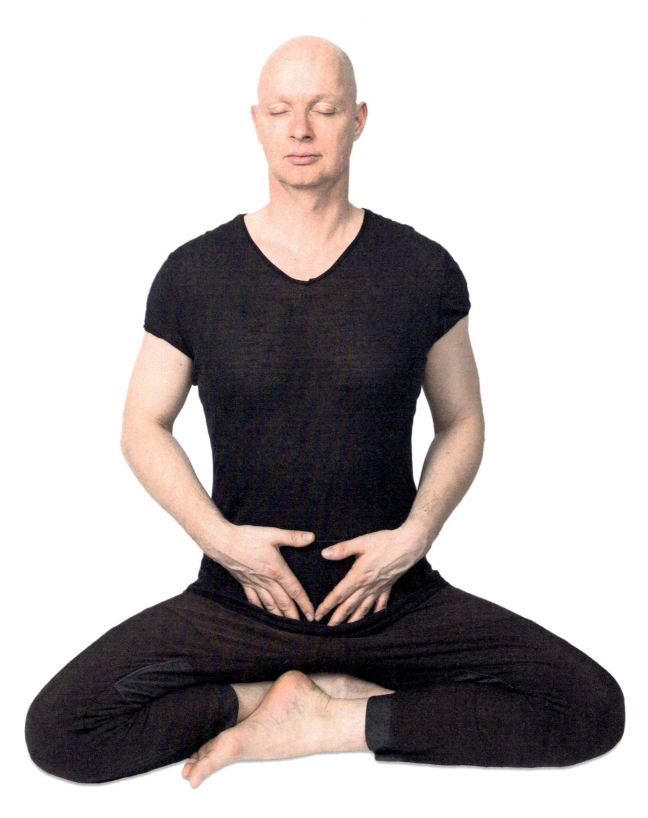

Praketa

Wahrnehmung

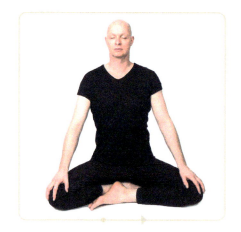

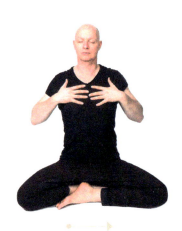

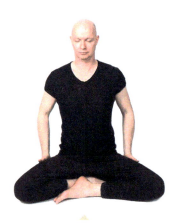

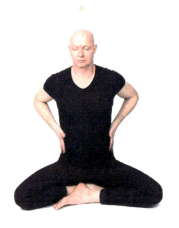

Begib dich in die korrekte Sitzposition. Die Hände ruhen auf den Knien. Beobachte mit geschlossenen Augen deinen Atem und lass ihn dabei kommen und gehen, wie er will. Wenn du eine regelmäßige Atmung an dir wahrnimmst, komm mit beiden Handflächen unter das Schlüsselbein und fühle was beim Ein- und Ausatmen dort passiert. Nach einer Weile legst du den Handrücken der rechten Hand an die seitlichen Rippen direkt unterhalb deiner Achselhöhle, und machst das Gleiche mit dem Handrücken der linken Hand auf der linken Seite. Atme nun quasi in deine Handrücken und spüre, was beim Atmen in diesem Bereich deines Körpers passiert. Registriere die Bewegung deiner seitlichen Rippen. Registriere wie dein Körper sich bewegt, wenn du atmest. Beobachte und verweile in der Wahrnehmung. Sensibilisiere dich immer mehr gegenüber deinem Atem und spüre, wie er wellenartig durch deinen Körper fließt. Nach einer Weile legst du deine Handflächen auf den Rücken im Bereich deiner Nieren und beobachtest auch dort, welche Auswirkungen der Atem auf die Bewegung des Rückenbereichs hat und verweilst eine Weile so. Danach führst du deine

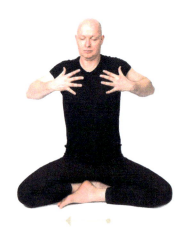

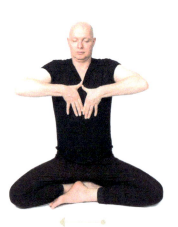

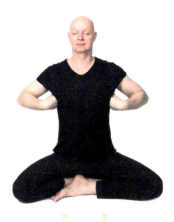

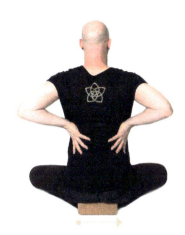

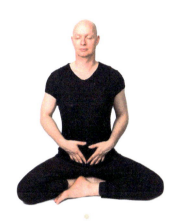

Hände zum Unterbauch und beobachtest, wie er sich beim Atmen hebt und senkt. • Dann legst du deine Hände in deine Leisten, der Daumen zeigt dabei nach hinten zum Rücken, und erspürst den Puls deines Herzens im Becken- bereich. Verankere dich hier tief in dieser Wahrnehmung und atme bewusst langsam und so tief es geht in dein Becken ein und aus. • Nach einer Weile streichst du mit deinen Handflächen von den Knien ausgehend auf der Vorder- seite der Oberschenkel hinauf zum Unterbauch und über diesen hinweg weiter hoch bis zum Brustbein. • Über Brust- und Schlüsselbein führst du sie zu den Seiten des Oberkörpers und an diesen dann hinunter, bis du über die Seiten der Oberschenkel wieder auf den Knien angekommen bist. • Wiederhole diesen Ablauf acht Mal und lege deine Hände danach auf deinen Knien ab. Gib dir dann die Zeit, die du brauchst und bleibe noch eine Weile ruhig und mit geschlos- senen Augen sitzen. Spüre auch hier jetzt wieder in dich hinein und übe dich in deiner Selbstwahrnehmung. Sobald du das Bedürfnis hast, dich von deinen Wahrnehmungen zu lösen, öffne langsam die Augen und beende die Praxis.

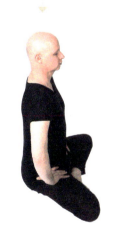

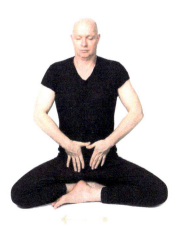

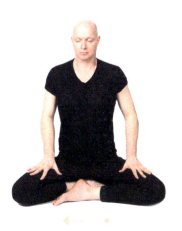

Vibhu

Gib dir Raum

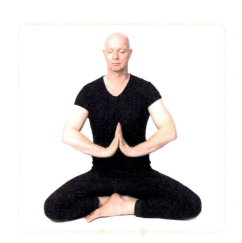

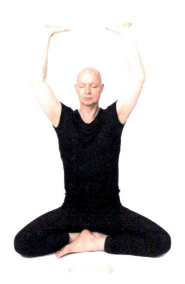

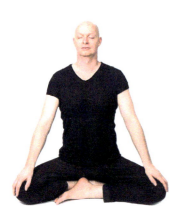

Begib dich in die korrekte Sitzposition. Die Hände bilden das Atmanjali Mudra und ruhen dabei zwischen dem Herzen und Bauchnabel. Beobachte mit geschlossenen Augen deinen Atem und lass ihn kommen und gehen, wie er möchte.

Sobald du eine regelmässige Atmung bei dir wahrnimmst, beginnst du, mit jedem Ausatmen beide Hände nach oben zu »stossen«, die Handflächen dabei nach oben zeigend, so als wolltest du das, was über dir ist, nach oben wegstossen. Beim Einatmen führst du beide Hände wieder zurück in die Ausgangsposition zwischen Herz und Bauchnabel ins Atmanjali Mudra. Beim nächsten Ausatmen »stosse« deine Hände waagerecht zur Seite, die Handflächen zeigen nach aussen, so als wolltest du das, was neben dir ist, wegschieben. Beim Einatmen führst du beide Hände wieder zurück zwischen Herz und Bauchnabel und formst mit ihnen wieder das Atmanjali Mudra. Beim nächsten Ausatmen

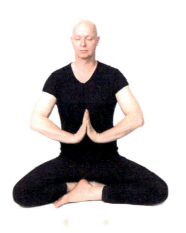

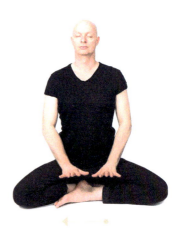

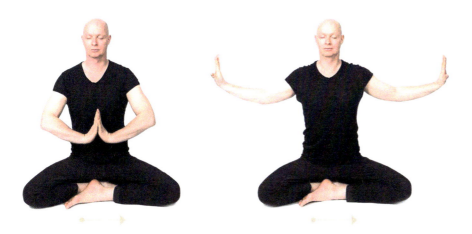

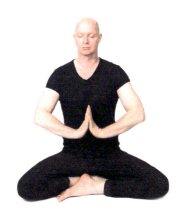

»stosse« deine Hände nach vorne weg, die Handflächen nach vorne zeigend, so als wolltest du das, was vor dir steht, wegschieben. Beim Einatmen nimmst du die Hände im Atmanjali Mudra wieder zwischen Herz und Bauchnabel vor dich. Beim nächsten Ausatmen »stosse« nun die Hände Richtung Erde, die Handflächen zeigen nach unten, so als wolltest du das, was unter dir ist, von dir wegstossen. Beim Einatmen kommst du mit deinen Händen im Atmanjali Mudra vor deinen Oberkörper zwischen Herz und Bauchnabel. Wiederhole diesen Ablauf acht Mal und lege deine Hände dann auf deinen Knien ab. Dann übe dich in deiner Wahrnehmung, indem du in dich hineinhörst und -fühlst. Sobald du das Bedürfnis hast, dich von der Wahrnehmung zu lösen, öffne die Augen und beende diese Praxis.

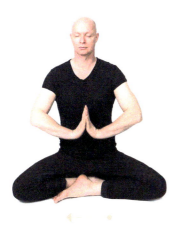

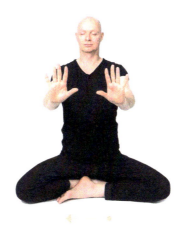

Shanta

Stille

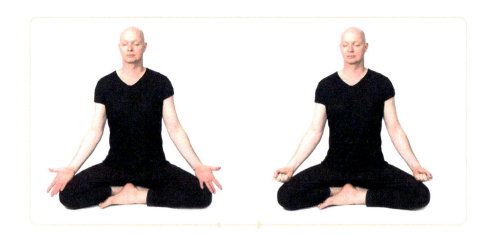

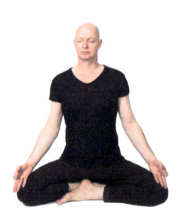

Begib dich in die korrekte Sitzposition. Die Hände ruhen mit dem Handrücken auf den Knien. Beobachte mit geschlossenen Augen deinen Atem und lass ihn kommen und gehen, wie er will. Wenn du eine regelmäßige Atmung an dir wahrnimmst, beginne beim nächsten Einatmen die Finger zu spreizen und beim Ausatmen die Hände zur Faust zu ballen.   •   Führe diese Bewegung acht Mal aus. Achte darauf, dass die Bewegung deiner Hände dabei immer synchron mit deinem Atem ist.   •   Beim nächsten Ausatmen legst du die Kuppe des Zeigefingers auf die des Daumens und führst so das Jnana Mudra aus.   •   Beim folgenden Einatmen spreize die Finger wieder, und mit dem nachfolgenden Ausatmen

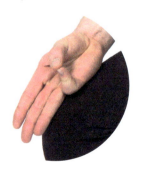

Bhudi Mudra – Flüssigkeit
Diese Geste sorgt für das Gleichgewicht
im Flüssigkeitshaushalt – ihn entweder neu
aufzubauen oder zu erhalten.

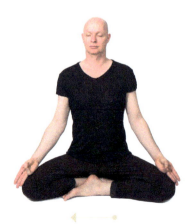

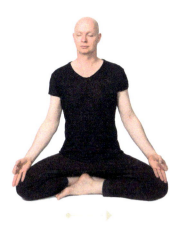

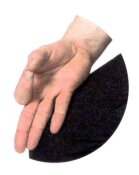

Jnana Mudra – Mudra der Weisheit
Bei dieser Geste bilden Intuition und
Inspiration eine geschlossene Einheit.

führst du die Kuppe des Mittelfingers zur Daumenkuppe ins Thula Mudra.
Beim nächsten Einatmen die Finger wieder spreizen und mit dem darauffolgen-
den Ausatmen legst du die Kuppe des Ringfingers auf die des Daumens ins
Prithivi Mudra.   Zu guter Letzt machst du das Gleiche mit dem kleinen Finger
und Daumen und bildest das Bhudi Mudra.   Dann beginnst du von vorne, bis
du acht Durchgänge ausgeführt hast.   Danach übe dich in deiner Wahrnehmung, indem du in dich hineinhörst und -fühlst. Dabei bildest du mit deinen
Fingern noch einmal das Jnana Mudra. Sobald du das Bedürfnis hast, dich von
der Wahrnehmung zu lösen, öffne die Augen und beende diese Praxis.

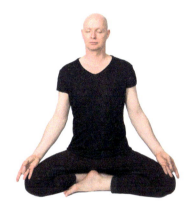

Thula Mudra – Waage Mudra
Diese Geste drückt das Gleichgewicht aus und bringt
uns wieder in die Balance.

Prithivi Mudra – Erd-Mudra
Bei dieser Geste können wir das Defizit
unseres Beckens stärken.
Der Ort, an dem unsere Urkraft zu Hause ist.

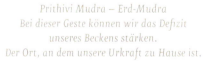

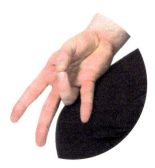

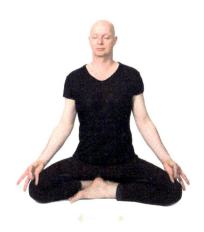

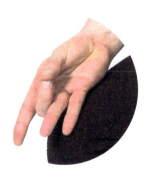

HARA-Atmung

Begib dich in die korrekte Sitzposition. Die Handrücken ruhen auf den Knien, du beobachtest mit geschlossenen Augen deinen Atem und lässt ihn ganz natürlich kommen und gehen, wie er möchte. Wenn du eine regelmäßige Atmung an dir wahrnimmst, bringe beide Hände vor deinem HARA/Bauchnabel in das Hakini Mudra. Geh dann in die Wahrnehmung deiner Schulterblätter, Schultern, Schultergelenke, Oberarm, Ellbogengelenk, Unterarm, Handgelenk, Handrücken und dann in jede einzelne Fingerspitze, beginnend im kleinen Finger bis zum Daumen. Sensibilisiere deine Arme von den Schulterblättern bis in die Fingerspitzen. Ganz bei der Wahrnehmung deiner Arme und deiner Atmung, die ruhig und gelassen fließt, beginnst du mit geschlossenen Augen beim Einatmen die Arme zur Seite zu schieben – wie ein Vogel, der seine Flügel öffnet, wenn er abheben und losfliegen möchte. Beim Ausatmen führst du deine Hände, bei geschlossen Augen, wieder vor deinem HARA/Bauchnabel in das Hakini Mudra zurück. Wenn die Fingerspitzen nicht zusammen kommen, bleib trotzdem im Fluss und mit der Bewegung deiner Arme synchron zur Atmung. Praktiziere dies ca. 3 bis 5 Minuten und achte darauf, dass die Atmung dabei langsam und ruhig fließt und die Bewegungen bewusst und achtsam ausgeführt werden. Mit kontinuierlichem Üben wird der Atem langsamer und tiefer. Bevor du die Übung beendest, bilde mit deinen Händen noch einmal das Hakini Mudra vor deinem HARA/Bauchnabel und verweile so für ein paar Atemzüge. Übe dich dabei in deiner Wahrnehmung, indem du in dich hineinhörst und -fühlst. Sobald du das Bedürfnis hast, dich von der Wahrnehmung zu lösen, öffne die Augen und beende diese Praxis.

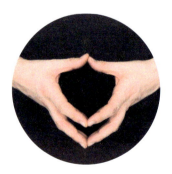

Hakini Mudra (S. 84)

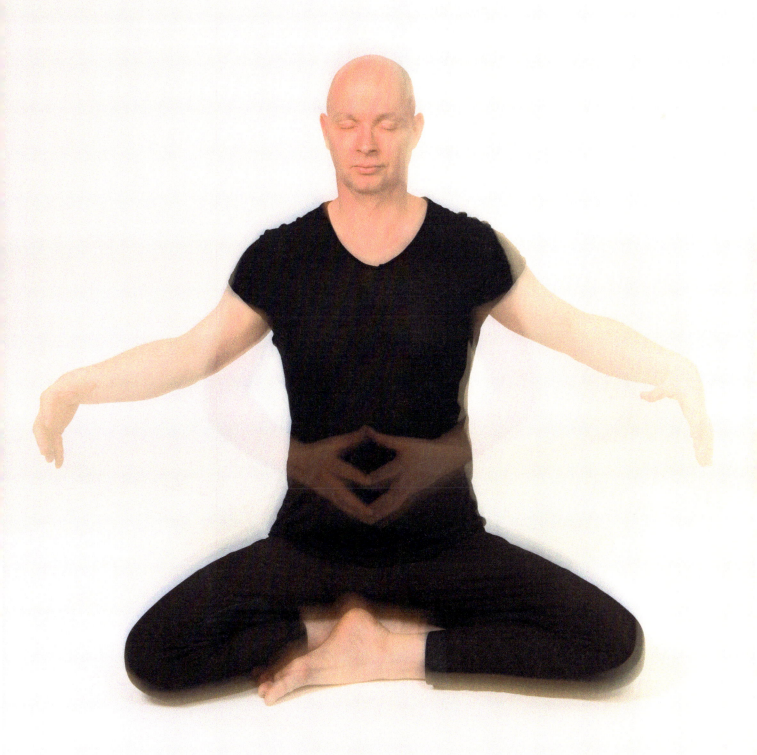

Ojas

Energie

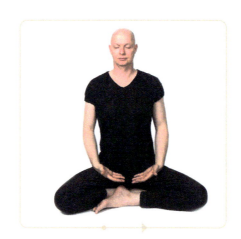 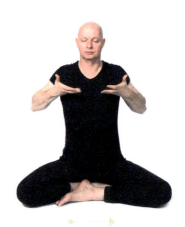

Begib dich in die korrekte Sitzposition. Die Hände ruhen unter deinem Bauchnabel im Pushpaputa Mudra und du beobachtest mit geschlossenen Augen deinen Atem und lässt ihn kommen und wieder gehen, wie er will. Wenn du eine regelmäßige Atmung an dir wahrnimmst, beginne mit der Übung. • Während des Einatmens führst du die Hände langsam unter die Schlüsselbeine und hältst jetzt den Atem an. Achte darauf, dass du zu diesem Zeitpunkt voll eingeatmet hast. • Mit angehaltenem Atem führst du beide Arme über den Kopf und öffnest sie in aller Ruhe zu einem V. • Den Atem immer noch anhaltend führst du die Arme in Ruhe und mit Achtsamkeit zurück bis unter die Schlüsselbeine, diesmal schauen die Handflächen aber zum Boden. • Dort angekommen beginnst du auszuatmen und senkst dabei langsam deine Hände bis zur Ausgangsposition auf Höhe des Beckens. Achte darauf, dass du diesmal voll ausgeatmet hast, denn sowohl das volle Einatmen als auch das volle Ausatmen ist aus energetischer Sicht sehr wichtig. • In dem kurzen Moment zwischen Ausatmen und wieder Einatmen drehst du die Hände zurück ins Pushpaputa Mudra – die Handflächen

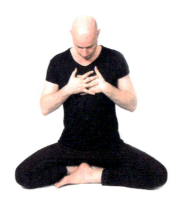 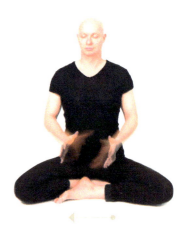

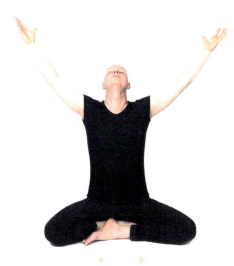
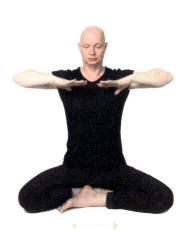

schauen jetzt wieder nach oben – und beginnst nun von vorne. Praktiziere diese Bewegung acht Mal in Folge. Halte danach die Handflächen etwa 25 cm auseinander auf Höhe des Bauchnabels, etwa 15 bis 20 cm von deinem Körper entfernt. Fühle und spüre hin was passiert, wenn du die Handflächen langsam näher zusammen führst, ohne dass sie sich berühren, und wieder langsam voneinander entfernst. Es kann sein, dass du eine leichte kribbelnde Anziehungskraft zwischen den Handflächen spürst. Spiele mit diesem Gefühl, wenn du es wahrnehmen kannst. Bring die Hände immer wieder näher zusammen und wieder auseinander. Ergänze dieses Gefühl der Anziehung mit viel positiver Energie aus deinem Herzen. Wenn du spürst, dass für dich der richtige Moment gekommen ist, dann führe deine Hände mit dieser Energie zu deinem Herzen und lass sie auf deinem Herzen ruhen. Halte für eine kurze Zeit inne und beobachte, was du alles wahrnimmst. Danach öffnest du langsam und in Ruhe wieder die Augen. Nimm diese Ruhe und das Erlebte mit in den Alltag.

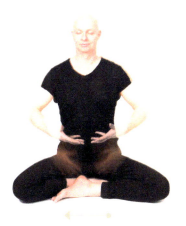
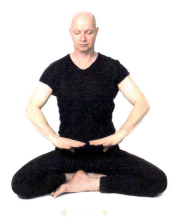

Puja

Zentrierung

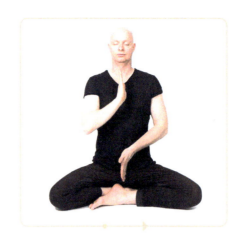

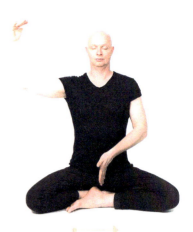

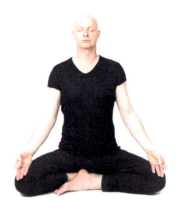

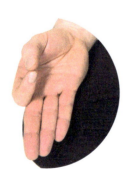

Jnana Mudra (S. 32)

Begib dich in die korrekte Sitzposition. Die Hände ruhen mit den Handflächen auf den Knien. Beobachte mit geschlossenen Augen deinen Atem und lass ihn kommen und wieder gehen, wie er will. ⚬ Wenn du eine regelmäßige Atmung an dir wahrnimmst, nimmst du die rechte Hand vor das Brustbein. Die Hand ist so positioniert, dass der Daumenrücken zum Brustbein und die Fingerspitzen zum Kinn hoch zeigen. Die linke Hand positionierst du vor dem Bauchnabel, so dass du den kleinen Finger vor dem Bauchnabel hältst und die Fingerspitzen zum Beckenboden schauen. ⚬ Dann beginnst du, mit der Atmung übereinstimmend, die Arme abwechselnd in einem Halbkreis zu bewegen. ⚬ Führe beim Einatmen die rechte Hand im Halbkreis nach oben über den Kopf. ⚬ Lass sie dann beim Ausatmen nach unten zur linken Hand gleiten. ⚬ Bring sie beide vor dem HARA zusammen. ⚬ Beim nächsten Einatmen führst du die linke Hand

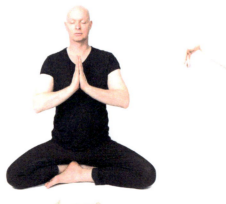

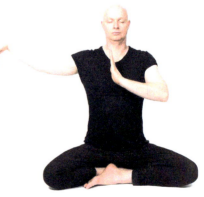

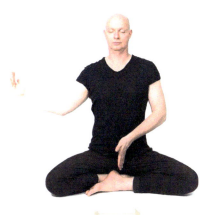
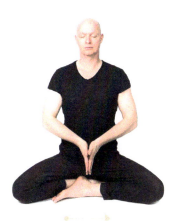

nach außen einen Halbkreis beschreibend über den Kopf. Beim Ausatmen lässt du sie nach unten gleiten und positionierst sie vor dem Brustbein. Dabei zeigt der Daumenrücken zum Brustbein und die Fingerspitzen zum Kinn hoch. Die gleiche Bewegung vollführst du nun mit der rechten Hand. Nachdem du sie beim Ausatmen nach unten zum Brustbein hast gleiten lassen, führst du sie dort mit der linken Hand zusammen. Bleib im Fluss und synchron mit deiner Atmung. Nach einer Weile (ca. 3 bis 5 Minuten) komme noch einmal in das Jnana Mudra. Spüre hinein in dein Inneres und beobachte, wie du dich jetzt fühlst. Bevor du die Augen öffnest legst du beide Hände auf dein Herz und »verbindest« dich mit ihm für ein paar Atemzüge. Danach öffnest du langsam die Augen und beendest die Übung.

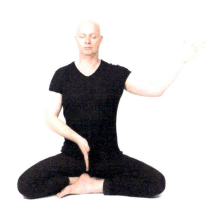

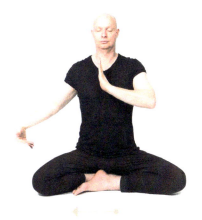
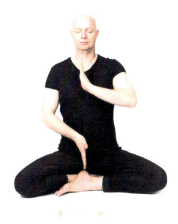

Pavana

Reinigung

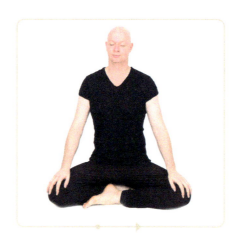
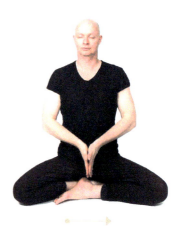

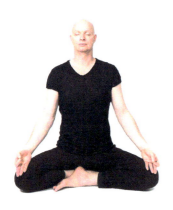

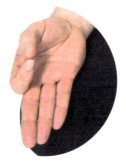

Jnana Mudra (S. 32)

Begib dich in die korrekte Sitzposition. Die Hände ruhen mit den Handflächen auf den Knien. Beobachte mit geschlossenen Augen deinen Atem und lass ihn kommen und gehen wie er will. • Wenn du an dir eine regelmäßige Atmung wahrnimmst, nimm beide Hände vor deinem HARA zusammen, Handfläche an Handfläche, so dass die Fingerspitzen nach unten zum Becken zeigen. • Mit dem nächsten Einatmen hebst du den linken Arm, einen Halbkreis beschreibend, nach oben und führst so die linke Hand senkrecht über den Kopf. Achte darauf, dass du voll eingeatmet hast. • Halte den Atem jetzt an und senke die Hand nach unten, so dass der linke Daumen zum linken Nasenflügel geführt wird. Drücke den Daumen gegen den Nasenflügel und verschließe so die linke Seite deiner Nase, den linken Arm hältst du dabei waagerecht von dir weg. •

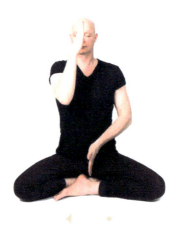
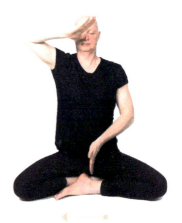

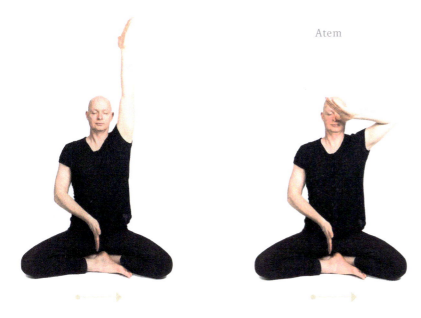

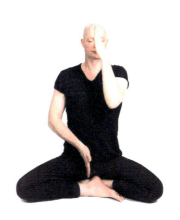

Jetzt atmest du durch das rechte Nasenloch aus und senkst dabei gleichzeitig den waagerechten linken Arm nach unten, indem du den Ellbogen an den Körper heranführst. ● Sobald er am Körper anliegt und du voll ausgeatmet hast, führst du deine linke Hand, ohne zu atmen, sachte vor dem Oberkörper hinunter zur rechten Hand zurück in die Ausgangsstellung. ● Jetzt atmest du wieder ein und wiederholst den Ablauf mit dem rechten Arm. Mache diesen Bewegungs- und Atemablauf abwechselnd mit beiden Seiten für ca. 3 bis 5 Minuten. ● Danach führst du deine Hände noch einmal für ein paar Atemzüge ins Jnana Mudra. Spüre hinein in dein Inneres und beobachte, wie du dich jetzt fühlst. Danach öffnest du langsam die Augen und beendest die Übung.

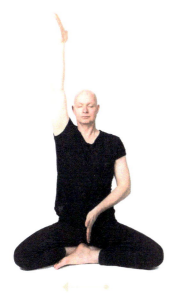

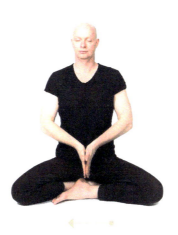

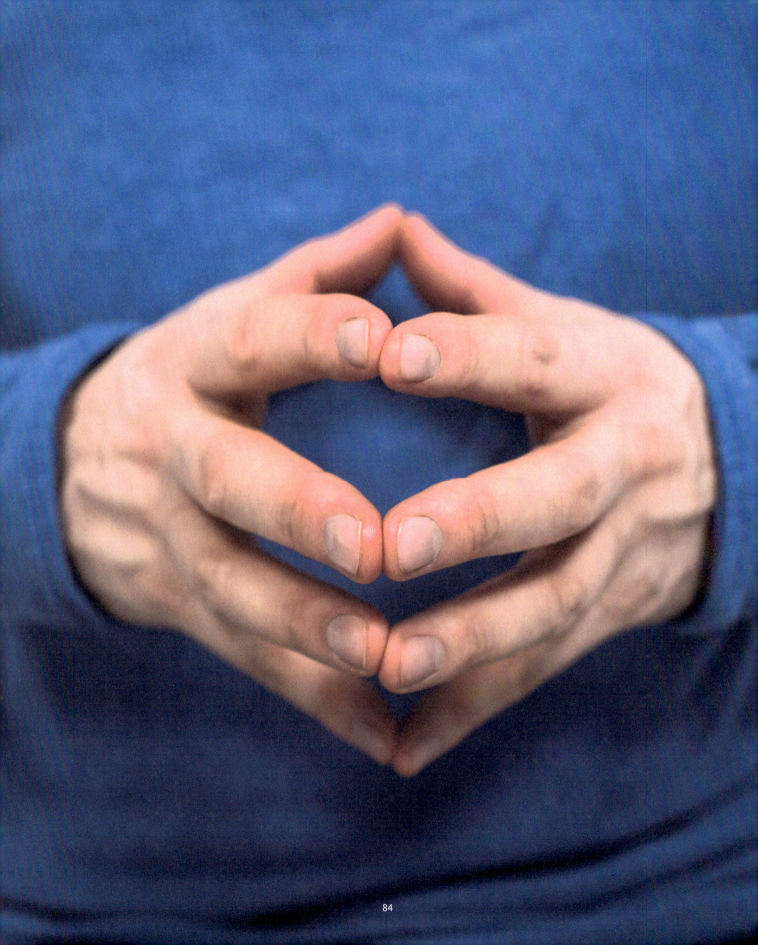

Hakini Mudra

Geste der Göttin

Das Hakini Mudra steht für Klarheit
und vertieft den Atem.
Es harmonisiert beide Gehirnhälften
und steigert damit die Konzentrations-
und Gedächtnisleistung.

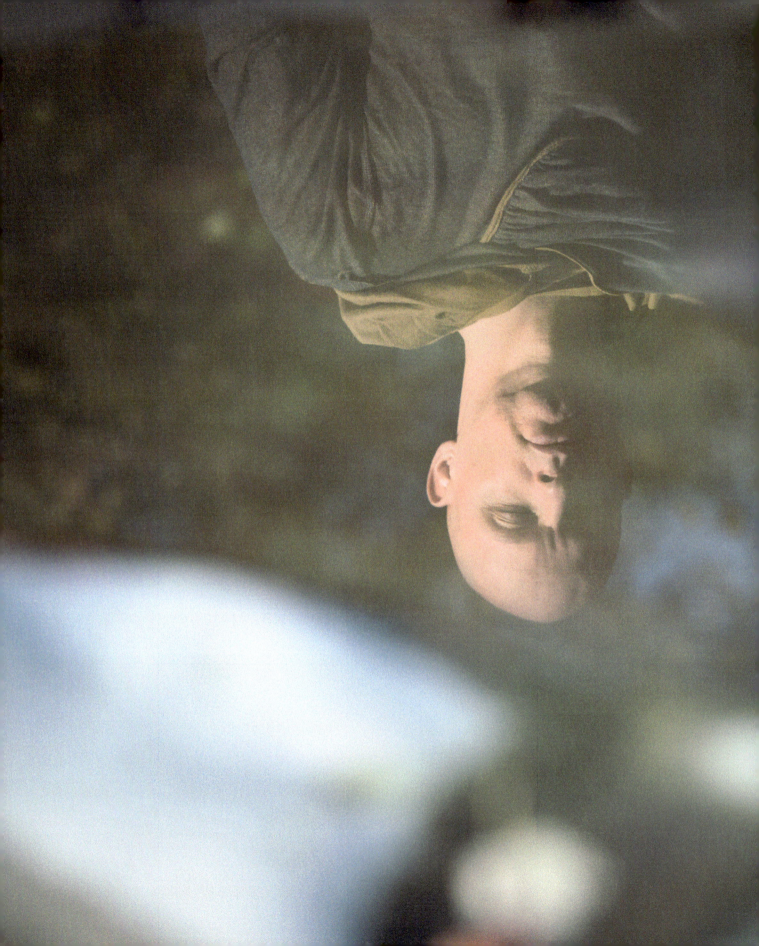

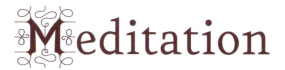Meditation

In diesem Kapitel möchte ich gerne auf das Thema Meditation eingehen. Darauf, was Meditation eigentlich ist und wie du sie in dein Leben integrieren kannst. Dieses Thema liegt mir deshalb so am Herzen, weil ich Meditation für einen wichtigen Schlüssel zu unserem inneren Wesen halte. Sie kann uns dabei helfen, unser wahres »Selbst« zu erkennen. Es scheint ein Phänomen der Gesellschaften des westlichen Kulturkreises zu sein, dass sich viele Menschen nicht mehr fokussieren können. Es fällt ihnen zunehmend schwer, sich auf eine Sache zu konzentrieren. Die Ablenkungen während des Tages sind überwältigend groß geworden und mit jedem Jahr scheinen sie mehr zu werden. Unsere Gedanken schweifen permanent von dem ab, worauf wir uns eigentlich für eine Weile konzentrieren wollen.

Meditation ist eine gute Möglichkeit, seine abschweifenden »fliegenden« Gedanken wieder zu sich zurückzuholen, sich nicht von Äußerlichkeiten ablenken zu lassen und sich innerlich wieder zu sammeln. Dadurch kommst du zur Ruhe und kannst dich ganz auf den Moment fokussieren. Sie gibt dir die Möglichkeit, ganz bei dir selbst zu sein und kann die Basis dafür schaffen, in deinen Alltag wieder Ordnung und Struktur zu bringen.

Es gibt viele verschiedene Meditationsarten. Für welche du dich entscheidest und wann und wie du sie einsetzt, wird sich mit deiner zunehmenden Erfahrung zeigen. Manchen Menschen fällt es leichter zu meditieren, wenn sie die Möglichkeit haben, sich in einen Raum oder eine Ecke in ihrem Zuhause, die sie sich geschaffen haben, zurückziehen zu können, um dort in der Stille bei sich zu sein. Anderen fällt es leicht, während eines Spaziergangs in der Natur zu meditieren. Wiederum andere können dies auch gut bei der Gartenarbeit oder einer anderen Tätigkeit, die sie entspannt und innerlich zur Ruhe kommen lässt. Man kann bei der Meditation nichts falsch machen, solange man auf sich fokussiert ist und ganz bei sich selbst ist. Eigentlich ist beim Meditieren nur eines wichtig: innerlich zur Ruhe zu kommen. Du sollst die Möglichkeit bekommen, deinem wahren Selbst und deinem Geist zuzuhören. Du sollst deinem »Selbst« bewusst werden – nämlich wer und was du wirklich bist. Die »Kunst der Achtsamkeit« ist es, sich dabei nicht von äußeren Ablenkungen beeinflussen und diese möglichst nicht während der Meditation an sich heran kommen zu lassen. Die »Kommunikation« findet sozusagen mit dem Inneren statt und nicht mit dem Äußeren.

Ich vergleiche den Lernprozess des Meditierens immer gerne mit einem Berg. Der Berg steht fest verwurzelt auf der Erde und ist einfach immer da. Egal, was um ihn herum passiert, ob Wolken vorbeiziehen und auf ihn hinabregnen oder ob der Nebel heraufzieht und ihn verhüllt, er steht auf seinem Platz, wenn die Sonne auf ihn scheint und er bewegt sich nicht fort, wenn Vögel um ihn kreisen. Man kann ihn einfach durch nichts »ablenken«. Er steht fest auf seinem Platz.

Doch es geht beim Meditieren nicht nur darum, äußere Ablenkungen loszulassen. Die für uns wahrscheinlich größere Herausforderung besteht darin, unsere Gedanken, welche unsere Sorgen, Ängste und Bedenken tragen, loszulassen. Das ist wahrlich nicht einfach und es muss uns bewusst sein, dass es ein langsamer Prozess und ein langer Weg ist, diese Gedanken los und sie gehen zu lassen. Wir haben diese Sorgen, Ängste und Bedenken, aber auch unsere Hoffnungen und Erwartungen, die wir an unser Leben gestellt haben, schon so lange mit uns herumgetragen. Wir sollten erkennen, dass es wichtig ist, sich zu überlegen, ob diese Dinge eigentlich noch zu uns gehören. Sind wir wirklich glücklicher und zufriedener mit unserem Leben, wenn sich diese Erwartungen und Hoffnungen erfüllen? Denn sollte dies nicht der Fall sein, dann stellt sich uns nämlich automatisch die Frage, worauf wir eigentlich noch warten!? Und warum wir uns an Gedanken festklammern, die uns sowieso nicht weiterbringen können?! Das ständige Kreisen um diese Gedanken hält uns von unserer persönlichen Entwicklung ab. Alles, was wir dafür tun müssen, ist diese Gedanken einfach loszulassen.

Damit es hier zu keinem Missverständnis kommt, möchte ich betonen, dass es sehr wohl in Ordnung ist, Erwartungen ans Leben zu haben. Es ist auch gut, Vorstellungen bezüglich des Lebens und wie man es führen möchte zu haben. Sich diesbezüglich Ziele zu setzen, ist da sicherlich hilfreich. Jedoch sollten wir auch auf unsere Intuition vertrauen und diese Ziele und Erwartungen in regelmäßigen Abständen überdenken, um herauszufinden, ob sie überhaupt noch erstrebenswert erscheinen. Nichts ist frustrierender als an einem Ziel zu arbeiten und es zu erreichen, um dann hinterher festzustellen, dass man nun einen Punkt erreicht hat, an dem man eigentlich gar nicht sein will. Bei diesem ganzen Prozess auf unser Bauchgefühl – unser HARA – zu hören, wäre sicherlich eine gute Idee. So war meine Erkenntnis in der Vergangenheit, dass Meditation uns helfen kann, alte Gedanken durch neue Impulse zu ersetzen, um aus alten Strukturen unseres Lebens auszubrechen.

Wie schafft man es nun überhaupt, seine Gedanken, die in der Vergangenheit immer wieder aufgetreten sind und uns so oft von den wesentlichen Dingen abgelenkt haben, loszulassen, wenn man bedenkt, dass Meditation eigentlich ein gedankenfreier Zustand sein soll. Ich habe gelernt, dass man diesen Gedankenfluss nicht zwanghaft mit Willenskraft stoppen kann. Ganz im Gegenteil: dadurch verstärkt er sich nur noch, was sehr frustrierend werden kann und außerdem zu nichts führt. Stattdessen sollte man beginnen, die vielen Gedanken und Bilder dazu einzuladen, an seinem geistigen Auge »vorbeizuziehen«. Das klingt jetzt vielleicht ein bisschen merkwürdig, aber man sagt ihnen quasi, dass man zur Ruhe kommen will und sich mit ihnen nicht länger beschäftigen möchte. Man beobachtet sie eine Weile nur noch, wie sie an einem vorbeiziehen; genauso wie sie gekommen sind, lässt man sie auch wieder von sich gehen. Dadurch wird man praktisch zum Beobachter seiner selbst. Ist man soweit gekommen, beginnt man, sich auf seinen Atem zu konzentrieren. Man atmet tief und ruhig ein und wieder tief und ruhig aus. Und mit jedem tiefen Ausatmen entlässt man die Gedanken aus seinem Geist. Man atmet sie aus vollem Herzen regelrecht von sich weg und lässt sie gehen. Wenn man in diesem Prozess alles fließen lässt, dann wird es ein ständiges Kommen und Gehen von Gedanken und Bildern. Durch das Beobachten und Spüren deines Atems, wie er langsam und tief in deinen

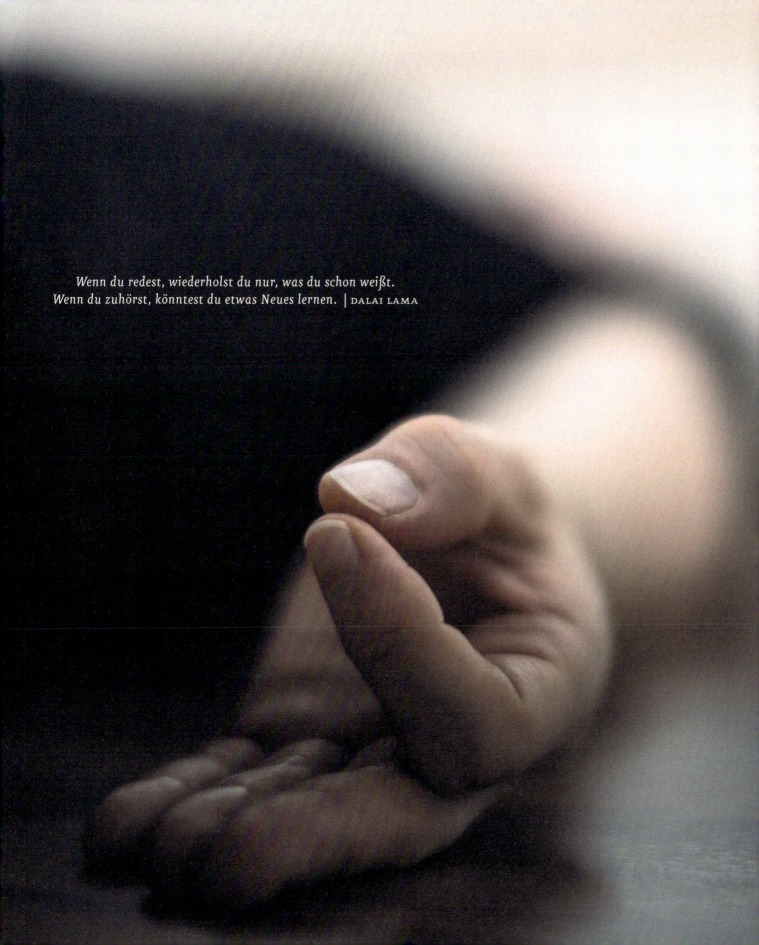

Wenn du redest, wiederholst du nur, was du schon weißt.
Wenn du zuhörst, könntest du etwas Neues lernen. | DALAI LAMA

Körper ein- und ausfließt, und das Bewusstwerden deiner Gedanken und Bilder »verflüchtigen« sie sich und werden dich mit der Zeit ganz verlassen. Bei diesem ganzen Prozess bleibst du lediglich der Beobachter und versuchst nicht, ihn bewusst steuern zu wollen! Natürlich wird es am Anfang passieren, dass diese Bilder und Gedanken, die wir gerade haben gehen lassen, auch einmal wieder zu uns zurückkommen werden, so als wollten sie uns sagen, dass wir sie so leicht nicht loswerden würden. Das ist normal und auch nicht weiter schlimm, solange wir als Beobachter unsere Aufmerksamkeit in diesem Moment wieder ganz sanft zu unserem Atem zurückführen und sie wieder mit jedem Ausatmen von ganzem Herzen von uns »weg atmen«.

Der Schlüssel zur Fähigkeit uns auf eine bestimmte Sache zu fokussieren, in diesem Fall die Gedanken und Bilder loszulassen, ist unser Atem. Sich auf seinen Atem zu konzentrieren lässt sich gut mit dem Bild von schwimmenden Delphinen vergleichen. Wenn Delphine ein Schiff begleiten, dann sieht man sie aus dem Wasser schießen, ein kurzes Stück durch die Luft fliegen, um dann wieder ins Wasser einzutauchen.

Mit jedem Einatmen geht unser Geist »fliegen«, und mit jedem Ausatmen taucht er wieder in die Tiefe unseres Wesens ein. Wenn wir uns auf ihn konzentrieren und mit ihm in die Tiefen unseres Wesens abtauchen um dort ein wenig zu verweilen, geben wir unserem zerstreuten Geist die Möglichkeit, sich wieder zu sammeln. So finden wir zurück in die Ruhe, zurück zu uns selbst und zur »Quelle des Daseins«.

Der Grund, warum ich in diesem Kapitel so ausführlich über die Meditation schreibe ist, dass sie ein wesentlicher Bestandteil der *Yin Restorative Yoga* Praxis ist. Dieser Stil besteht aus Elementen des Yin Yoga und des Restorative Yoga. Wobei das Restorative Yoga den therapeutischen Teil in diesen kombinierten Stil einfließen lässt. Ich habe in einem der vorherigen Kapitel bereits erwähnt, dass der Sinn und Zweck des *Yin Restorative Yoga* unter anderem der ist, dass man innerlich zur Ruhe kommt, anfängt sich mit seinem HARA – seiner inneren »Stimme« – zu beschäftigen und erkennt, welche Richtungsimpulse man für sein Leben von ihm erhält. Dieser Yoga-Stil ist eine sehr gute Möglichkeit, um einen leichten Zugang zur Meditation zu bekommen. Die Zeit, die man beim *Yin Restorative Yoga*

statisch in der Asana verbringt, soll dafür genutzt werden, um in genau diesen meditativen Zustand zu gelangen. Will man von der vollen Wirkung des *Yin Restorative Yoga* profitieren, dann reicht es nicht, einfach nur ruhig in der Asana zu verharren. Genau die Meditationstechnik, die weiter oben in diesem Kapitel besprochen wurde, sollte in dieser statischen Phase der Asana angewandt werden, um innerlich zur Ruhe zu kommen und alle die Gedanken und Bilder, die nicht mehr zu dir gehören, loszulassen und sie »auszuatmen«. Meditation ist sozusagen das integrierende Medium zwischen Yin Yoga und Restorative Yoga.

Dabei hat es auch einen ganz nüchternen praktischen Vorteil, wenn man die Meditation in seine *Yin Restorative Yoga* Praxis integriert. Normalerweise sitzen die Menschen beim Meditieren sehr lange ruhig auf ihrer Matte oder ihrem Kissen. Dies wird nicht nur für den Rücken mit der Zeit sehr ermüdend, sondern hat oft auch zur Folge, dass sie Schmerzen in den Knien und den Beinen bekommen können oder die Füße bekommen Krämpfe bzw. schlafen ihnen ein. All dies passiert normalerweise nicht, wenn man sich in einer Haltung des *Yin Restorative Yoga* befindet. Allerdings gibt es eine andere Herausforderung, die man meistern muss: Durch die Bewegungen, die man ausführt und das statische Verweilen in der Asana hinterher werden Reize, wie ein mehr oder weniger leichtes Ziehen und Dehnen, ausgelöst.

Auch kann man gewisse Spannungen in Gelenken und Muskeln spüren – dies, und wie man dabei vorgehen soll, habe ich bereits in einem früheren Kapitel erwähnt. Diese Reize lösen natürlich Gedanken in dir aus, die erst einmal recht wenig mit den inneren meditativen Eindrücken, die man eigentlich haben möchte, zu tun haben. In diesem Moment ist der Verstand so beschäftigt und abgelenkt, dass so gut wie keine anderen Gedanken Platz haben können. Genau für so eine Situation haben wir vorher in diesem Kapitel die Atemtechnik besprochen. Indem man sich auf seinen Atem fokussiert und beobachtet, wie er langsam kommt und wieder geht, ohne dass man ihn bewusst steuert, lässt man diese Gedanken los und von sich gehen – ohne sie zu werten, man nimmt sie einfach nur zur Kenntnis. Automatisch wird man in dieser Situation gefordert, seine Achtsamkeit sich selbst und dem gegenüber, was in einem gerade passiert, anzuwenden. Wenn du deine *Yin Restorative*

Yoga Praxis auf diese Art mit der Meditationstechnik kombinierst, dann wirst du während jedes Augenblicks deiner Praxis deine Aufmerksamkeit nur auf dich konzentrieren und nicht auf das, was um dich herum gerade passiert. Es wird völlig unwichtig werden, ob du alleine oder in einer Yoga-Stunde mit anderen zusammen praktizierst. Und in der Gruppe wird sich niemand dafür interessieren, was die anderen um einen herum gerade machen. Dein ganzer Fokus liegt auf dir und deinem inneren Wesen. So öffnest du mit der Zeit die Tür zu deinem Innersten, deiner »Quelle des Daseins«.

Es war auch für mich nicht leicht, diese Herausforderung zu meistern. Innerlich sah es in mir anfangs eher so aus, dass meine Gedanken ständig um Verspannungen, Verkrampfungen und Dehnungsgefühle kreisten. In der Anfangsphase war die Versuchung sehr groß, einfach aufzustehen und davonzulaufen. Ich kann aber auch sagen, dass wenn man dies nicht tut und genau die Dinge anwendet, die wir jetzt hier besprochen haben, dann mit der Zeit die Ruhe einkehrt. Mit der Zeit wurde ich in meiner Praxis routinierter, so dass mir das Entspannen immer leichter fiel, wodurch sich so manche Probleme von denen ich dachte, dass sie existieren würden, relativierten. In mir wurde es ruhiger und ich fing an, mich freier zu fühlen. Dabei stellte sich heraus, dass viele Gedanken, auf die sich meine »Probleme« gründeten, eigentlich gar nicht meine »eigenen« waren. Nach dieser Erkenntnis fiel es mir noch viel leichter, sie los und gehen zu lassen. Ich konnte mich besonders von negativen Gedanken abwenden, die sehr oft Nahrung für die Unruhe in meinem Geist waren. Mit voller Hingabe zu meinem innersten Selbst konnte ich mich immer mehr auf diesen Prozess des Loslassens einstellen.

Sich regelmäßig Raum zum Meditieren zu geben empfinde ich definitiv nicht als Zeitverschwendung, im Gegenteil: es kann mit der Zeit ein Gewinn an Lebensqualität bedeuten! Durch meine eigene Art des Meditierens habe ich mich gegen so manche heikle Situation, vor die uns das Leben immer wieder einmal stellt, gewappnet. Ich kann dann gelassener reagieren und bin fokussierter bei der Lösungssuche. Außerdem habe ich viel mehr Energie, um neue Projekte anzugehen und kann mich besser auf die positiven Gedanken bei deren Umsetzung konzentrieren. Die Zeit, die ich in die Meditation investiere, bekomme ich um ein Vielfaches an positiven Effekten wieder zurück. Wobei die Dauer der Meditation eine untergeordnete Rolle spielt. Viel wichtiger ist es, dass man regelmäßig meditiert. Kontinuität ist hier auf jeden Fall wichtiger als die zeitliche Länge, wobei es weder ein Minimum noch ein Maximum gibt – deine Meditation dauert solange, wie sie eben dauert. Das kann jeden Tag ganz unterschiedlich sein – schließlich soll sie dir Ruhe und nicht Stress bringen!

Zum Abschluss dieses Kapitels möchte ich euch noch folgende Worte mit auf eure Meditationsreisen geben, die mich sehr berührt haben, als ich sie gelesen habe:

Verneige Dich vor Dir selbst
und erkenne das Gute und Wunderbare in Dir.
Verneige Dich vor Dir selbst, vor der Kraft in Dir,
der Liebe und dem Vertrauen.

Verneige Dich vor Dir selbst,
als stolzem Wesen,
frei und gütig, weise und stark.

Sich für den täglichen »Gang in die Stille« die Zeit zu geben, die es braucht, ist ein Geschenk, das man sich selber macht.

Übungen

Kleine Vorbereitungen und Rituale vor der Meditation sind mir immer eine Hilfe und steigern meine Vorfreude auf die kommende Zeit. Denn eine Auszeit vom Alltag zu nehmen und in seine eigene innere Welt einzutreten, ist für mich immer ein Gefühl von etwas Besonderem.

Zur Vorbereitung lüfte ich immer den Raum und lege mir die Hilfsmittel zurecht, die ich während der Praxis benutzen möchte, damit ich sie griffbereit habe. So wie bei den Asanas empfehle ich dir, auch bei den Meditationen Hilfsmittel zu benutzen. Dabei wird das häufigste wohl ein Kissen sein, das du für eine bequeme Sitzposition benutzen kannst. Außerdem benutze ich einen Wecker, den ich auch gerne Meditationsuhr nenne, der mich zu gegebener Zeit aus der Meditation zurück in den Alltag ruft. Er sollte einen für dich angenehmen Klang haben, so dass du nicht aufrecht auf der Matte stehst, wenn er »losgeht«. Für mich persönlich habe ich eine App mit verschiedenen Klingel- und Gongtönen für mein Smartphone gefunden, die mir für diesen Zweck schon wertvolle Dienste geleistet hat.

Es ist mir immer sehr wichtig, dass ich dort, wo ich meine Meditation halten will, eine ruhige und meditative Atmosphäre schaffe. Dabei hilft mir zum einen Kerzenlicht und zum anderen versuche ich, sämtliche Geräusche von außen auf ein Minimum zu reduzieren. Das einzige Geräusch, das mich im Idealfall noch von der »Außenwelt« erreicht, ist ein leiser Klingelton, den ich so eingestellt habe, dass er mich rechtzeitig daran erinnert, die Meditation langsam zu beenden. Alles andere wird in dieser Zeit nicht mehr beachtet. Du weißt, dass du deinen Geist in eine meditative Stimmung versetzt hast, wenn du dich nicht mehr von Geräuschen oder Gerüchen, die du wahrnimmst, ablenken lässt und wenn es dir nichts mehr ausmacht, dass es dir zu kühl oder ein wenig zu warm ist. Wenn du trotz dieser Dinge ruhig und gelassen bleiben kannst, dann bist du in dem Zustand, den es braucht, um nicht mehr von äußeren Dingen abgelenkt zu werden und in dem du dich ganz auf deine inneren Sinneseindrücke fokussieren kannst.

Ein gesunder Körper hat ein funktionierendes Immunsystem, dass ihm bei der Abwehr von Keimen und Krankheiten hilft. Unser Geist hat in dieser Form zwar kein Immunsystem, aber dennoch können wir ihn automatisch stärken und widerstandsfähiger gegen negative Sinneseindrücke machen, wenn wir uns bewusst von diesen Einflüssen zurückziehen oder sie erst gar nicht an uns herankommen lassen.

Wenn Du meditierst, warte nicht darauf, dass etwas passiert, sondern begreife, dass du derjenige bist, der die Veränderung herbeiführt. Bei allem, was dir im Laufe deines Lebens begegnet, solltest du immer auf dein HARA achten,

Meditationssitz – Damit der Atem frei fließen kann achte ich darauf, dass beim Sitzen die Wirbelsäule gerade ist.
Ich versuche immer einen schönen ruhigen Übergang aus dem Zustand der Meditation und Yoga-Praxis zurück in den Alltag zu schaffen.
So kann es mit geschärften Sinnen und fokussiert an die nächsten Aufgaben und Herausforderungen des Alltags gehen.

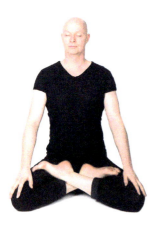

Lotussitz

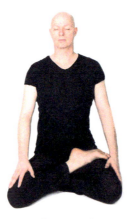

Halber Lotussitz

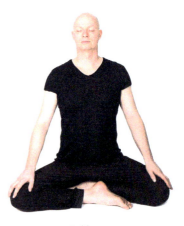

Sukhasana

denn es wird dich nie betrügen und dir immer die Wahrheit von dem was du hörst, liest oder siehst bestätigen, sofern du ihr nachgehst und sie suchst.

Um unseren Geist während der Meditation darin zu unterstützen, zur Ruhe kommen zu können und einen gedankenfreien Zustand zu erreichen, kann uns das bewusste Atmen und die Anwendung von Mudras helfen. Mudra ist Sanskrit und bedeutet ursprünglich »Siegel«. Es wird aber auch oft mit »das, was Freude bringt« übersetzt. Es kann eine mystische Haltung der Hände, der Finger, der Augenstellungen, oder der Zunge sein. In meinen Meditationen praktiziere ich am liebsten die Finger-Mudras. Da ein Mudra an sich »Ruhe – Stille – Frieden« verkörpert, kann eine bestimmte Haltung eines einzigen Fingers einiges bewirken. Ich habe in diesem Kapitel zu der ein oder anderen Meditationsübung ein bestimmtes Finger-Mudra vorgeschlagen, allerdings soll dich das nicht davon abhalten, es durch ein anderes Mudra zu ersetzen, wenn es dir eher zusagt. Es ist allerdings keine absolute Notwendigkeit, überhaupt ein Mudra während der Meditation zu benutzen. Sie wird dadurch nicht besser oder schlechter. Es liegt allein an dir, ob du eins in deiner Meditation benutzen möchtest. Für mich ist es lediglich wichtig, dass du dich bei allem, was du in der Meditation tust, wohlfühlst. Es gibt keine Zeitvorgabe dafür, wie lange du ein Mudra halten sollst. Höre einfach auf dein HARA, dein Bauchgefühl.

Auch ein Mantra kann helfen, aus gedanklichen Strukturen herauszukommen und eignet sich gut für den Einstieg in die Meditation. Man kann es flüstern, sprechen oder auch singen. Dabei muss uns bewusst sein, dass die Stimme ein mächtiges Instrument der Schöpferkraft ist. Durch unseren Gesang bekommen wir eine tiefere Bauchatmung, was wiederrum unseren Beckenboden entspannt. Außerdem hilft das Sprechen oder Singen des Mantras uns, den ständigen Gedankenfluss zu stoppen und unseren Geist zu befreien. Der Geist kommt zur Ruhe und du kannst dich ganz deinem Atem hingeben. Durch das ständige wiederholen der Worte eines Mantras, wie zum Beispiel »OM Mani Padme Hum« (S. 13), »Asato Ma Sat Gamaya« (S. 18), »OM hridaya nanah, namo hridaya« (S. 99) oder »Shima« (S. 252) kann so ein meditativer Zustand erreicht werden.

In den nachfolgenden Meditationstechniken, Atem- und Körperübungen halten wir inne, um der Vorgänge in uns selbst gewahr zu werden und unsere Sinne zu schärfen – nach innen wie nach außen – um ganz im Augenblick zu sein. Auf diese Weise können wir unsere Achtsamkeit erhöhen und unsere Präsenz verstärken, um so tiefer in den Moment einzutauchen. Der Geist soll zur Ruhe kommen, um sich zu zentrieren, zu reinigen und Klarheit zu bekommen. So können wir eine neue Ausrichtung unseres Lebens einleiten. Je stiller, klarer und reiner dein Geist ist, desto besser können deine Entscheidungsprozesse ablaufen. Verbunden mit deinem Herzen und HARA wirst du aus der Intuition und deiner eigenen Weisheit eine Wahl treffen, statt aus der Angst oder dem Verlangen heraus. Denn alles Wissen, alle Weisheit und Intuition, die du brauchst, befinden sich in dir.

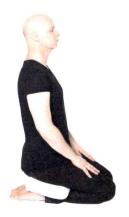

Fersensitz

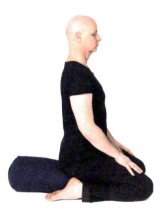

Virasana

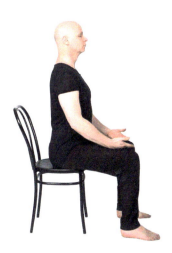

Bewegung aus deinem Herzen

Stell dir deine Meditationsuhr auf die von dir gewählte Zeit, zu der du diese Meditation wieder beenden möchtest.

Begib dich in eine angenehme Sitzposition und lege beide Hände mit dem Handrücken auf den Oberschenkeln ab. Schließe die Augen und nimm wahr, wie sich dein Körper, deine Hülle, in der du lebst, sich im Moment anfühlt. Scanne ihn vom Kopf über die Schultern in die Arme bis in die Fingerspitzen. Vom Oberkörper bis ins Becken und dann weiter über beide Beine bis in die Zehenspitzen. Alles, was du wahrnimmst, soll in diesem Moment so sein und ist lediglich deine Beobachtung der aktuellen Situation. Falls die äußerlichen Ablenkungen zu stark werden, schenke deinem Atem ganz bewusst deine volle Aufmerksamkeit, indem du ins Herz einatmest und alle Gedanken, Sorgen und momentanen Ereignisse aus vollem Herzen und liebevoll aus dem Becken ausatmest. Lass deine Gedanken und deinen Atem zur Ruhe kommen. Du konzentrierst dich nur noch auf dein Innenleben und deinen Atem – wie er kommt und wie er wieder geht. Bleibe eine Weile in der Wahrnehmung und genieße es, deinen Atem einfach nur zu spüren, ohne ihn steuern zu wollen – einfach nur beobachten. Fokussiere dich auf genau diese eine Sache. Lass die Gedanken, die gerade zu Beginn des Übens oft als etwas aufdringlich oder störend wahrgenommen werden, einfach ziehen. Lass sie los und atme sie immer wieder liebevoll und aus vollem Herzen aus dem Becken aus.

Wenn du ganz bei deinem Atemfluss bist, bilde mit deinen Händen das Hakini Mudra in der Höhe des Bauchnabels. Registriere ganz genau, wie dein Atem kommt und wie dein Atem geht.

Im Atemfluss hebst du die Hände nach oben bis auf die Höhe des Brustbeins und wechselst beim Ausatmen ins Jvala Mudra, beim Einatmen ins Atmanjali Mudra und führst dieses Mudra über den Kopf, bis die Arme gestreckt sind.

Beim nächsten Ausatmen wechsle in das Jnana Mudra und senke beide Arme seitlich, bis deine Handrücken auf deinen Oberschenkeln iegen.

Beim folgenden Einatmen spreizt du die Finger ins Pushpaputa Mudra und wechselst beim Ausatmen ins Shunya Mudra.

Bei der nächsten Einatmung bildest du mit deinen Händen wieder das Hakini Mudra und beginnst den Kreislauf wieder von vorne.

Während dieser Atem- und Bewegungsmeditation fokussiere dich ganz auf dich, auf die Bewegung deiner Arme, Finger und auf deine Atmung. Die Bewegung ist dabei in deinem Atemfluss und ganz in deiner Ruhe.

Wenn dir die Meditationsuhr das Ende deiner Meditation signalisiert, beendest du die Bewegung erst, wenn du wieder im Jnana Mudra angekommen bist, d.h. wenn sich die Kuppen des Zeigefingers und des Daumens wieder berühren und du gleichzeitig die Hände auf deinen Oberschenkeln wieder abgelegt hast.

Nun beginnt die Schlussentspannung. Beobachte und spüre, wie dein Atem jetzt fließt, wie er von ganz alleine kommt und wieder geht. Höre in dich hinein und »höre« die Stille in dir. Du kannst dich auf die Matte legen oder aufrecht sitzen bleiben, je nachdem wie du es lieber hast.

Schließe deine Augen und genieße diese Momente der Ruhe. Nimm bewusst wahr, ob und welche Veränderungen sich in Körper, Geist und Atmung vollzogen haben. Solltest du das Gefühl haben, dass sich in dir noch nichts verändert hat, dann sei geduldig mit dir selbst und praktiziere diese Meditationsübungen weiterhin regelmäßig.

Du beendest diese Achtsamkeitsmeditation, indem du die Arme langsam und behutsam über den Kopf ziehst, dich genussvoll aus vollem Herzen streckst und dann die Augen öffnest.

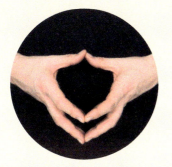

Hakini Mudra (S. 84)

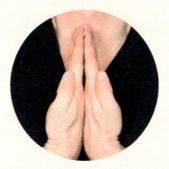

Jvala Mudra (S. 148)

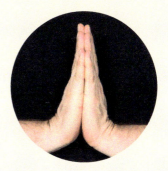

Atmanjali Mudra (S. 8)

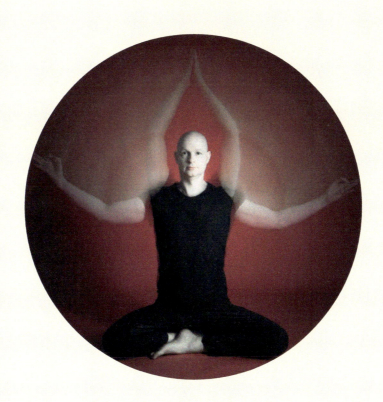

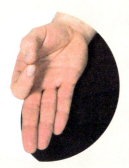

Jnana Mudra (S. 32)

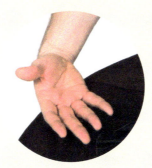

Pushpaputa Mudra (S. 110)

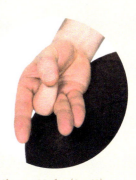

Shunya Mudra (S. 268)

Alle Welt sehnt sich nach Freiheit, und doch ist jedes Geschöpf in seine Ketten verliebt;
das ist der Urwiderspruch, der fast unentwirrbare Knoten unserer Natur. | SRI AUROBINDO

Abhaya Hridaya Mudra

Mutiges Herz

Lass das Gefühl für die Gegenwart,
das »Hier und Jetzt« in deinem
Herzen aufsteigen und von dort
sich durch deinen gesamten Körper
und weiter durch den ganzen Raum
ausbreiten.

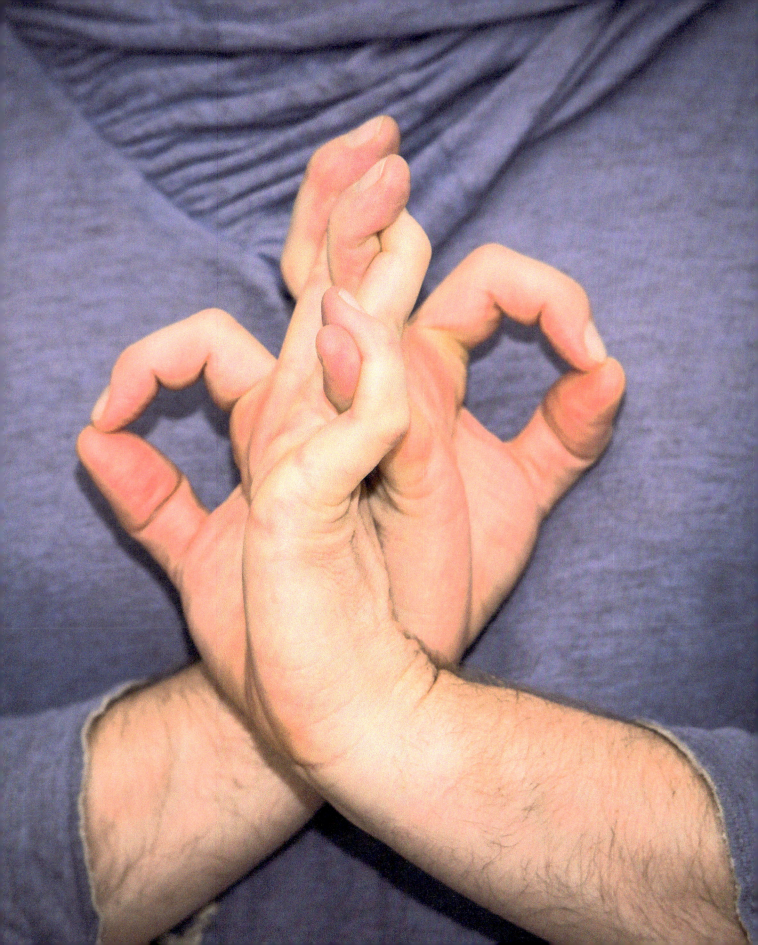

Das zentrierte Juwel

Stell dir deine Meditationsuhr auf die von dir gewählte Zeit, zu der du diese Meditation wieder beenden möchtest. Dann begebe dich in eine angenehme Sitzposition und bilde mit deinen Händen das Abhaya Mudra.

Schließe die Augen und schenke deinem Atem ganz bewusst deine volle Aufmerksamkeit. Lass deine Gedanken und deinen Atem zur Ruhe kommen. Du konzentrierst dich nur noch auf dein Innerstes und deinen Atem, wie er kommt und wieder geht. Bleibe eine Weile in dieser Wahrnehmung und genieße es, deinen Atem einfach einmal nur zu spüren und wahrzunehmen, ohne ihn steuern zu wollen – ohne ihn dabei zu werten, einfach nur beobachten. Dann atme bewusst über dein Herz ein und wieder aus. Beobachte deinen Atem und deinen Herzschlag, nehme beide bewusst wahr und spüre deinen Herzschlag in dir. Falls es dir schwer fällt, deinen Fokus bei deinem Atem zu halten, dann atme bewusst in das Herz ein und atme alle Gedanken, Sorgen, Ereignisse aus vollem Herzen liebevoll aus. Fokussiere dich auf genau diese eine Sache. Lass die Gedanken, die gerade zu Beginn des Übens oft als etwas aufdringlich oder störend wahrgenommen werden, einfach ziehen. Lass sie los und atme sie immer wieder liebevoll aus vollem Herzen aus.

Sobald du einen Zustand erreicht hast, in dem du ganz bei deinem Atemfluss und deinem Herzschlag bist und nichts anderes dich mehr ablenkt, löse das Mudra vor deinem Herzen auf und entspanne beide Hände.

Lege dich auf den Bauch und nimm eine zur Rolle gefaltete Decke, die du quer unter deinen Bauch legst, so dass die Hüftknochen sich direkt unterhalb dieser befinden. Die Decke sollte so dick zusammengerollt sein, dass du sie deutlich in deiner Bauchhöhle, deinem HARA, spürst, sobald du auf ihr liegst. Atme dabei immer wieder in den Bauch ein und aus dem Becken aus. Falls es dir Mühe macht in den Bauch einzuatmen, versuche in die Seiten einzuatmen und aus dem Bauch- und Beckenbereich wieder aus.

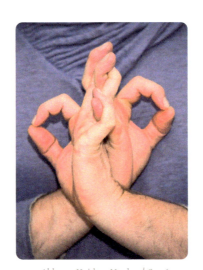

Abhaya Hriday Mudra | S. 96

Sobald dich der Klang der Meditationsuhr in den Alltag zurück ruft, beendest du diese Meditationsübung. Richte dich langsam in eine angenehme Sitzposition auf und achte wieder auf deinen Atemfluss und deinen Herzschlag.

Nun beginnt die Schlussentspannung. Dafür bleibst du ruhig sitzen und beobachtest, wie dein Atem jetzt fließt. Höre bewusst hin, wie du in der Stille atmest. Lege deine linke Hand auf den Unterbauch unterhalb des Bauchnabels und deine rechte Hand auf dein Herz und verbinde dich mit deinem Herzen und mit deinem HARA. Schließe deine Augen und genieße diese Momente der Ruhe. Nehme bewusst wahr, ob und welche Veränderungen sich in Körper, Geist und Atmung vollzogen haben. Solltest du das Gefühl haben, dass sich in dir noch nichts verändert hat, dann sei geduldig mit dir selbst und praktiziere diese Meditationsübungen weiterhin regelmäßig.

Zum Abschluss ziehst du langsam und behutsam die Arme über den Kopf, streckst dich genussvoll aus vollem Herzen.

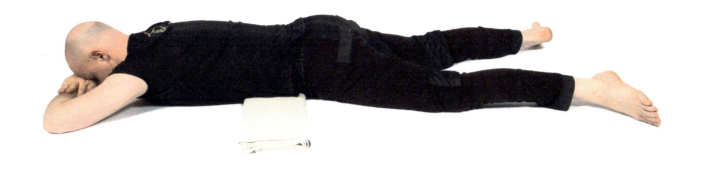

OM

hridaya namah,
namo hridaya

Ich verneige mich vor meinem Herzen.

Abgeben und frei sein

Stell dir deine Meditationsuhr auf die von dir gewählte Zeit, zu der du diese Meditation wieder beenden möchtest.

Dann begib dich in eine bequeme Sitzposition, so dass du für die nächste Zeit kein Bedürfnis mehr hast, dich zu bewegen oder die Position zu verändern. Jetzt lehne dich innerlich zurück und beginne zu beobachten, was in dir geschieht. Höre, wie dein Atem fliesst, versuche ihn nicht zu steuern und erlaube ihm zu kommen und zu gehen, wie es ihm gefällt. Registriere, mit welchen Gedanken dein Bewusstsein sich gerade beschäftigt und welche Emotionen sie auslösen, ohne sie zu werten. Alles darf so sein, wie es gerade ist und du nimmst dich als genau der Mensch an, der du gerade bist. Du musst niemandem gefallen, du musst keine Erwartungen erfüllen und keine Leistungen erbringen. Für die nächste Zeit erlaubst du der Welt, dass sie sich ohne dich weiterdreht, denn du konzentrierst dich jetzt nur auf dich und richtest deine gesamte Aufmerksamkeit auf dein Innerstes.

Lass dich nach und nach auf die Ruhe ein, die du in dir wahrnimmst und die immer mehr Raum in dir einnimmt. Beobachte deinen Atem, wie er fließt und folge seinem Tempo. Gib ihm mehr Raum und erlaube ihm, sich mehr und mehr in dir auszubreiten, so dass er tiefer und ruhiger werden kann. Ab jetzt nimmst du deine Gefühle, Wünsche und Träume, die in dir sind, bewusst wahr, ohne weiter über sie nachzudenken. Während du deine Empfindungen registrierst, bleibst du immer mit deinem Atem verbunden. Folge ihm, tiefer und tiefer, und verweile in ihm. Mit jedem Einatmen breitet sich die Stille mehr in dir aus. Alles, was du loswerden willst, lässt du beim Ausatmen gehen – alle Sorgen, alle Ereignisse der letzten Tage und Wochen, die dich beschäftigen, lässt du ziehen. Du hast dich bewusst dafür entschieden, dass sie im »Hier und Jetzt« während der Meditation nicht wichtig sind, und dass du dich nicht an sie klammerst, sondern sie für den Moment freigibst.

Stell dir vor, wie du vor einem Wasserfall stehst. Du schaust nach oben und siehst, wie das Wasser dort oben über die Klippe fließt und in einem weißen Strahl nach unten fällt. Unten angekommen wird es in einem Teich aufgefangen und kommt dort zur Ruhe.

Wenn du dieses Bild vor Augen hast, dann stell dir jetzt vor, wie das Wasser in deiner Iris entspringt und in den Augenhöhlen nach hinten fließt. Wie es zur Wirbelsäule fließt und dann über die Hals-, Brust- und Lendenwirbel in einem weissen Strahl hinunter, bis es am Steißbein angekommen ist und im Beckenbereich in einem stillen Teich zur Ruhe kommt – genauso wie der Wasserfall über die Klippe hinunter in den Teich gefallen ist. Bei diesem Hinunterfallen empfindest du ein totales Loslassenkönnen und gleichzeitig ein Aufgefangenwerden, wenn das Wasser sich im Beckenbereich wieder sammelt. So wie der weiße Wasserfall sich einfach fallen lässt, gibst du bei jedem Ausatmen jetzt alles über die Wirbelsäule und deinen Rücken ab, was du hinter dir lassen willst, und fühlst dich dabei immer freier und leichter. Nachdem du das eine Weile so visualisiert hast, schau noch einmal genauer hin, was sich in dir verändert hat. Höre, wie du in der Stille atmest und verbinde dich mit dem, was du wahrnimmst und verweile darin.

Wenn dich der Klang der Meditationsuhr zurück in den Alltag ruft, beendest du diese Meditationsübung, indem du die Arme langsam und behutsam über den Kopf ziehst und dich genussvoll aus vollem Herzen streckst. Öffne die Augen und beende damit diese Achtsamkeitsmeditation.

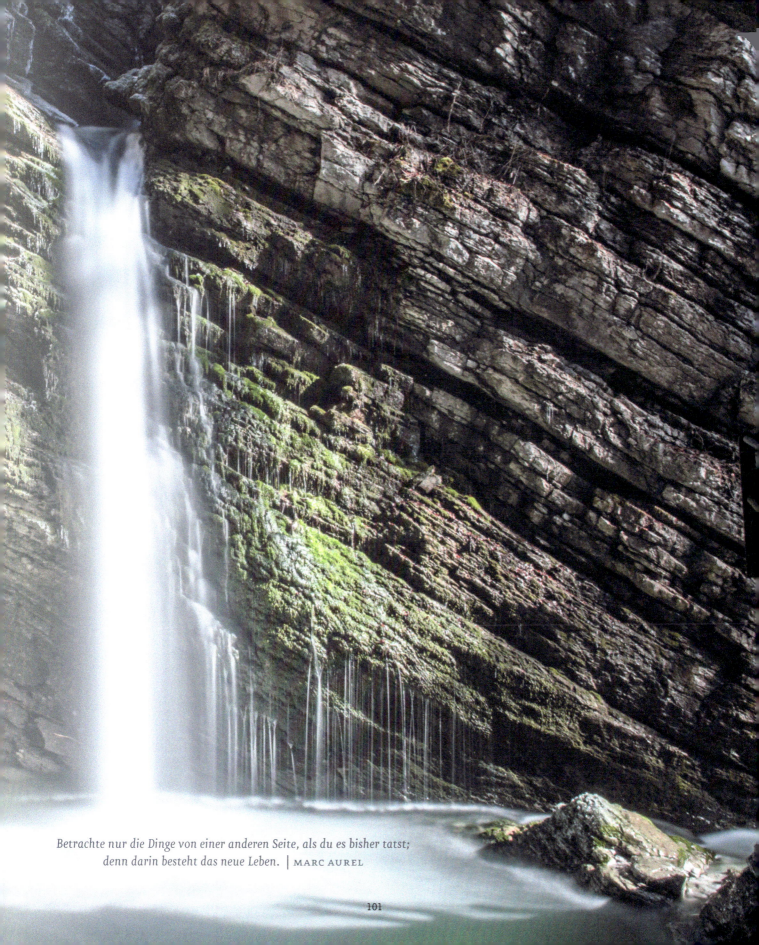

Betrachte nur die Dinge von einer anderen Seite, als du es bisher tatst;
denn darin besteht das neue Leben. | MARC AUREL

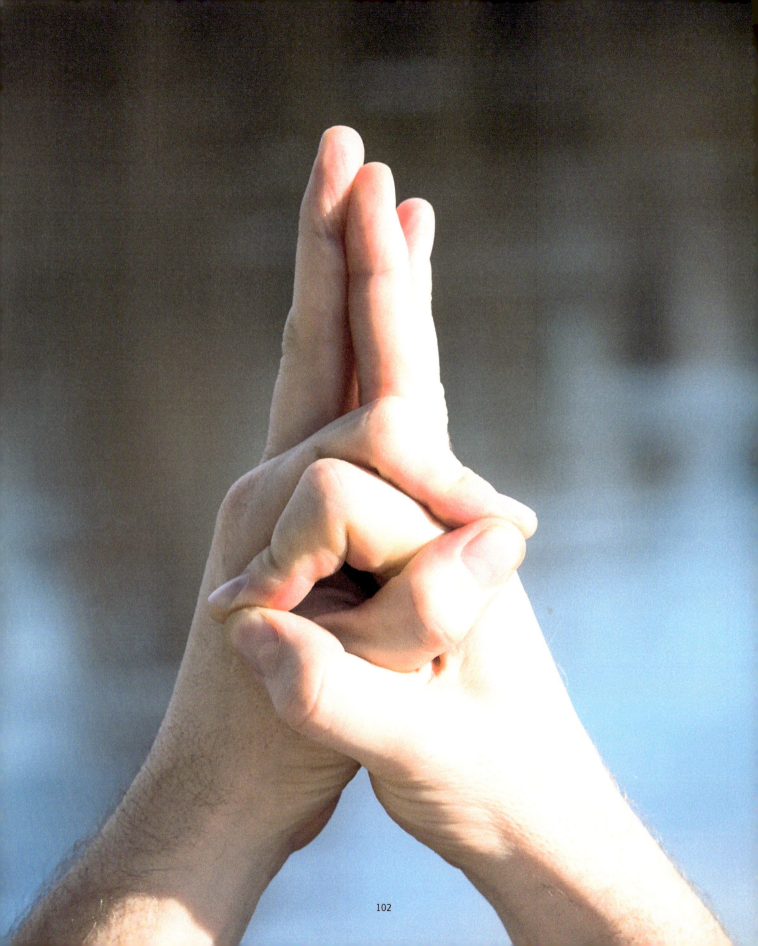

Sei Du selbst die Veränderung, die Du Dir wünschst für diese Welt. | MAHATMA GANDHI

Matangi Mudra

Gottheit der inneren Harmonie
und der königlichen Herrschaft

Dieses Mudra stärkt dich,
falls du gerade zu wenig Energie hast
und schenkt dir wieder
innere Harmonie und Frieden.

Dein eigener bester Freund sein

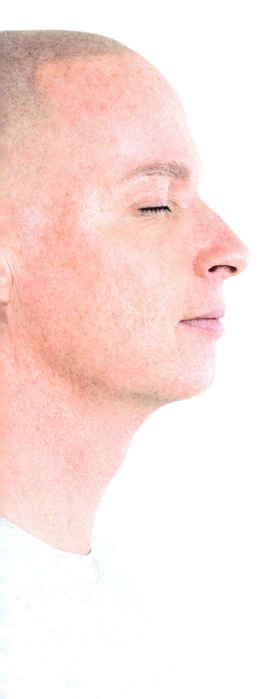

Stell dir deine Meditationsuhr auf die von dir gewählte Zeit, zu der du diese Meditation wieder beenden möchtest.

Begib dich in eine angenehme Sitzposition, schließe die Augen und schenke dem Atem ganz bewusst deine volle Aufmerksamkeit. Lass deine Gedanken und deinen Atem zur Ruhe kommen. Du konzentrierst dich nur noch auf dein Innenleben und hörst deinem Atem zu, wie er kommt und wie er wieder geht. Bleibe eine Weile in dieser Wahrnehmung und genieße es, ihn einfach einmal nur zu spüren und wahrzunehmen, ohne ihn steuern oder werten zu wollen – einfach nur beobachten.

Wenn du dann zur Ruhe gekommen bist, beginne mit der eigentlichen Meditation, indem du anfängst, dich selber als deinen besten Freund zu betrachten. Du siehst dich so, wie du bist, mit all deinen Charaktereigenschaften, deinen Stärken und Schwächen, deinen Wünschen und Träumen. Erkenne deine positiven und deine negativen Seiten.

Nimm sie an und akzeptiere sie als einen Teil von dir. Wenn du all dies gesehen, erkannt und akzeptiert hast, dann frage dich nun, würdest du diesen Menschen, so wie er zum heutigen Zeitpunkt ist, gerne als Freund haben wollen!? Du beschäftigst dich während der Meditation mit keinen anderen Gedanken oder Fragen, sondern konzentrierst dich nur auf diese eine Sache – was für eine Person müsstest du sein, damit du dein eigener bester Freund sein kannst?!

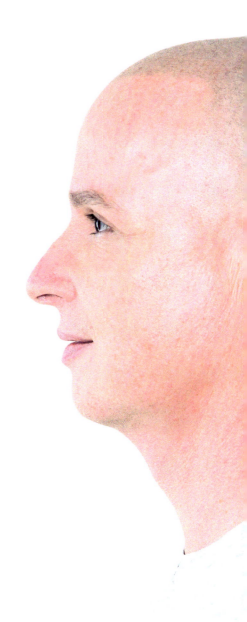

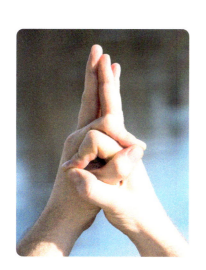

Matangi Mudra | S. 102

Sobald deine Meditationsuhr dich zurück in den Alltag ruft, beginnst du deinen Atem wieder bewusst wahrzunehmen und bildest mit deinen Händen das Matangi Mudra. Verweile in diesem Mudra, bis du das Bedürfnis hast, es zu beenden. Du beendest dann diese Meditation, indem du die Arme langsam und behutsam über den Kopf ziehst und dich dabei genussvoll und aus vollem Herzen streckst. Öffne langsam die Augen, um damit diese Achtsamkeitsmeditation zu beenden.

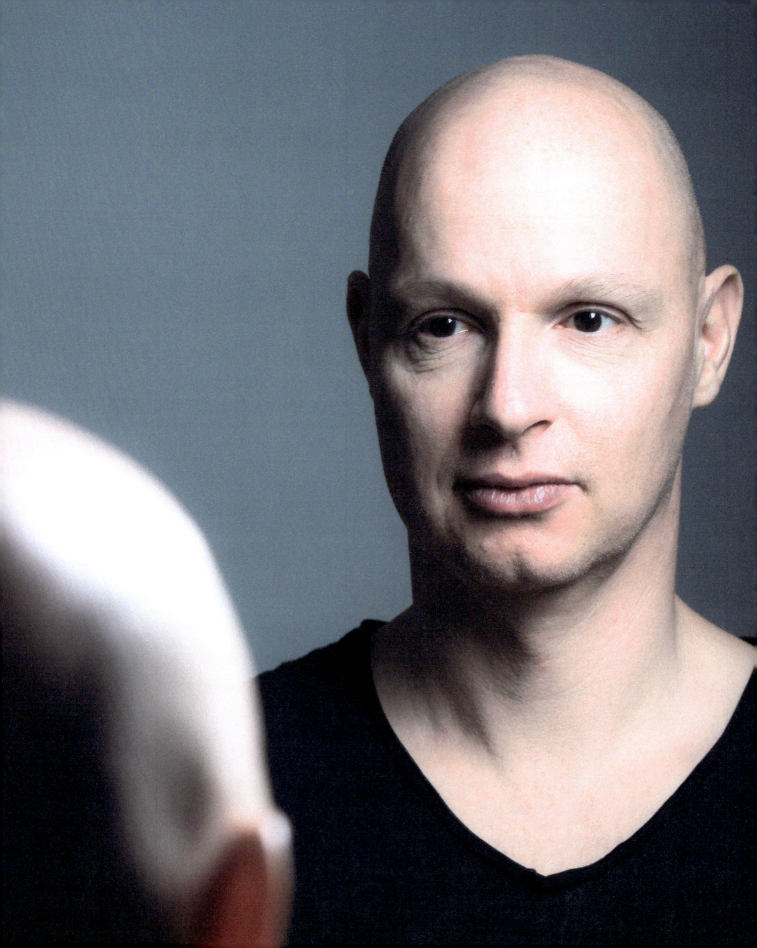

Das Tor zur Seele

Stell dir deine Meditationsuhr auf die von dir gewählte Zeit, zu der du diese Meditation wieder beenden möchtest.

Begib dich in eine angenehme Sitzposition vor einen Spiegel. Atme die ersten drei Mal bewusst ein und wieder aus. Beim Ausatmen seufzt du ganz entspannt. Du seufzt alles von dir weg, das dich belastet, blockiert oder hemmt. Nach diesen ersten drei Atemstößen lässt du deinen Atem freien Lauf. Ab jetzt darf er kommen und gehen, so wie es ihm gefällt. Schließe deine Augen und erlaube dir, jetzt zur Ruhe zu kommen und einfach nur zu SEIN. In diesem Moment wartet niemand auf dich, du hast keine Erledigungen zu verrichten und du musst keine Leistung erbringen. Du bist einfach nur der Mensch, der du bist. Beobachte deinen Atem, nimm wahr wie er kommt und wieder geht, ohne ihn steuern zu wollen.

Mit der Zeit wird alles immer ruhiger um dich herum und du tauchst immer tiefer in die Stille ein. Sie umgibt dich völlig und nichts kann dich mehr ablenken.

Stell dir jetzt vor, dass du einen Schlüssel in der Hand hältst und wie du auf eine Tür zugehst. Du kommst vor ihr an, steckst den Schlüssel ins Schloss, drehst ihn herum und schließt die Tür auf. Jetzt greifst du nach der Türklinke und drückst sie herunter, um die Tür zu öffnen. Doch kurz bevor das passiert, atmest du tief ein und öffnest deine Augen. Im Spiegel siehst du dein Gesicht und du schaust genau in das deiner beiden Augen, das dich zuerst anzieht – dabei atmest du tief aus. Während du tief in dein eigenes Auge – in das Fenster deiner Seele – schaust, lässt du den Atem frei fließen. Verweile so lange in diesem Moment, bis dich der Klang der Meditationsuhr wieder in den Alltag zurückruft. Jetzt schließe noch einmal die Augen und nimm ganz bewusst in dir auf, was du vor deinem geistigen Auge siehst, ohne es zu werten – du sollst nur beobachten.

Verweile in dieser Wahrnehmung und bilde dabei mit deinen Händen das Shank Mudra. Wenn du innerlich ganz ruhig und gelassen geworden bist und dein HARA, dein »Bauchgefühl« dir sagt, dass es Zeit ist, öffnest du wieder die Augen. Ziehe langsam und behutsam die Arme über den Kopf, strecke dich genussvoll und beende damit diese Achtsamkeitsmeditation.

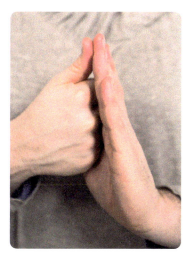

Shankh Mudra | S. 58

HARA

Stell dir deine Meditationsuhr auf die von dir gewählte Zeit, zu der du diese Meditation wieder beenden möchtest.

Setze dich in den Fersen- oder Schneidersitz mit oder ohne einem Kissen unter deinem Gesäß, so dass es für dich eine angenehme Sitzposition ergibt, und lass deine Hände auf den Knien ruhen. Du ruhst mit geschlossenen Augen in der Stille.

Beginne damit, bei geschlossenen Augen deinen Oberkörper für ca. vier Minuten im Uhrzeigersinn leicht zu kreisen, der Drehpunkt ist dabei zwischen Becken und Bauchnabel. Geübte können gerne länger kreisen, ganz so, wie es für den Praktizierenden stimmt. Verweile danach für ein paar Momente regungslos in der Stille und in deiner Wahrnehmung.

Jetzt stell dir folgendes vor: So wie ein Baum über seine Wurzeln Wasser und Nährstoffe aufnimmt und diese dann bis in die kleinsten Äste und Blätter verteilt werden, so nimmt unser HARA kosmische Lebensenergie – das Chi – auf. Diese wird über die Meridiane, unsere im Körper existierenden Energiebahnen, in alle Organe und Zellen geleitet und versorgt sie so mit Energie. Sieh dich als großen und starken Baum mit vielen Ästen und saftig grünen Blättern, der wächst und gedeiht, weil er mit Nährstoffen und Lebensenergie versorgt wird.

Verweile in dieser Wahrnehmung so lange, bis dich der Klang der Meditationsuhr zurück in den Alltag ruft. Dann beendest du diese Meditationsübung, indem du die Arme langsam und behutsam über den Kopf ziehst und dich genussvoll aus vollem Herzen streckst. Öffne die Augen und beende damit diese Achtsamkeitsmeditation.

Viel mehr als unsere Fähigkeiten sind es unsere Entscheidungen,
die zeigen, wer wir wirklich sind. | JOANNE K. ROWLING

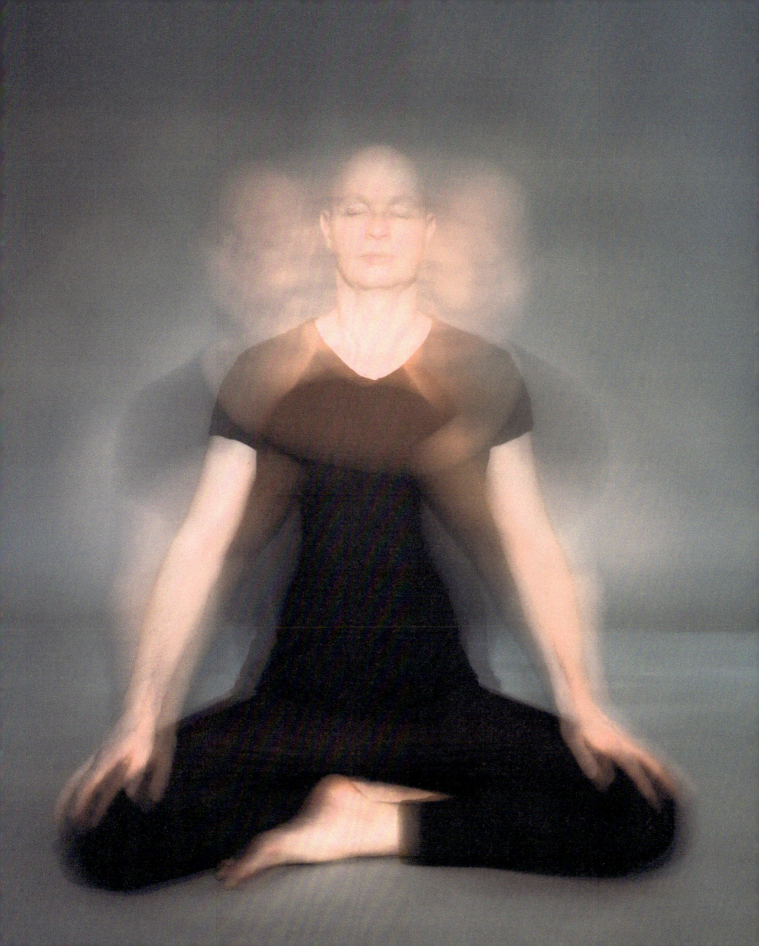

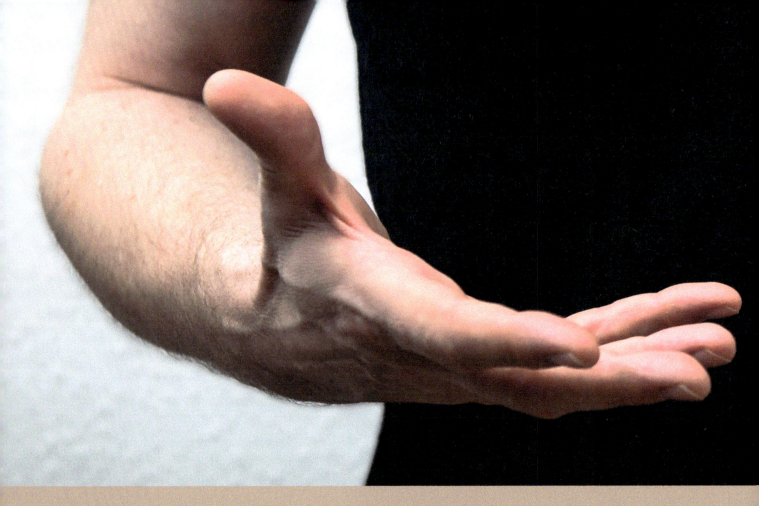

Pushpaputa 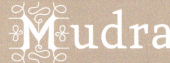udra

Eine handvoll Blumen

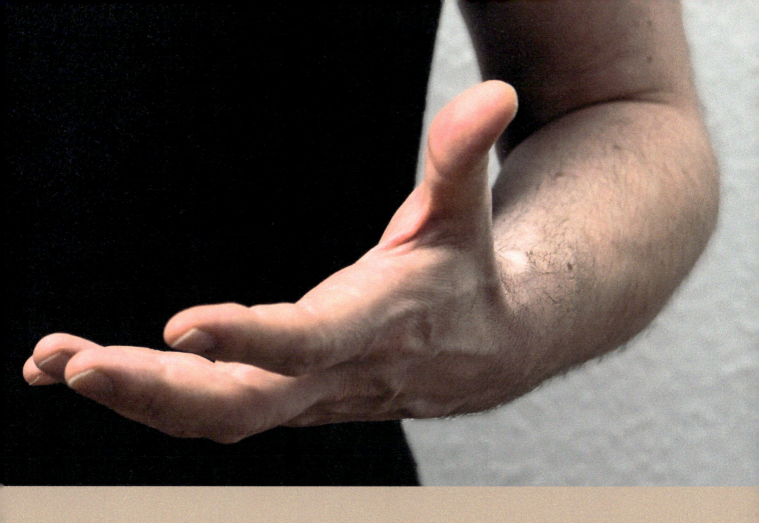

Es gibt nur zwei Tage im Jahr, an denen man nichts tun kann. Der eine ist Gestern, der andere Morgen.
Dies bedeutet, dass heute der richtige Tag zum Lieben, Glauben und in erster Linie zum Leben ist. | DALAI LAMA

Pushpaputa ist eine Geste des Angebots.
Es bedeutet Offenheit und Akzeptanz – von uns
selbst, von anderen und der Gaben des Lebens.

Es werde Licht

Bilde mit acht brennenden Kerzen einen Kreis, setze dich regungslos hinein in die Mitte des Kreises und verweile in der Stille. Während du mit geschlossenen Augen vor einer der acht Kerzen sitzt, bildest du mit den Händen das Pushpaputa Mudra. Schenke deinem Atem ganz bewusst deine volle Aufmerksamkeit. Lass deine Gedanken und deinen Atem zur Ruhe kommen, indem du langsam immer tiefer ausatmest. So wird der Atem immer tiefer und du innerlich immer ruhiger. Alles, was dich beschäftigt, alle Gedanken, die dir in den Sinn kommen – lass sie los und lass sie mit jedem Ausatmen von dir ziehen.

Pushpaputa Mudra | S. 110

Wenn du dann ganz in der Stille angekommen bist, öffne die Augen und schau in das Kerzenlicht direkt vor dir. Verweile für acht ruhige Atemzüge vor der Kerze und drehe dich dann im Uhrzeigersinn vor die nächste, die zweite Kerze. Schließe wieder die Augen und atme achtmal ruhig ein und aus. Öffne wieder die Augen, schaue für acht Atemzüge direkt ins Kerzenlicht dieser zweiten Kerze. Dann drehst du dich im Uhrzeigersinn zur nächsten, der dritten Kerze und schließt für acht ruhige Atemzüge wieder deine Augen, bevor du sie für acht Atemzüge wieder öffnest, um dabei ins Kerzenlicht zu schauen. Das machst du so, bist du in alle acht Kerzenflammen gesehen hast. Wenn du beim achten Licht angekommen bist und dort mit geschlossenen Augen acht ruhige Atemzüge gemacht hast, singst du während du ins Kerzenlicht schaust achtmal »OM MANI PADME HUM«. Singe diese Worte von ganzem Herzen, schließe danach wieder deine Augen und verweile in der Stille. Stell dir dabei vor, dass du ganz von weißem Licht umgeben bist und achte darauf, wie dein Atem frei von jeder Kontrolle fließt. Verweile in diesem Moment so lange du möchtest und nimm dir die Zeit, alles wahrzunehmen, was in Körper, Geist und Seele passiert.

Du beendest diese Achtsamkeitsmeditation, indem du langsam und behutsam die Arme über den Kopf ziehst und dich genussvoll streckst, bevor du deine Augen öffnest und zurück in den Alltag kommst.

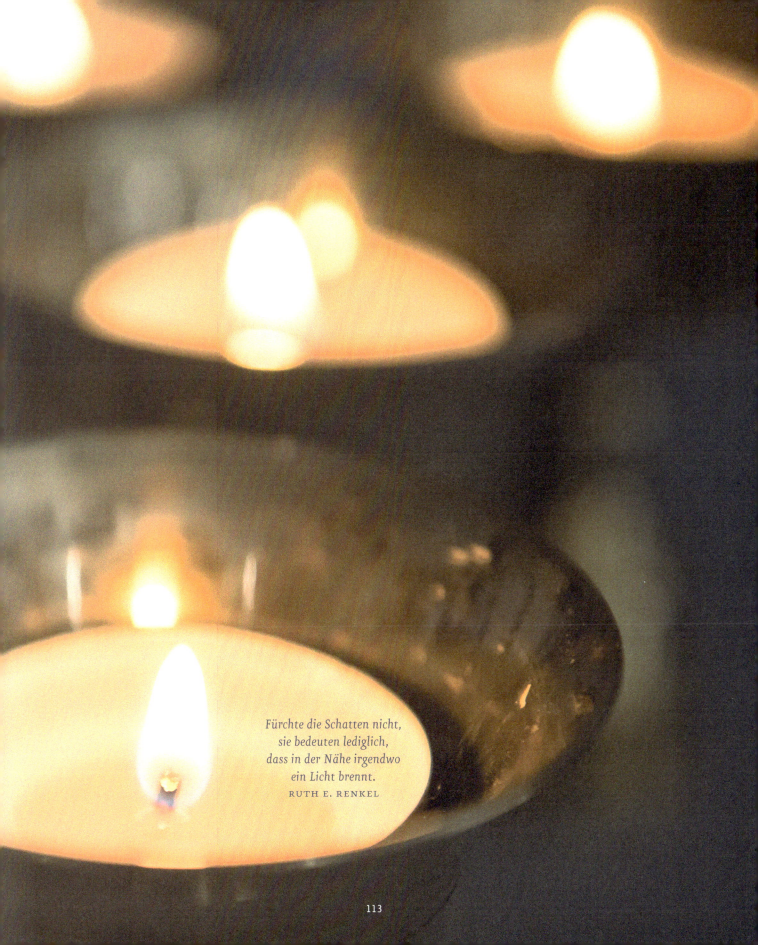

Fürchte die Schatten nicht,
sie bedeuten lediglich,
dass in der Nähe irgendwo
ein Licht brennt.
RUTH E. RENKEL

Momentaufnahme

Setz dich mit geschlossenen Augen in eine bequeme und für dich angenehme Position. Entspanne dich und richte deine Aufmerksamkeit auf deine Gefühle, Empfindungen und Gedanken, aber ohne dass du bestimmte Gedanken forcierst. Das heißt, du sollst über nichts Bestimmtes nachdenken, sondern nur beobachten, welche Gedanken und Empfindungen von alleine an dich herantreten. Du nimmst sie einfach nur wahr, aber bewertest sie nicht. So, als ob du rücklings auf einer Wiese liegst und in den Himmel schaust. Dort siehst du die weißen Wolken langsam über dir vorüber ziehen, ohne dass du ihr Vorbeiziehen beeinflussen könntest, und genauso machst du es mit deinen Gedanken. Sag deinen Gedanken, dass du zur Ruhe kommen willst und lass sie einfach nur an dir vorbei ziehen. Sieh, wie sie kommen und wieder gehen.

Lade deinen Geist ein, mit dir zu kommen und deine Atmung zu beobachten. Beobachtet zusammen, wie sich deine Lunge mit Sauerstoff füllt und wieder leert. Beobachtet zusammen, wie sich bei der Bauchatmung das Zwerchfell senkt und wieder hebt. Wenn du deinen Geist auf diese Art und Weise »ablenkst«, dann kommen deine Gedanken zur Ruhe.

Nach und nach stellt sich dann die Gewissheit ein, dass alle Gefühle und Gedanken nur Momentaufnahmen sind, die das Gesamtempfinden zwar beeinflussen können, aber nicht unbedingt müssen. Findet eine Beeinflussung deines Gemütszustandes durch sie statt, dann höre auf, dich mit ihnen zu beschäftigen, sondern beobachte sie einfach nur. Du dringst nicht weiter in sie ein oder durchdenkst sie nicht.

Die Gedanken sind da, aber finden von dir keinerlei weitere Beachtung. Klammere dich nicht an sie, sondern mach dich mit dem Loslassen dieser Gedanken und Empfindungen vertraut. Akzeptiere in diesem Moment, dass sie existieren. Sie machen dich weder zu einem guten, noch zu einem schlechten Menschen. Sie existieren nur in diesem einen Moment, in dieser Momentaufnahme deines Lebens. Erst wenn du anfängst, dich mit ihnen zu beschäftigen, werden sie zu einem Teil deines Lebens und werden deine Entscheidungen und auch dein Leben beeinflussen. Lässt du sie jedoch ziehen, so wie die Wolken am Himmel, dann waren sie nur Besucher in deinem Leben. Und wie das im Leben nun mal so ist – mancher Besuch ist angenehmer als der andere.

Verweile in dieser Wahrnehmung so lange du möchtest und beende dann diese Achtsamkeitsmeditation, indem du langsam und behutsam die Arme über den Kopf ziehst und dich genussvoll streckst, bevor du deine Augen öffnest und zurück in den Alltag kommst.

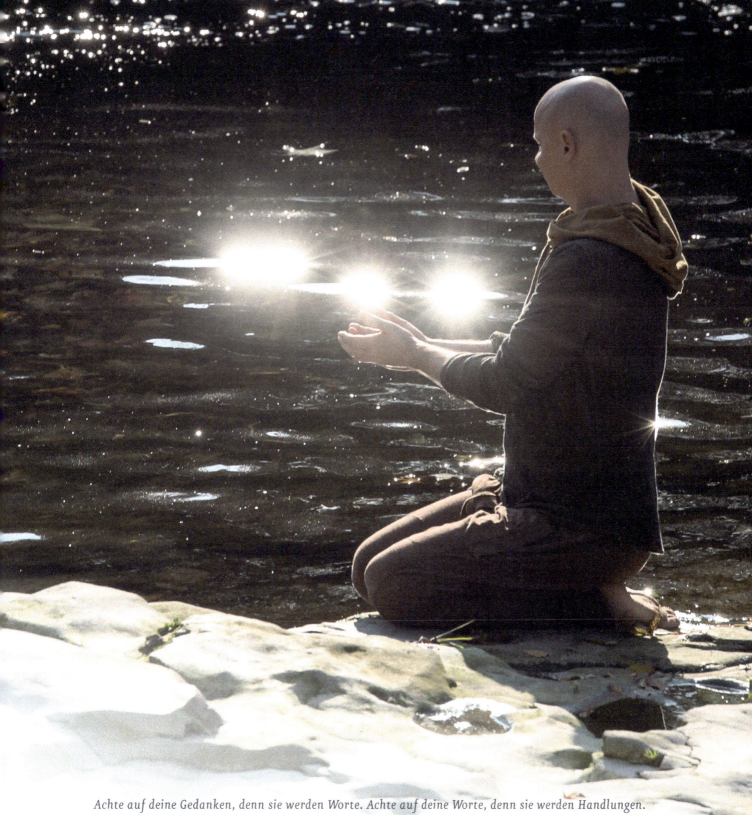

Achte auf deine Gedanken, denn sie werden Worte. Achte auf deine Worte, denn sie werden Handlungen.
Achte auf deine Handlungen, denn sie werden Gewohnheiten. Achte auf deine Gewohnheiten, denn sie werden Charakter.
Achte auf deinen Charakter, denn er wird dein Schicksal.

AUS DEM TALMUD

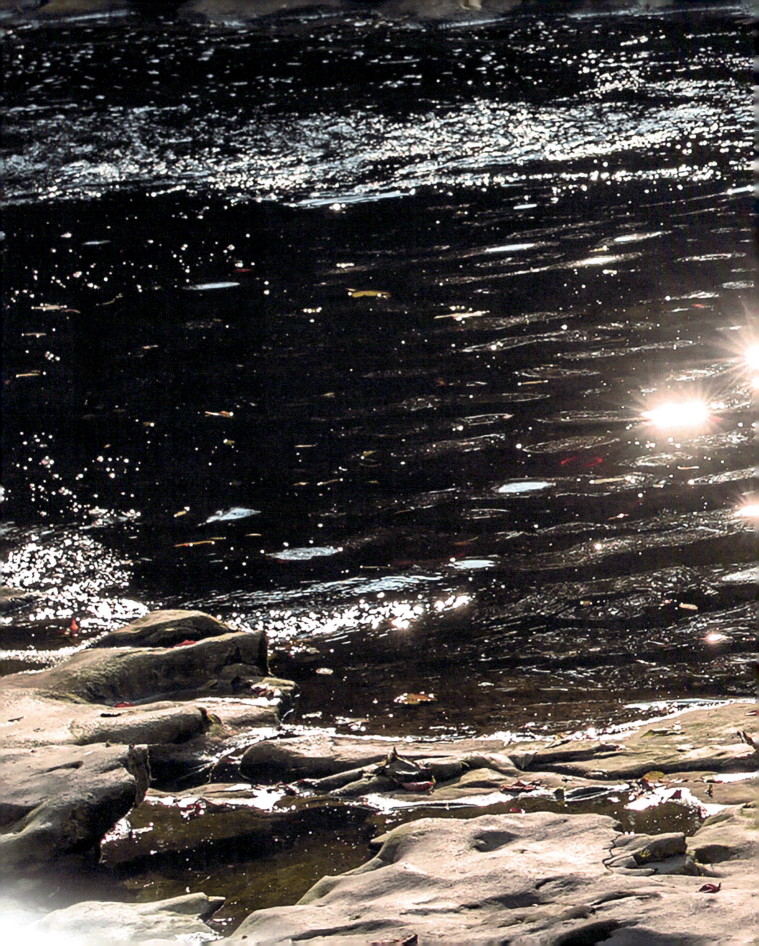

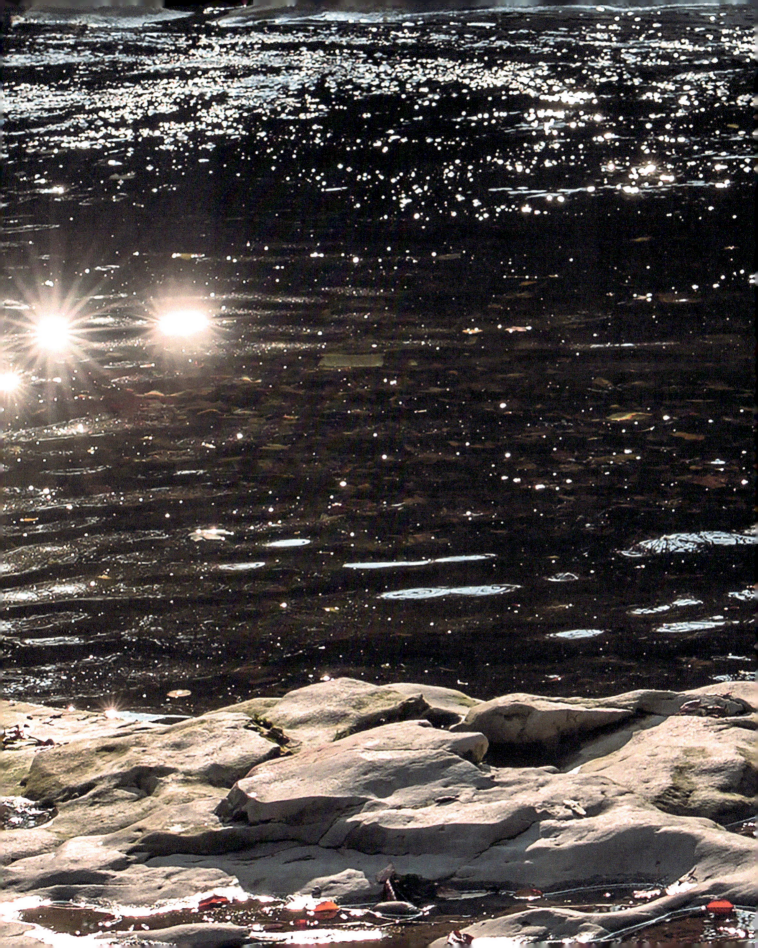

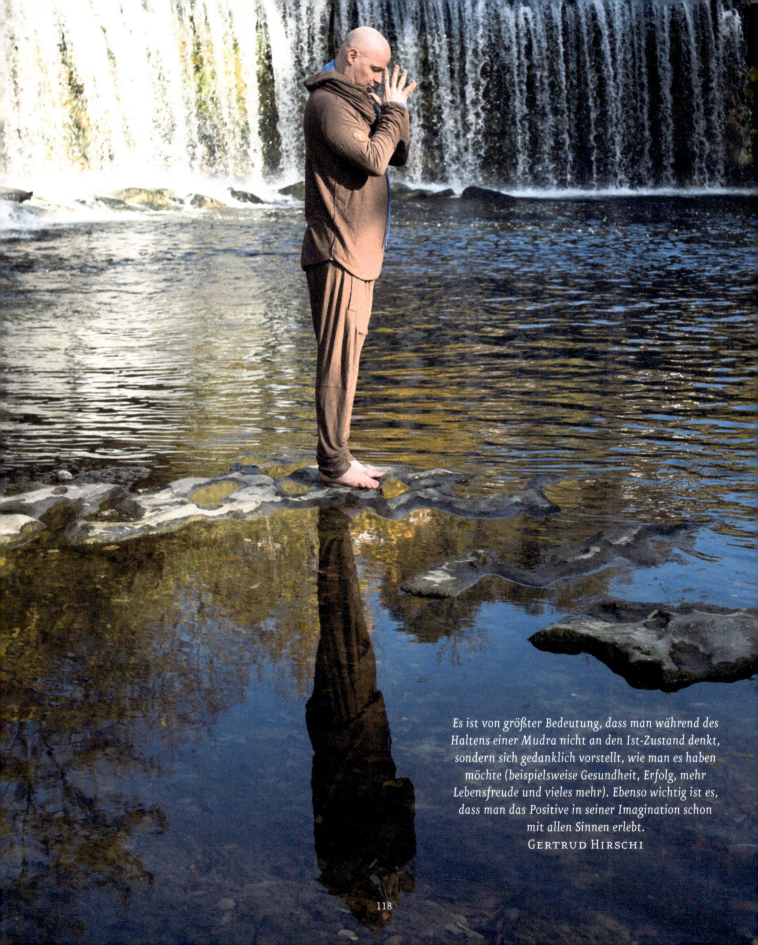

Es ist von größter Bedeutung, dass man während des
Haltens einer Mudra nicht an den Ist-Zustand denkt,
sondern sich gedanklich vorstellt, wie man es haben
möchte (beispielsweise Gesundheit, Erfolg, mehr
Lebensfreude und vieles mehr). Ebenso wichtig ist es,
dass man das Positive in seiner Imagination schon
mit allen Sinnen erlebt.

GERTRUD HIRSCHI

Therapeutische Mudras

In der Yogatradition werden Mudras nicht nur für spirituelle und seelisch-geistige Zwecke, sondern auch für ihre therapeutische Wirkung eingesetzt. Laut des chinesischen Meridian-Systems fließen wichtige Energiebahnen durch unsere Hände und Finger, was sie zum Spiegel unseres Körpers, Geistes und unserer Seele macht. Auch in der westlichen Medizin weiß man, dass die Aktivität der sensiblen Fingerspitzen von einem verhältnismäßig großen Areal im sensomotorischen Cortex (Großhirnrinde) gesteuert wird. Je mehr wir mit den Fingern tasten und spüren, desto stärker wird dieser Bereich des Gehirns aktiviert.

Die Hände sind eines der wichtigsten Werkzeuge unseres Körpers, und wir können überraschend viel durch die Aktivität in den Fingern beeinflussen. Man kann die Anwendung von Mudras zu therapeutischen Zwecken gut mit einer Fußreflexzonenmassage vergleichen. Denn in den Händen enden – wie in den Füßen – viele Energiebahnen. Mudras sind anregende Fingeryogaübungen, die Energie und Leben bis in die Fingerspitzen bringen. Diese einfachen, kraftvollen Gesten können beruhigen, Kraft spenden und zum Wohlfühlen beitragen. Das Gute und Schöne daran ist, dass es sofort mit den Mudras losgehen kann. Es kann jeder Mudras praktizieren – ohne einen Kurs zu besuchen. Gertrud Hirschi, Yogalehrerin und Mudra-Expertin weiß: „Mudras zu praktizieren ist denkbar einfach und benötigt keine speziellen Anweisungen."

Hand-Mudras kann man fast überall und immer im Stehen, Liegen, Sitzen oder während des Gehens, praktizieren. Besonders wenn man zu schwach oder krank ist, um Yoga zu üben, reicht die Kraft für die Hand-Übungen meistens noch aus. Egal, ob du im Wartezimmer sitzt, im Stau stehst oder am Bahnhof wartest: Anstatt dich zu ärgern und dadurch innere Anspannung zu erzeugen, kannst du mit Mudras die Zeit nutzen, um zur Ruhe zu kommen, dich zu entspannen und zu regenerieren.

Wie wirkt ein Mudra therapeutisch?

Mudras können auf verschiedenen Ebenen wirken: Die Finger, Hände und Gelenke werden geschmeidiger und beweglicher bis hin zu den Schultern. Sie lösen Blockaden und lassen die Lebensenergie frei fließen. Deshalb sind Mudras in der Yogatradition auch eine therapeutische Methode und können als Ergänzung zu anderen Therapien eingesetzt werden. Schaden kann eine Mudra nicht und selbst wenn man das Mudra falsch hält, kann nichts passieren. Sie können Beschwerden lindern, ersetzen jedoch definitiv keinen Arzt, daher sollten jegliche Krankheiten immer medizinisch abgeklärt werden.

Es gibt Fingerhaltungen für bessere Konzentration, für eine gute Verdauung und einen tiefen Schlaf, bei seelischen Problemen – wie z.B. Burnout, Stimmungsschwankungen, Mobbing, Schulproblemen oder Lampenfieber. Zudem stelle ich dir in diesem Buch Mudras für die meisten unserer Zivilisationskrankheiten wie Herz-, Kreislauf-, Atmungs- und Verdauungsbeschwerden sowie für die einzelnen Organe vor.

Diese Auswahl an Mudras stellt eine ideale Ergänzung zur Yogapraxis dar, ermöglicht aber auch den optimalen Einstieg in die Mudra-Technik. In Zeiten der Krankheit, des Energieverlustes und auch in der Zeit des Überganges von einem Leben zum Nächsten können Mudras auf den seelischen und geistigen Zustand unterstützend wirken. Sie reduzieren Stress und lenken die Aufmerksamkeit nach innen.

Damit Mudras ihre positive Wirkung voll entfalten können, sollten sie regelmäßig morgens, mittags und abends praktiziert werden. Dabei ist es wichtig, dass der Geist vollkommen auf die Fingergeste konzentriert ist und die Gedanken nicht abschweifen.

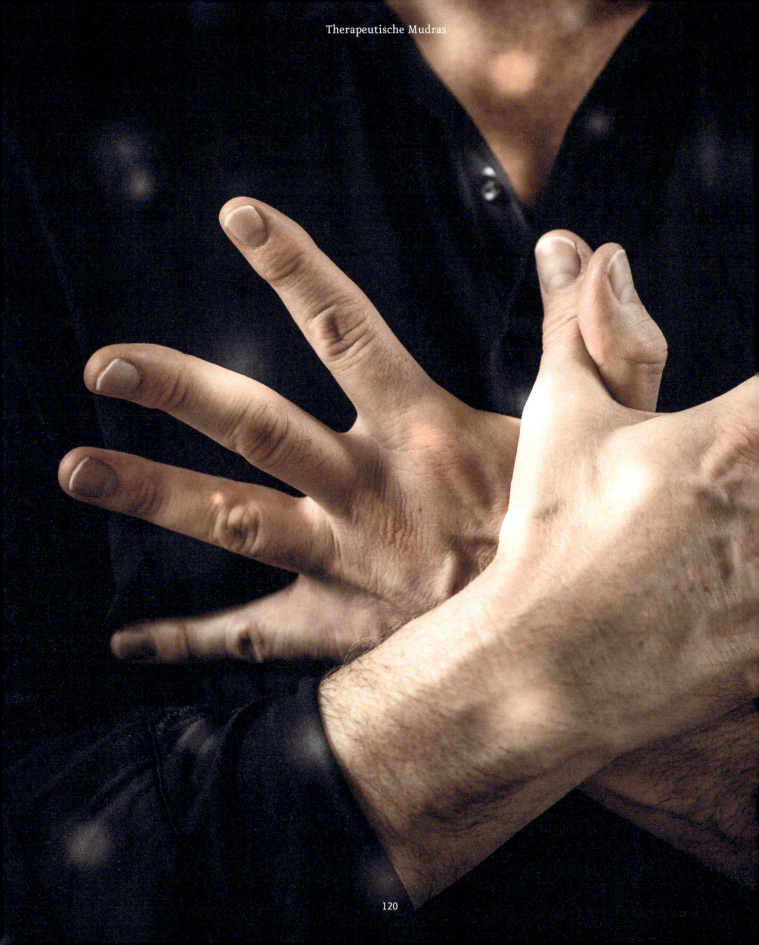

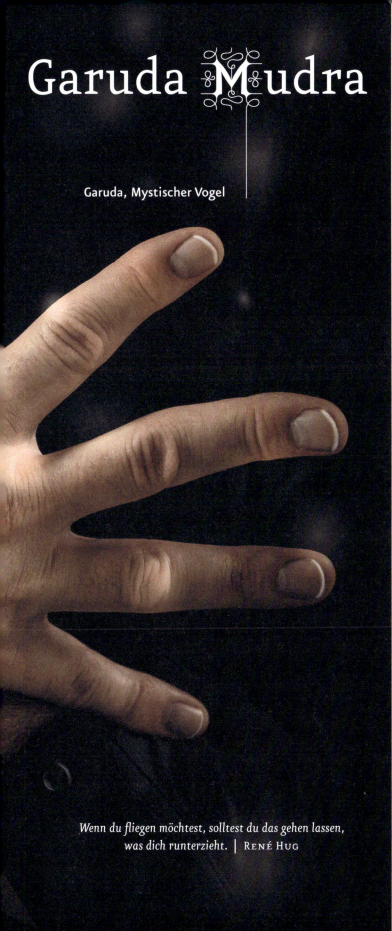

Garuda Mudra

Garuda, Mystischer Vogel

*Wenn du fliegen möchtest, solltest du das gehen lassen,
was dich runterzieht.* | RENÉ HUG

Stärke dein Immunsystem mit dem Garuda-Mudra – die Mudra des göttlichen Adlers. Der Adler steht sowohl für Luft und Leichtigkeit, als auch für Feuer und Stärke. Auf energetischer Ebene öffnest du mit Garuda-Mudra dein Herz und stärkst deine Lebensfreude und Zuversicht. Es kann sich auch sehr positiv auf dein Immunsystem auswirken:

Wirkung der Mudra:

- Regt die Durchblutung an
- Entspannt und lindert Magenverstimmungen und Atemprobleme
- Hilft gegen Erschöpfungszustände und Stimmungsschwankungen
- Harmonisiert die Energie beider Körperseiten

Lege die Hände vor die Brust: Die rechte liegt auf der linken Hand, die Daumen sind eingehakt und deine Finger gespreizt. Nach acht Atemzügen führe die Mudra vor den Unterbauch und halte es so lange, wie du es brauchst. Die Mudra kannst du je nach Bedarf oder dreimal täglich halten.

Imagination:

Mit jeder Einatmung durchfließt mich mehr und mehr positive Energie, dich mich stärkt.

Meditation:

In der Stille, ganz bei dir, lässt du deinen autonomen Atemfluss einfach geschehen und lässt dich darin treiben. Dabei schiebst du alle Erwartungen an dich beiseite und bei jeder Ausatmung wirst du leichter. Wenn du ganz bei deinem Atem bist, versuche dir vorzustellen, dass dich dein Atem trägt. Dass er dich über alles hinweg trägt, in die Lüfte über die Landschaften, die dich umgeben. Habe über alles einen klaren Blick, sodass du über das andere in deinem Leben einen anderen Blick bekommst. Unterscheide mehr und mehr das Wesentliche vom Unwesentlichen und fühle dich immer freier und freier und im Einklang mit dir selbst.

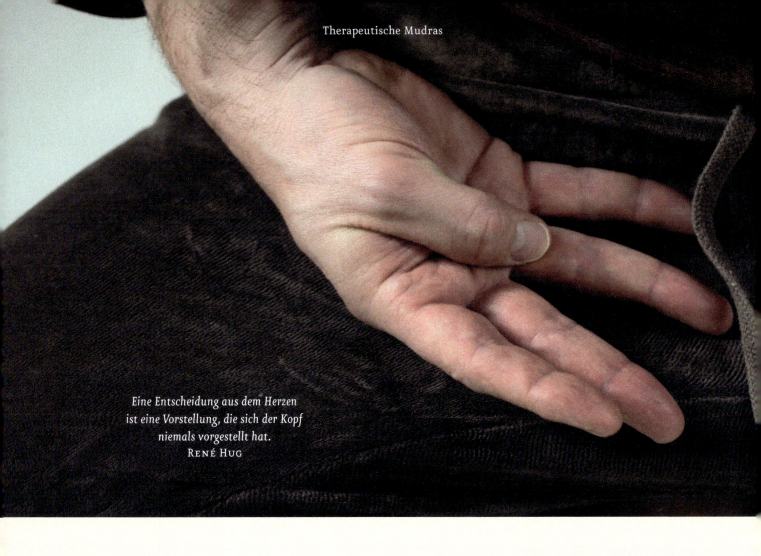

*Eine Entscheidung aus dem Herzen
ist eine Vorstellung, die sich der Kopf
niemals vorgestellt hat.*
René Hug

Kayakalpa Mudra

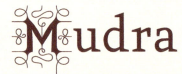

Entgiftungs-Mudra

Kaya heißt Körper und auch Haut. Kalpa bedeutet Zeitalter, Verwandlung oder Verjüngung. Kaya Kalpa bedeutet demnach, dem Körper ein neues Zeitalter, ein neues Lebensalter zu geben oder zu transformieren. Mindestens zweimal im Jahr (im Frühjahr und Herbst) sollte eine Entschlackungskur eingeplant werden. Es spielt keine Rolle wo, wichtig ist, dass du dich in dieser Zeit bewusst verwöhnst und dir mit Ruhe, Yoga, Atemübungen und Spaziergängen in der Natur viel Gutes tust. Die Kayakalpa-Mudra unterstützt dich bei diesem mentalen und körperlichen Entgiftungsprozess.

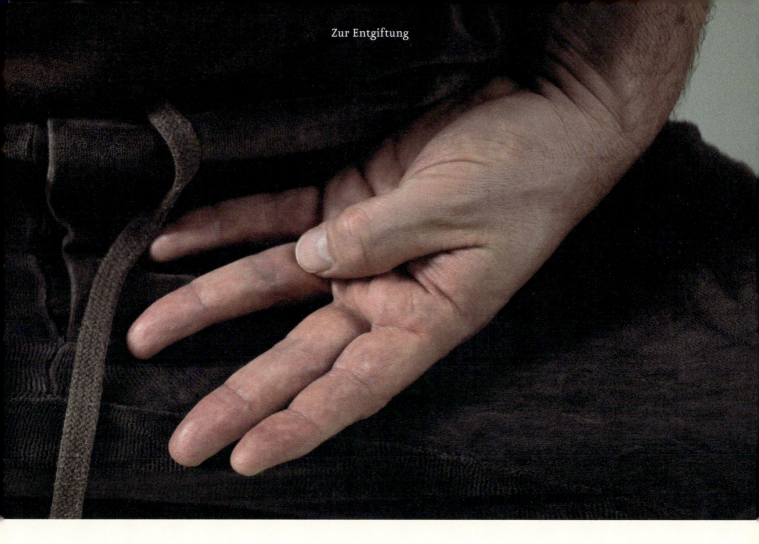

Wirkung der Mudra:

- Regt die Verdauung an
- Unterstützt die Reinigung und Klärung
  auf allen körperlichen Ebenen

Lege in beiden Händen den Daumen an die Innenkante des dritten Ringfingerglieds. Halte dies so lange, wie du es brauchst. Das Mudra kann je nach Bedarf oder dreimal täglich mit leerem Magen gehalten werden.

Imagination:

Es scheidet sich das aus, was nicht mehr zu mir gehört, und ich gebe es dankend ab.

Meditation

In der Stille, ganz bei dir, lässt du deinen autonomen Atemfluss einfach geschehen und lässt dich dabei gehen. Lehne dich mehr und mehr zurück. Wenn du den Atem einfach geschehen lassen kannst, ohne im Tun zu sein und dein Gedankenkarussell zur Ruhe gekommen ist, dann erlaube dir, dir neue Wünsche oder Projekte vorzustellen. Sehe sie lebhaft vor dir und erzeuge dabei auch Gefühle und Emotionen. Fühle hinein, als ob es schon da wäre und lebe darin mit Erleichterung und Freude. Erkenne dabei diese Kraft und diese Energie und nimm sie mit in deine Gegenwart.

Was du liebst, lass es frei sein.
Es kehrt zu dir zurück,
wenn es zu dir gehört
und wird ein lebenslanger
Begleiter sein.
RENÉ HUG

Linga Mudra

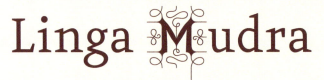

Aufgerichtete Mudra

Die Linga-Mudra steht für die männliche Energie und gehört zu den Feuer-Mudras.
Linga heißt übersetzt ein Strahlen und Scheinen des Feuers, und es ist auch ein Phallussymbol.
Der Daumen symbolisiert die Wirbelsäule und steht für die Stärkung und das Stabilisieren des
Nervensystems.

Wirkung der Mudra:

- Es beschleunigt den Stoffwechsel und hilft
  somit bei der Gewichtsabnahme
- Verbessert die Verdauung
- Hilfe im Kampf gegen Kälte, Temperatur-
  abfall und Unterkühlung
- Lindert Symptome einer Bronchialinfektion
  und Asthma
- Stärkt die Lunge, Widerstandskraft gegen
  Husten und Erkältung
- Reduziert die Schleimproduktion und lindert
  Erkältungsbeschwerden

Lege beide Handflächen aufeinander, die
Finger verschränken sich ineinander. Nur
der Daumen links bleibt aufrecht und wird
vom Zeigefinger und der Daumenkuppe der
rechten Hand umschlossen.

Imagination:

Meine Widerstandskraft wird mit jeder Ein-
und Ausatmung stärker.

Meditation

Lehne dich zurück und nimm in deinem
autonomen Atemfluss bewusst die Lunge wahr.
Genieße mehr und mehr zu beobachten, wie
sich die Lunge bei der Einatmung ausdehnt
und bei der Ausatmung entspannt. Sieh die
Lunge lebhaft vor dir und erzeuge dabei ein
Gefühl von Größe und noch mehr Volumen.
Fühle bewusst hinein und stelle dir dabei in
deinem Körper ein Feuer vor, das sich in dir
ausbreitet. Ein Feuer, das unnötigen Ballast
wie Bakterien und Abfall verbrennt. Erlaube
dir, frei von diesem unnötigen Ballast zu sein.

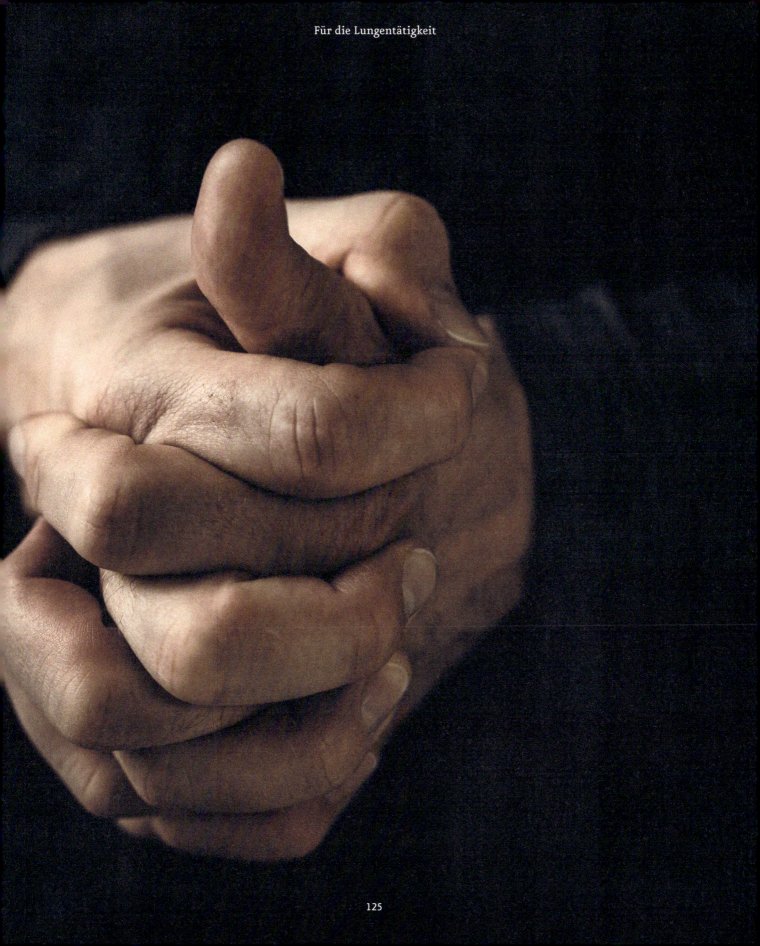

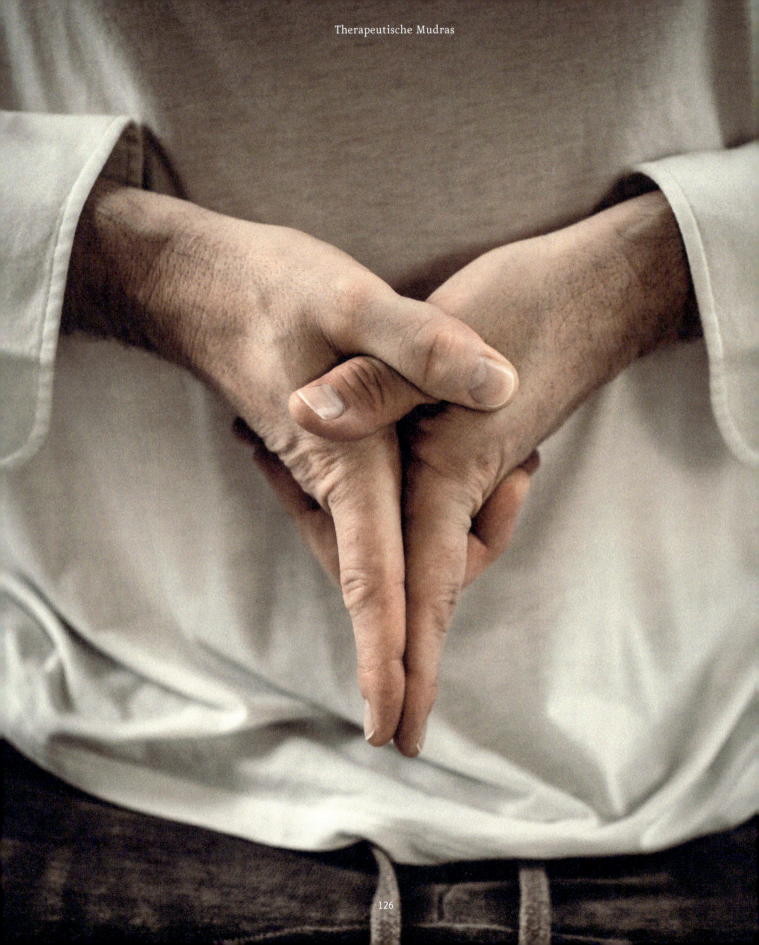

Ksepana Mudra

Geste des Loslassens

Die Ksepana-Mudra ist die Geste des "Ausgießens" und "Loslassens". Wenn du dich inmitten von Menschen befindest oder gerade oft negativen Energien ausgesetzt bist, dann kann sich dies schnell auch auf deinen eigenen Energiespiegel auswirken.

Mit dieser Mudra fließt die verbrauchte oder negative Energie ab, um frische Energie aufzunehmen. Durch die Konzentration auf die beiden Zeigefinger werden zudem durch die Ksepana-Mudra, laut der Mudra-Lehre, Ängste gemindert und Entspannung gefördert.

Wirkung der Mudra:

• Es regt die Ausscheidung über den Dickdarm und die Haut an
• Die Ausatmung wird verbessert und fällt leichter
• Sorgt für neue positive Energie

Verschränke den Mittel-, Ring- und kleinen Finger in beide Hände. Die Zeigefinger sind ausgestreckt und liegen flach aneinander. Deine Daumen sind gekreuzt und liegen in der Daumengrube. Richte die Zeigefinger Richtung Boden oder im Liegen zu den Füßen. Zwischen den Händen ist ein kleiner Hohlraum.

Imagination:

Das, was nicht zu mir gehört, das, was mir Energie raubt, darf gehen. Das, was mir Energie schenkt, nehme ich dankend an.

Meditation

Lehne dich zurück und nimm in deinem autonomen Atemfluss bewusst die Ausatmung wahr. Beobachte in der Ausatmung, wie sich alles in dir entspannt und wie der verbrauchte Sauerstoff einfach geht, ohne dass du dafür etwas machen musst. Erlaube dir mit jeder Ausatmung die unnötigen Energien gehen zu lassen. Lass dich bei jeder Einatmung mit neuer, frischer Energie erfüllen.

Den Menschen,
denen es genügt,
dass ich einfach ich bin:
DANKE!

UNBEKANNT

Mahasirsa Mudra

Das große Kopf Mudra

Kopfschmerzen können die verschiedensten Ursachen, wie Verspannungen im Nacken, Rücken, Becken, Verdauungsprobleme oder verschleimte Nebenhöhlen, haben. Daher werden Kopfschmerzen durch eine Mudra nicht sofort verschwinden. Es gleicht jedoch die Energien in deinem Körper aus und wirkt spannungslösend. Grundsätzlich solltest du, während du das Mudra hältst, deine Energie nicht in den Kopfbereich lenken. Um die Verspannung zu lösen, ist es besser, die Energie bewusst auf ein anderes Körperteil zu richten. Überall, wo es dich hinzieht und dir angenehm erscheint.

Wirkung der Mudra:

- Löst Spannungen und entspannt die Sinnesorgane im Gesicht
- Lässt Schleimansammlung in den Nebenhöhlen besser abfließen
- Verteilt die Energie dort, wo sie gebraucht wird

Lege in beiden Händen die Fingerkuppen von Daumen, Zeigefinger und Mittelfinger aneinander. Der Ringfinger ruht in der Daumenfalte und dein kleiner Finger wird gestreckt gehalten.

Imagination:

Die Energie steht mir jederzeit und überall zur Verfügung, und ich mache weisen Gebrauch daraus für einen freien, leichten und klaren Kopf.

Meditation

Lehne dich zurück und nimm in deinem autonomen Atemfluss bewusst die Ausatmung wahr. Beobachte die Ausatmung und lass dabei zu, dass die unnötigen Verspannungen vom Kopf über den Nacken in den Rücken, Becken, beide Beine über die Zehenspitzen wie ein Wasserfall aus dir herausfließen. Bei der Einatmung wirst du mit weißem Licht aufgefüllt, und du siehst dich im weißen Licht als wandelnde Lichtsäule.

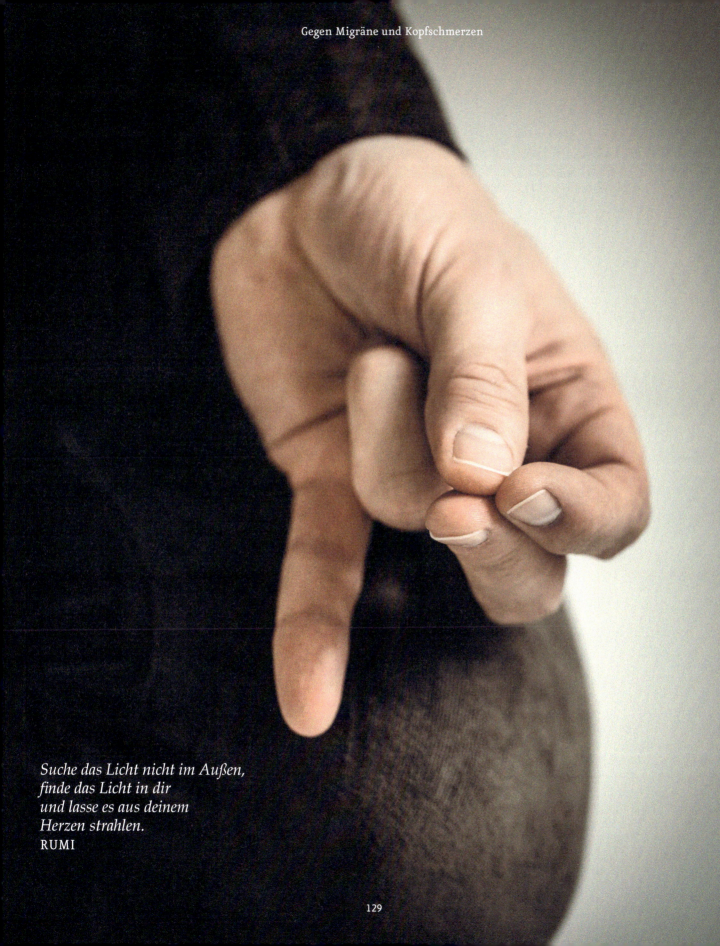

*Suche das Licht nicht im Außen,
finde das Licht in dir
und lasse es aus deinem
Herzen strahlen.*
RUMI

Uru Mudra

Weite

Das Uru-Mudra bereitet dich gut auf die Meditation vor. Es verleiht dir einen ruhigen und bewussten Atemrhythmus und sorgt für Ruhe, so dass dein Gedankenkarussell stillstehen darf.

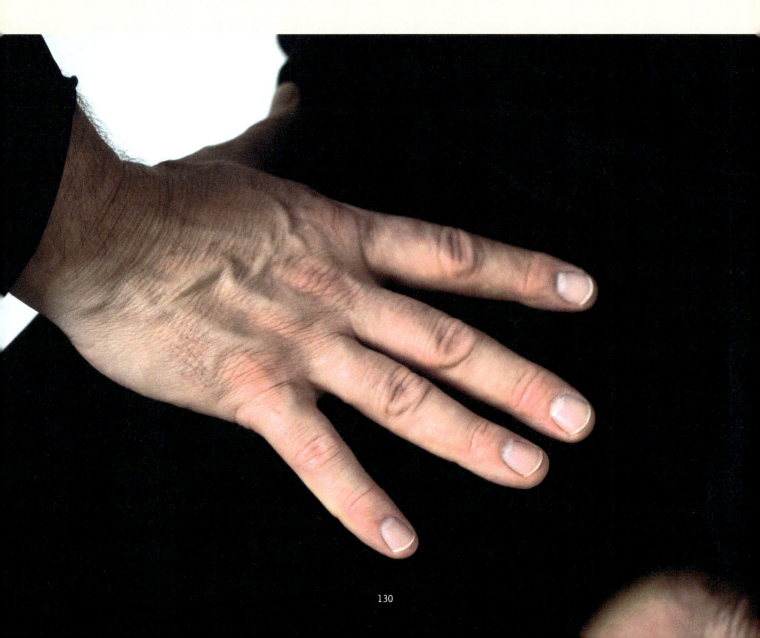

Wirkung der Mudra:

- Unterstützt bei der Entspannung des Nervensystems
- Hilft bei Konzentrationsschwierigkeiten
- Hilft bei Stress, Erschöpfung und bei Überaktivität
- Es beruhigt den Geist

Lege die Handflächen auf die Oberschenkel, so dass die Daumen zum Gesäßmuskel zeigen. Die Zeigefinger ruhen auf den Leisten. Die Fingerzwischenräume sind geöffnet.

Imagination:

Ich darf alles einfach nur noch geschehen lassen, in der Zuversicht, dass alles seinen bewussten Weg nimmt.

Meditation

Lehne dich zurück, nimm deinen autonomen Atemfluss bewusst wahr und beobachte ihn. Gib ihm Raum, gib dem Atem bewusst die Freiheit zu kommen und zu gehen, wie er möchte, und beobachte.

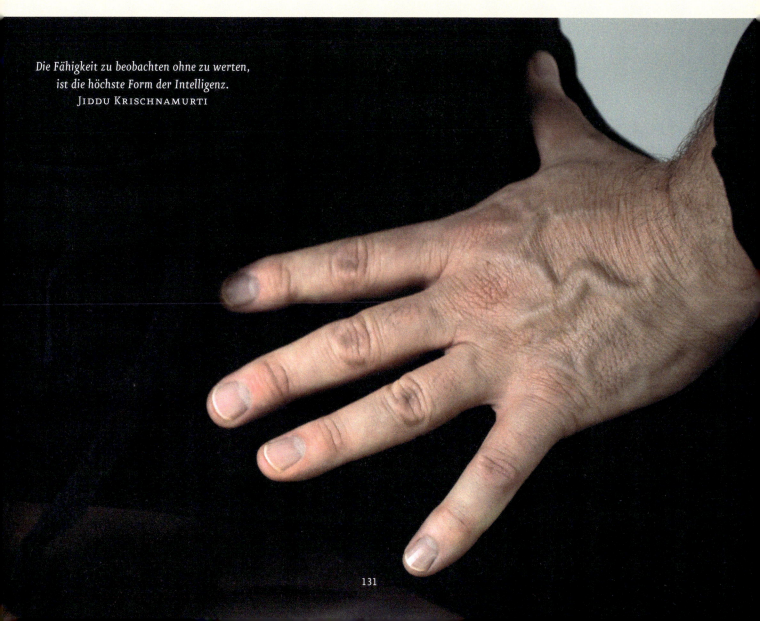

Die Fähigkeit zu beobachten ohne zu werten, ist die höchste Form der Intelligenz.
Jiddu Krischnamurti

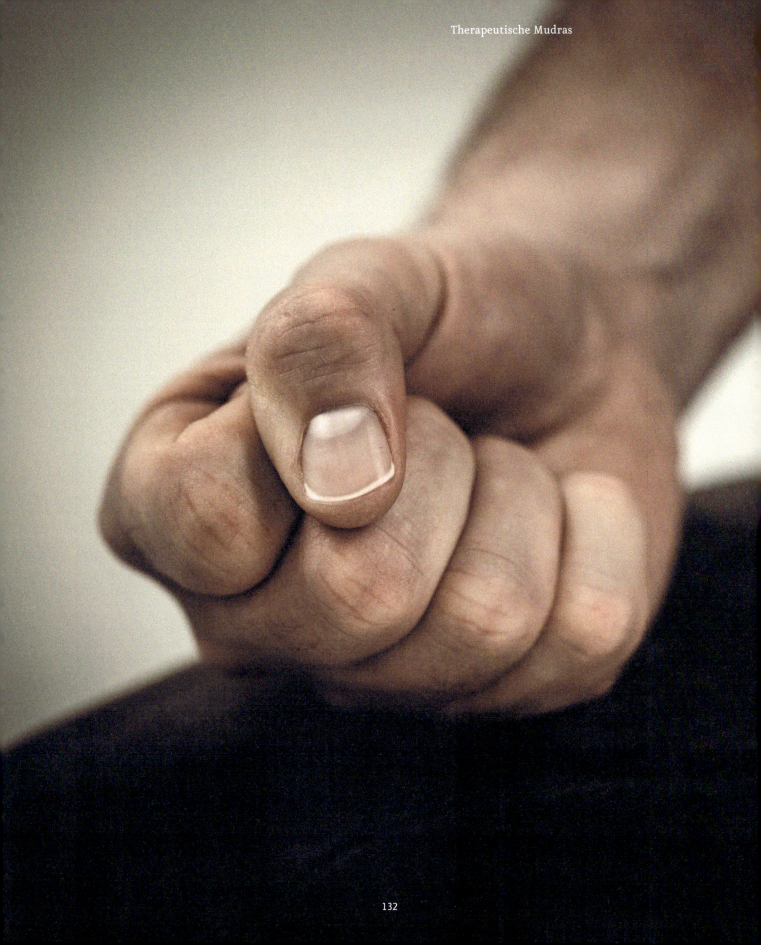

Musti Mudra

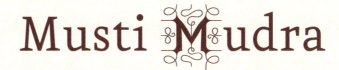

Faust Mudra

Verzweiflung, Ohnmacht und Aggressionen beruhen oft darauf, etwas nicht zulassen zu können, nicht nein sagen zu können oder sein Leben nicht zu leben. Es beeinträchtigt unser Dasein und unsere Entwicklung, wenn wir uns in die Enge treiben lassen und nicht abgrenzen können. Beginne in Zukunft, bevor du in ein klärendes Gespräch gehst, die Faust-Mudra zu praktizieren, damit du schon mal unnötige negative Energie oder Aggressionen von dir gehen lassen kannst. Klärende Gespräche und aufeinander einzugehen, ist ein Schritt nach vorne.

Wirkung der Mudra:

• Aktiviert die Leber- und Magenenergie
• Gibt die Selbstvertrauen und stärkt dein Willenskraft
• Fördert die Verdauung und hilft gegen Verstopfung

In beiden Händen beuge die Finger nach innen, und der Daumen ruht über dem Mittelfinger.

Imagination:

Jeder darf seine Meinung haben, wie ich meine habe und sie ruhig und gelassen vertreten darf.

Meditation

Lehne dich zurück und nimm deinen autonomen Atemfluss bewusst wahr. Verweile in diesem Atemfluss und in der Zeit der Wahrnehmung, sehe dich selbst wie du gegenüber anderen selbstbewusst deine Meinung und Absicht mitteilst.

Dein Auftreten ist klar, leicht und liberal. So dass du unvoreingenommen wahrgenommen und akzeptiert wirst. Sehe dich farbig, froh und reich darin.

Alle unsere Streitereien entstehen daraus, dass einer dem anderen seine Meinung aufzwingen will.
Mahatma Gandhi

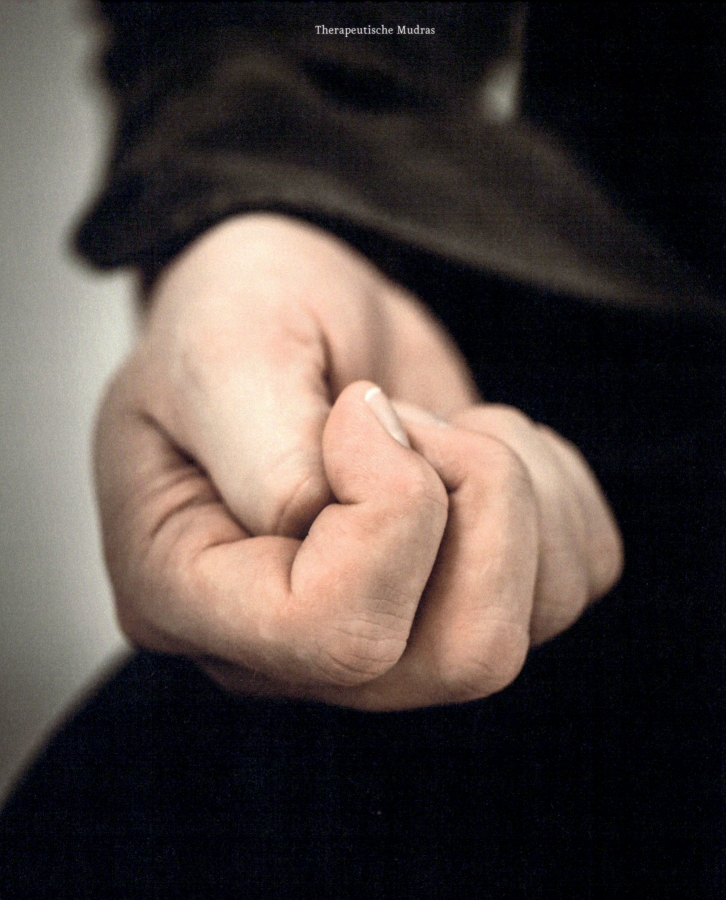

Ein gewisses Maß an Dunkelheit
ist nötig, um die Sterne zu sehen.
OSHO

Tse Mudra

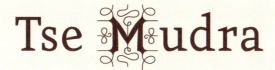

Magnetismus

Die Tse-Mudra entstammt aus der chinesischen und taoistischen Tradition. Der Experte und Kenner der chinesischen Medizin, Kim Tawn, schreibt dazu, dass diese Mudra laut taoistischer Mönche Traurigkeit, Missgeschick und Unglück abwendet und dabei helfen kann, Depressionen zu überwinden.

Wirkung der Mudra:

- Es steigert intuitive und geistige Kräfte
- Stärkt das Verdauungssystem und wirkt gegen Verstopfung
- Lindert Blähungen und Darmwinde
- Kanalisiert unterdrückte Emotionen, Wut und Aggressionen

Platziere die Hand, die dich ruft, auf dem Oberschenkel. Lege die Daumenspitze in die Handfläche, mit den anderen vier Fingern umschließt du den Daumen. Die andere Hand legst du ruhend auf dein Knie.

Imagination:

In mir ist das Licht des Lebens, und ich darf es leben.

Meditation

In deinem autonomen Atemfluss legst du die Hand, in der du die Tse-Mudra hältst, zum Unterbauch hin. Entspanne den Unterbauch komplett oder suggeriere dir, dass er ganz weich wird. Wenn du nah am Unterbauch angekommen bist, erlaube dir selbst, bei dieser Wahrnehmung ein kleines Licht zu sehen. Mit jeder Einatmung wird dieses Licht größer und bei der Ausatmung behält es seine Größe und Helligkeit.
Sehe dich selbst in diesem Licht, froh und reich darin.

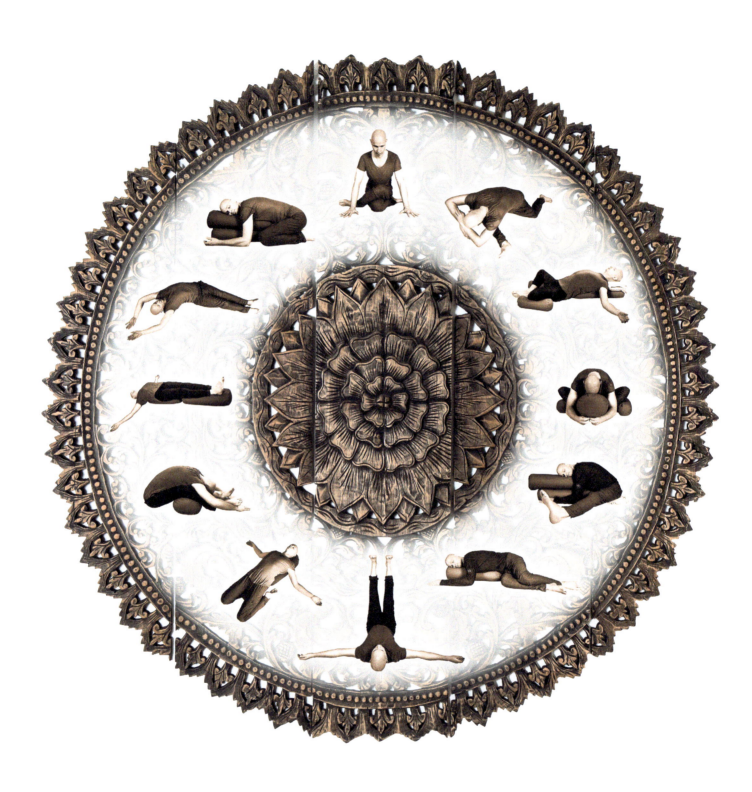

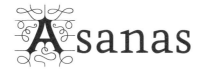sanas

Ich bin überzeugt und hege die Hoffnung, dass ich mit diesem Buch und den folgenden Informationen über die Haltungen all denjenigen, die sich schon immer für Yoga interessiert haben, nun die letzte Hürde nehmen kann, endlich damit anzufangen. Es gibt viele Menschen, die Interesse am Yoga haben, aber sich bis heute noch nicht getraut haben, damit zu beginnen. Die Gründe dafür sind vielfältig, doch oft höre ich, dass sie der Meinung sind, für Yoga nicht gelenkig genug zu sein, oder nicht genug über die Technik und Ausführungsart der einzelnen Asanas zu wissen. Mit diesem Buch möchte ich genau diese Menschen motivieren und ermutigen, einfach einmal damit zu beginnen. *Yin Restorative Yoga* ist für diesen Zweck der perfekte Yoga-Stil. Wenn man dabei noch die in diesem Buch beschriebenen Hilfsmittel benutzt, dann können auch Anfänger einen leichten Einstieg finden und es wird ihnen eine Menge Spaß bereiten, Yoga zu praktizieren.

Dem fortgeschrittenen Yoga-Praktizierenden wird dieses Buch zeigen, wie der Einsatz von Hilfsmitteln dabei helfen kann, einen Fortschrittsstillstand beim Praktizieren einer Asana zu überwinden. Setzt man sie ganz gezielt ein, dann helfen sie dir, nach und nach die Anspannung im Muskel loszulassen und dadurch tiefer in die Asana gleiten zu können, bis du deine optimale Komfortzone erreicht hast. Ich habe bewusst jede Ausführung einer Haltung Schritt für Schritt auf Bildern festgehalten. Man soll ganz leicht erkennen können, wie die Hilfsmittel einzusetzen sind, um so den maximalen Nutzen daraus zu ziehen. Sie werden dir dabei helfen in die korrekte Stellung der Yoga-Haltung zu kommen. Auf eine angenehme Art und Weise soll dir schrittweise gezeigt werden, wie du Fortschritte machen kannst und beweglicher wirst, ohne dabei deinen Körper zu überanstrengen. Mit den Hilfsmitteln kann jeder, und das unabhängig von seiner momentanen Beweglichkeit, weiter an seinem Fortschritt betreffend der einzelnen Asana arbeiten und dabei innerlich immer mehr zur Ruhe kommen und so seine Gesundheit fördern.

sthira-sukham asanam
YOGASUTRE 2.46

sthira | stabil, stetig
sukha | angenehm, bequem
asanam | Position

Dieses Buch soll dir auch als Nachschlagewerk dafür dienen, welche Organe, Muskeln, Faszien, Gelenke und Knochen von der jeweiligen Asana stimuliert und angesprochen werden. Ebenso förderst du durch das regelmäßige Üben der Asanas deine Wahrnehmung betreffend deines Körpers und deiner seelischen Verfassung.

In der *Yin Restorative Yoga* Praxis geht es grundsätzlich nicht um Leistung und Erfolge – es ist kein Wettbewerb! Jeder Praktizierende hat sich bis zum heutigen Zeitpunkt seinen persönlichen Grad an Beweglichkeit und Fortschritt im Yoga erarbeitet. Und genau aus diesem Grund solltest du dich nicht an den Anderen messen. Sobald man ins Leistungsdenken »abrutscht« und sich mit anderen vergleicht, folgen oft Schmerzen und Verletzungen, besonders wenn man sich mit denjenigen vergleicht, die vielleicht schon viel länger als man selbst üben, oder die aufgrund eines anderen Knochenbaus bestimmte Bewegungen viel weiter ausführen können!

Gib dir den persönlichen Freiraum und nimm dir die Zeit, regelmäßig *Yin Restorative Yoga* zu praktizieren. Am besten schaffst du dir in deiner Wohnung eine »Yoga-Ecke«, einen Bereich in deinen vier Wänden, in dem du immer praktizieren kannst. Ist die Wohnung groß genug und hast du einen separaten Raum zum Üben, umso besser. Aber auch eine kleine Ecke genügt, um dir das Gefühl zu geben, dass du dich in deinen »Tempel der Ruhe und Stille« zurückziehen kannst. Schaffe dir einen Bereich, in den du immer wieder gerne zurückkehrst, um dort deine Yoga-Praxis abzuhalten. Denn dann wirst du auch immer wieder gerne Yoga praktizieren und dich täglich darauf freuen.

Praktiziere immer wieder mit Geduld und Hingabe und sensibilisiere deine Wahrnehmung dir gegenüber. Bei regelmäßiger *Yin Restorative Yoga* Praxis wirst du in Zukunft immer besser in der Lage sein, deinen Geist in Harmonie mit deinem Körper zu bringen und dem täglichen Stress zu widerstehen. Im Idealfall wird in Zukunft aufgrund deiner fortschreitenden inneren Ruhe erst gar kein Stressgefühl aufkommen. Dein Körper und Geist sollen von deiner Praxis gestärkt werden und neue Energie bekommen. Um diesen Prozess zu unterstützen, ist es von Vorteil, wenn man sich ganz auf sich konzentriert und am besten dazu die Augen schließt, sobald man sich in der Haltung befindet.

Wenn du die Asanas praktizierst, dann gehe nur so tief in die Haltungen, dass es zwar anspruchsvoll ist, jedoch keine Hochleistung für deinen Körper bedeutet. Durch das längere Halten und Hineinsinken in die Asana erlebst du dann, wie du nach und nach immer mehr entspannst und sich eine gesunde und nicht erzwungene Öffnung des Gewebes einstellt. Wenn du zu weit in die Asana hinein gehst, wird es unvermeidlich sein, dass du dich zu verkrampfen beginnst, also genau das Gegenteil von entspannen geschieht. Sobald dies passiert, löse die Asana ein wenig auf und gehe bis zu dem Punkt zurück, an welchem du deine »Komfortzone« verlassen hast. An diesem Punkt, an dem es für dich gerade noch angenehm ist, verweile.

Du solltest damit rechnen, dass wenn du einmal auf den Geschmack gekommen bist, du nicht mehr mit dem Praktizieren aufhören möchtest. Wie es schon B.K.S. Iyengar gesagt und geschrieben hat:

Ist das Licht des Yoga einmal entzündet, verlischt es nie mehr. Je intensiver Sie üben, desto heller wird die Flamme leuchten.

Es ist wichtig, dass du dir die Zeit für deine *Yin Restorative Yoga* Praxis nimmst und sie wenn nicht täglich, dann doch regelmäßig ausübst. Beim Praktizieren solltest du bei der Ausführung der Haltungen immer auf zwei Dinge besonderen Wert legen: Stabilität und Wohlbefinden.

Diese beiden Faktoren sind eine absolute Notwendigkeit. Halte die Asanas 3 bis 15 Minuten, wobei du zu Anfang mit 3 Minuten beginnst und dann mit jeder Praxis nach und nach auf 15 Minuten aufbaust. Benutze dabei immer wieder so viele Hilfsmittel wie möglich, damit sie dich beim Loslassen unterstützen. Auch wenn du keine Dehnung in den Muskeln und Sehnen spürst, achte trotzdem auf deinen Körper und beobachte: Wie ist die Atmung? Wie ist der Puls? Gibt es eine erhöhte Spannung im Kiefer, in den Schultern oder im Nacken?

Beobachtest du solche Anspannungen bei dir, solltest du sie nicht als gut oder schlecht beurteilen, sondern einfach loslassen und auflösen. Verändere deine Haltung, wenn Körperteile einschlafen, taub werden oder du stechende Schmerzen zum Beispiel im Knie oder in der Wirbelsäule verspürst – und löse die Haltung ganz auf, wenn die Beschwerden trotz veränderter Haltung nicht verschwinden. Ein weiteres oder zu intensives Halten würde die Nerven unnötigerweise reizen oder sogar schädigen. Generell solltest du bei Rücken-, Hüft- und Kniebeschwerden besonders sanft und auf jeden Fall schmerzfrei üben. Achte immer auf die Grenzen deines Körpers und schätze die wertvollen Hinweise, die er dir gibt. Damit es hier keine Missverständnisse zwischen uns gibt, möchte ich ganz klar und deutlich betonen: Ob *Yin Restorative Yoga* dir bei spezifischen Schmerzen helfen kann, sollte dir der Arzt deines Vertrauens sagen und nicht ich mit diesem Buch. Falls er der Meinung ist, dass ein Versuch sich durchaus lohnen könnte, dann gehe deine *Yin Restorative Yoga* Praxis langsam an und halte die Asanas nicht zu lange. Achte auch darauf, das Gewebe nicht zu sehr zu reizen oder zu überdehnen und mache nur Bewegungen, die von der Natur vorgesehen sind. In meinen Augen bedeutet das auch, dass du bei akutem Fieber, Entzündungen und Schmerzen nicht praktizieren solltest. Bei chronischen Beschwerden halte bitte Rücksprache mit deinem Arzt, ob die Yoga-Haltungen, Atemtechniken und Meditationen für dich im jeweiligen Zustand geeignet sind.

Kein Tag deiner Yoga-Praxis wird wie der andere sein. Du wirst immer wieder neue Erfahrungen machen, und jeder Tag wird neue Herausforderungen für dich bereithalten. Bei der Praxis von *Yin Restorative Yoga* werden Körper und Geist nicht nur ins Gleichgewicht gebracht, die beiden werden auch anfangen, miteinander zu kommunizieren. Sie schaffen so einen Zustand der Balance, und dein Organismus kann anfangen, zu regenerieren. Wenn du dir gegenüber aufmerksam bist, dann kannst du durch deine Selbstbeobachtung Zeuge dieses Prozesses werden. Diese Möglichkeit der Selbsterfahrung ist die beste Motivation überhaupt. Zusammen mit einer frei fließenden, ruhigen Atmung ist sie der Schlüssel zu innerer Ruhe und Frieden.

Hast du diese beiden für dich erlangt, dann kann sich dein Herz für die Spiritualität, die in dir lebt, öffnen. Es gibt kaum etwas Spirituelleres, als in sich hinein zu schauen und zu erleben, wie man anfängt, auf geistiger Ebene Fortschritte zu machen. Mit dem Gefühl der bedingungslosen Akzeptanz sich selbst gegenüber lernst du durch Bescheidenheit und Dankbarkeit deine Situation neu zu betrachten und kultivierst damit einen Zustand des inneren Friedens. Oder mit anderen Worten, so wie du bist, so ist es in Ordnung.

Die Ruhe und Energie, die ich persönlich in einer Asana durch die Meditation erhalte, versuche ich immer sehr bewusst in die nächste Haltung mit hineinzunehmen. Nachdem ich die letzte Asana einer Sequenz gemacht habe, setze ich mich sehr langsam auf und bleibe immer noch für eine Weile in aller Ruhe in einer aufrechten Haltung sitzen. Damit der Atem frei fließen kann, achte ich darauf, dass beim Sitzen die Wirbelsäule gerade ist. Ich versuche immer einen schönen ruhigen Übergang aus dem Zustand der Meditation und Yoga-Praxis zurück in den Alltag zu schaffen. So kann es mit geschärften Sinnen und fokussiert an die nächsten Aufgaben und Herausforderungen des Alltags gehen.

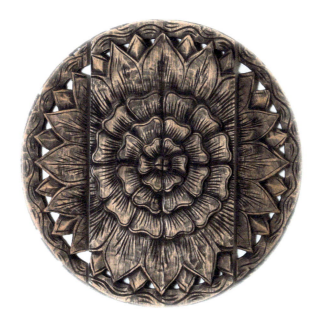

Hände und Füße

Unsere Temperaturfühler

Unsere Hände und unsere Füße sind meines Erachtens nach mit die wichtigsten Gliedmaßen, die wir haben. Wir gebrauchen sie andauernd, und das den ganzen Tag. Auf unseren Füssen laufen wir und sie bringen uns überall hin, wohin auch immer wir gehen wollen. Und unsere Hände, als Endpunkte unserer Arme, welche die Verlängerung unseres Herzens sind, helfen uns, die Welt um uns herum zu gestalten. Oft ist es leider so, dass wir uns über unsere Füße und Hände viel zu wenig Gedanken machen. Während der Yoga-Praxis achten wir meistens nur dann auf sie, wenn uns der Yogalehrer auffordert, einmal bewusst auf den Fußsohlen zu stehen, um von den Zehen bis zur Ferse die Berührung des Bodens auf uns wirken zu lassen und so unsere Verbundenheit und Verwurzelung mit der Erde wahrzunehmen. Leider vergessen wir genau diese Wahrnehmungen dann wieder allzu schnell, sobald wir zurück im Alltag sind.

Aber es gibt während der Yoga-Praxis noch einen Moment, in dem wir unsere Hände und Füße plötzlich wahrnehmen, und das ist wenn unsere Oberflächentemperatur sinkt und es uns während der Stunde kalt wird. Meistens passiert das mitten in einer *Yin Restorative Yoga* Praxis oder wenn wir ganz ruhig und entspannt in der Shavasana liegen. Solange sich der Mensch nicht extremer Kälte aussetzt, bleibt zwar die Temperatur im inneren des Körpers – die sogenannte Körperkerntemperatur – normalerweise mit ca. 37 Grad relativ konstant. Der Hypothalamus, unser körpereigener »Wärmeregulator«, der in der Region des Zwischenhirns angesiedelt ist, sorgt dafür. Die Oberflächentemperatur hingegen unterliegt größeren Schwankungen. Diese werden einerseits verursacht, wenn wir uns entspannen und zur Ruhe kommen, andererseits hat die Aussentemperatur, der wir ausgesetzt sind, einen kühlenden bzw. wärmenden Einfluss auf unser Wärmeempfinden. Während der Shavasana empfehle ich im Fall von kalten Händen und Füssen, dass du sie in eine Decke »einpackst«. Wenn du möchtest, kannst du dies auch mit dem Kopf machen.

Kalte Hände und Füße während der Yoga-Praxis können aber bald der Vergangenheit angehören, wenn du in Zukunft den auf folgenden Seiten gezeigten Zehensitz und die Handgelenkübungen sowie die Sitzhaltung Vajrasana und Virasana in deine Praxis integrierst. Durch mildes und langsames 1- bis 2-minütiges Praktizieren dieser Übungen kannst du dem Wärmeverlust an Händen und Füssen vorbeugen. Dabei solltest du aber langsam in die Dehnung hineingehen und sie auch wieder bewusst und langsam lösen. Wenn du diese Übungen zu intensiv machst, könnte dies kontraproduktiv sein und nicht zum gewünschten Ergebnis führen.

Für die Füße bedeutet der Zehensitz nicht nur Öffnung der Zehenkammer, Weitung der Fußsohlen und Kräftigung der Sprunggelenke, sondern auch die Befreiung von den Schuhen und die Möglichkeit, »durchatmen« zu können. Die Handgelenkübungen und Fingerdehnungen hingegen lösen Verspannungen nicht nur in den Händen, sondern bis hoch in die Arme. Sie lockern und stimulieren.

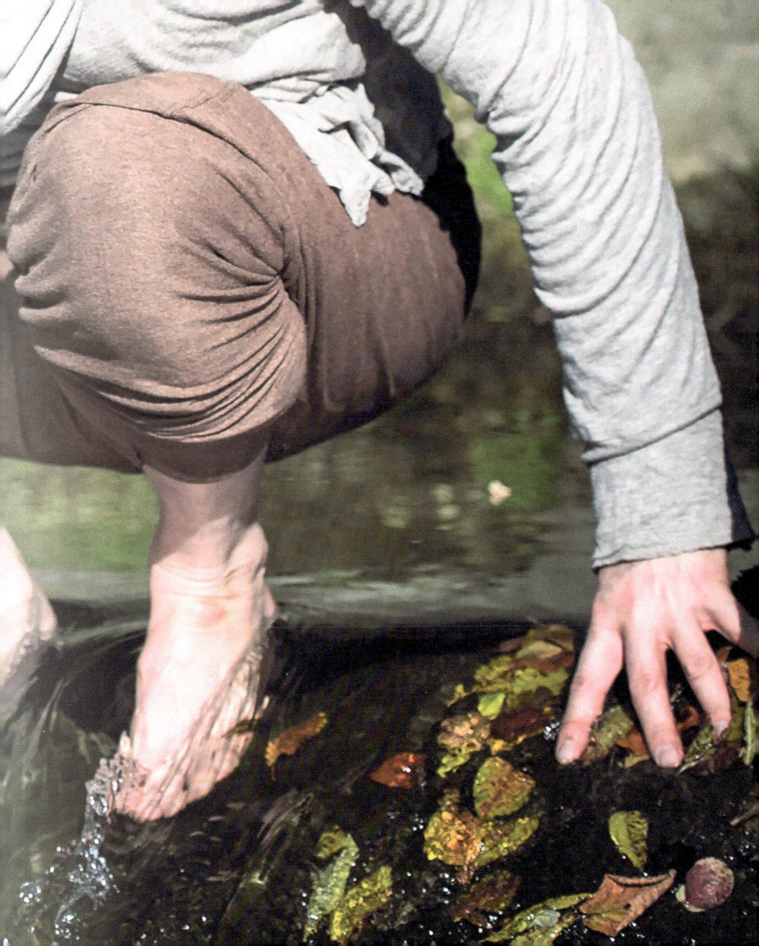

Handgelenkdehnung

1 Verschränke die Finger so, dass sich der kleine Finger der linken Hand unter dem der rechten Hand befindet. Drehe die Handflächen der verschränkten Hände nach außen und achte darauf, dass sich jeweils die Daumenspitzen und die Kuppen der kleinen Finger berühren. Beim Ausatmen streckst du die Arme auf Schulterhöhe nach vorne. Beim Einatmen hebst du dann die Arme senkrecht über den Kopf und stößt die Handflächen so weit wie möglich nach oben. Halte diese Position für ca. 1 Minute und entspanne danach einige Atemzüge.

2 Komme in den Vierfüßlerstand.

3 Beim Einatmen drehe die rechte Hand langsam nach außen, bis die Fingerspitzen zu dir schauen und setze dann beim Ausatmen die Handfläche auf. Pass auf, dass du die Schultern nicht hoch ziehst, sondern sie »fallen« lässt. Das erhöht den Zug in Handgelenk und Händen und verstärkt die Dehnung. Wechsle für ca. 1 Minute immer wieder die Ausrichtung der Hände, bis die Handgelenke und -flächen sich weicher anfühlen.

4 Positioniere die Hände dann so, dass die Fingerspitzen in Richtung zu dir schauen und achte darauf, dass die Handballen auf dem Boden aufliegen. Wenn du möchtest, kannst du mit der Zeit auch aus dem Vierfüßlerstand in den Fersensitz wechseln für ca. 2 Minuten.

Um die Übung zu beenden, bring die Hände langsam zurück in die Ausgangsposition und komm in den Vierfüßlerstand. Bring beide Fußrücken auf die Matte und setze dich dann in die Vajrasana oder Virasana und fühle, was sich verändert hat.

Wirkung

• Diese Dehnungen sind sehr hilfreich bei einem Karpaltunnelsyndrom, wenn sie vorsichtig und achtsam dosiert werden.

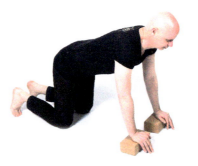

Bei zu starker Dehnung oder Kompression im Handgelenk lege eine Decke oder einen Block unter das Handgelenk. Es mildert die Dehnung.

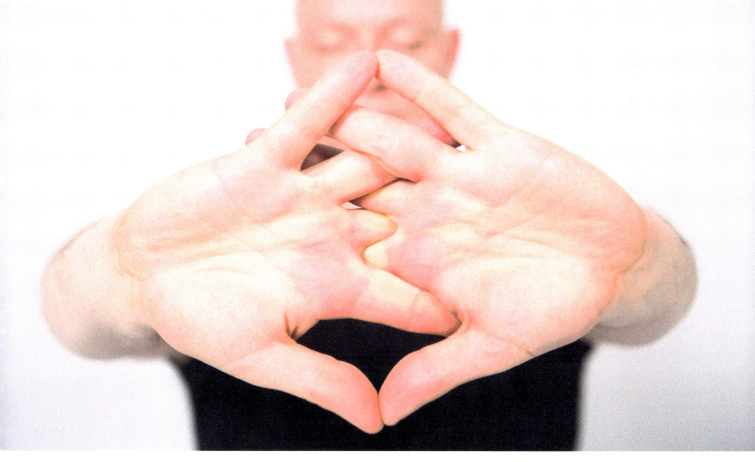

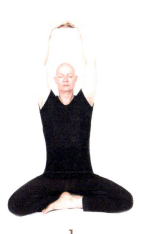

1

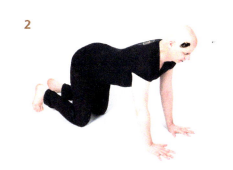

2

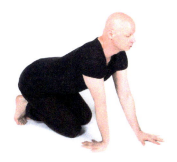

3

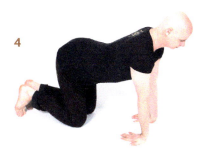

4

Zehensitz/Fersensitz

1 Begib dich in den Vierfüßlerstand und stelle die Füße dabei auf die Zehenspitzen. Beim Ausatmen schieb dich nach hinten und setze dich auf deine Fersen. Verweile dort und spüre, wie sich die Zehen und Fußsohlen dehnen, wobei du bewusst über die Zehenspitzen ein- und über die Fingerspitzen ausatmest.

Um die Übung zu beenden, nimm die Hände vor den Knien auf den Boden und komme zurück in den Vierfüßlerstand. Bring beide Fußrücken auf die Matte und setze dich dann in die Vajrasana oder Virasana und fühle, was sich verändert hat.

Hinweise

• In der Vajrasana kannst du auch ein Polster zwischen Fersen und Gesäß legen.

• In der Virasana bietet es sich an, einen Block oder ein Polster unter das Gesäß und eine Decke unter den Fußrücken zu nehmen.

• Bei Kniebeschwerden kürzer in der Haltung verweilen. Lege eine Decke oder ein Kissen zur Dämpfung unter die Knie.

• Bei zu starker Kompression im Sprunggelenk lege eine Decke oder ein Kissen unter die Knie.

Wirkung

Der Zehensitz dehnt die Zehen, die gesamte Fußsohle bis hoch in die Achillessehne und sorgt gleichzeitig für eine Kräftigung der Zehen- und Sprunggelenke.

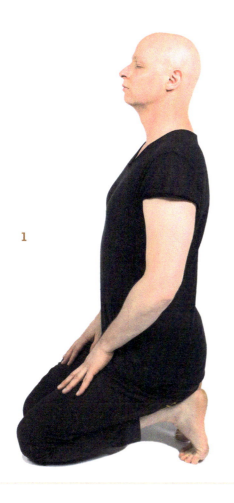

1

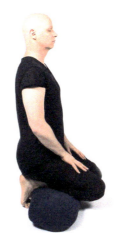
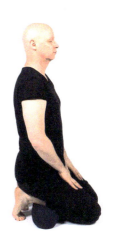

Benutze bei Bedarf ein Polster, um Druck von den Zehen zu nehmen, falls er zu stark ist.

Variante Vajrasana

Variante Virasana

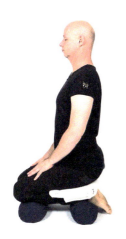
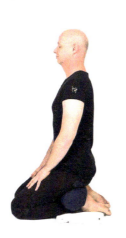

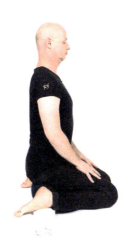
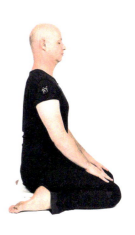

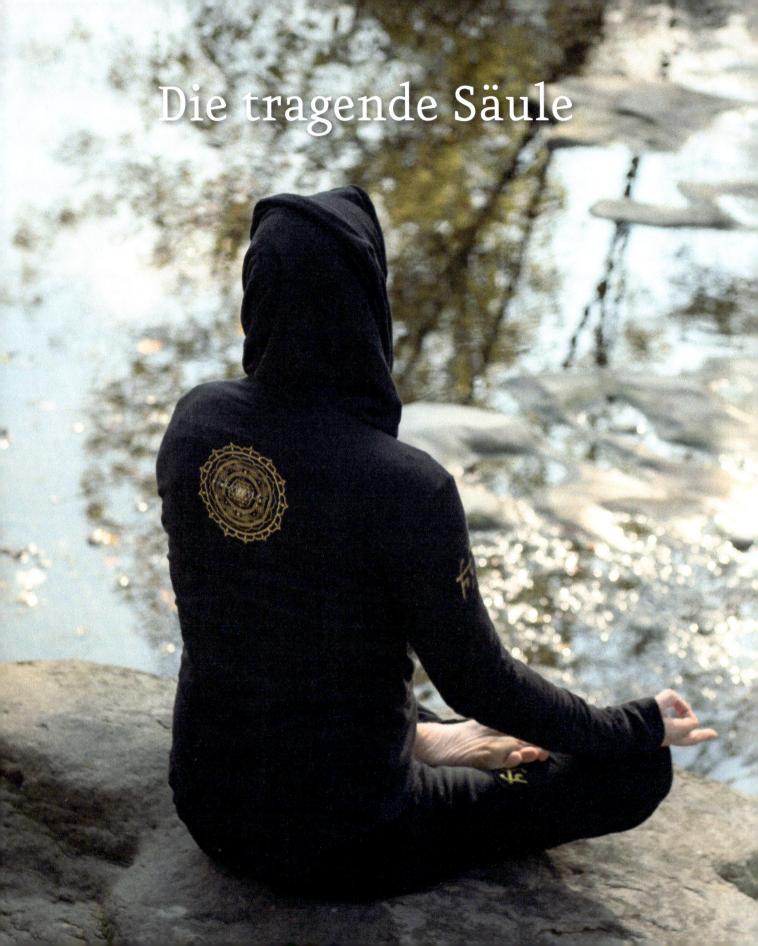

Die tragende Säule

Die Wirbelsäule ist das zentrale Element unseres Knochengerüsts. Sie trägt die Hauptlast des Körpergewichts, ermöglicht den aufrechten Gang des Menschen und umschließt das Rückenmark, in dem unsere Nervenbahnen verlaufen. Über Abzweigungen verlassen diese Nervenbahnen die Wirbelsäule und durchziehen in einem dichten Netz unseren gesamten Körper, um unsere Organe und Glieder an das »Kommunikationsnetz« des Gehirns anzuschließen. Auf diese Weise erhalten sie die Steuerungsimpulse des Gehirns und die bewusste Bewegung der Glieder, vom großen Zeh bis hin zum kleinen Finger wird möglich. Diese Nervenbahnen, die durch die Wirbelsäule geschützt werden, sind allerdings keine »Einbahnstraße« der körperlichen Kommunikation. Die »Nachrichtenübermittelung« verläuft nicht nur von Gehirn zum Körper, sondern auch umgekehrt. So gehen in einem unermüdlichen Strom an Impulsen »Nachrichten« im Gehirn ein, wie der momentane Zustand der einzelnen Organe und Glieder ist und ob das Gehirn z.B. über das Immunsystem Maßnahmen zur Verbesserung ihrer Befindlichkeit einleiten muss.

Die Abzweigungen der Nervenbahnen befinden sich direkt neben den Wirbeln. So ist es kein Wunder, dass eine Verletzung oder auch nur Verschiebung einzelner Wirbel aus ihrer ursprünglichen Position einen unmittelbaren und sehr oft schmerzhaften Einfluss auf unseren Körper hat, da dies eine große Beeinträchtigung der Nervenbahnen nach sich ziehen kann. Trifft der körperlich schlimmste Fall ein, ein Bruch in der Wirbelsäule, können auch entfernte Körperbereiche durch Lähmung massiv betroffen sein, da die abzweigenden Nervenbahnen hinter der Bruchstelle von der Kommunikation mit dem Gehirn abgeschnitten sind. Aber noch etwas sollten wir bedenken, wenn wir achtsamer mit unserer Wirbelssäule und dem Rücken umgehen wollen. Das, was uns Menschen zu mehr macht als nur einer Ansammlung von Zellen, als »nur« reine Materie oder Substanz, ist unsere Lebensenergie, die in der chinesischen Lehre »Chi« genannt wird. Dieses Chi fließt in Leitbahnen, die unseren Körper durchziehen, den sogenannten Meridianen. Und die Hauptmeridiane des Menschen verlaufen rechts und links neben der Wirbelsäule.

Aus yogischer Sicht dient der Wirbelsäulenkanal als Leitbahn für die 3 feinstofflichen Hauptnadis (Meridiane) Ida, Pingala und Sushumna. Ida, der Mondnerv, fließt links und Pingala, der Sonnennerv, rechts von der Wirbelsäule auf Astralebene. Der Sushumna Nadi befindet sich im Rückenmark. Alle 7 Chakras laufen an diesem Nadi entlang.

Die Wirbelsäule selber besteht aus 34 Wirbelkörpern und kann in die Abschnitte 7 Halswirbel, 12 Brustwirbel, 5 Lendenwirbel, 5 Kreuzbeinwirbel, und 5 Steißbeinwirbel eingeteilt werden. Da die fünf Wirbel des Kreuzbeins und des Steißbeins eng miteinander verwachsen und so gut wie unbeweglich sind, spricht man auch manchmal von 24 (freien) Wirbeln plus Kreuzbein und Steißbein. Auf ihrer Rückseite haben die Wirbel den sogenannten Wirbelbogen, durch den sie gemeinsam den Wirbel- oder Spinalkanal bilden. In ihm befindet sich das Rückenmark, das durch diesen anatomischen Aufbau geschützt werden soll. Es besteht aus Nervenfasern, über die »Nachrichten« aus dem Gehirn an die Glieder und Organe weitergeleitet werden. Zwischen den Wirbel liegen die Bandscheiben, deren Aufgabe aufgrund ihrer gallertartigen, weichen Beschaffenheit es ist, auf die Wirbelsäule einwirkenden Druck oder Erschütterungen zu dämpfen.

Der Schlüssel zu lebenslanger Lebensqualität ist, dass du beginnst, achtsam mit deinem Körper sowie Geist umzugehen und du alles verinnerlichst, was notwendig ist, um sowohl körperlich als auch mental und spirituell gesund zu bleiben. Yoga-Haltungen wie Supta-Virasana, Salamba Bhujangasana, Paschimottanasana oder auch Balasana können die Gesundheit deines Rückens stärken und erhalten, weil sie die Nervenzentren im unteren Rücken und im Kreuzbeinbereich positiv stimulieren und vitalisieren.

Dazu muss deine Wirbelsäule allerdings auch frei von Blockaden sein, d.h. es sollten in diesem Bereich keine körperlichen Gebrechen bestehen. Falls du momentan bereits Einschränkungen oder Beschwerden wie einen Bandscheibenvorfall, Hexenschuss, Wirbelkörper-Deplatzierungen, Rippen- oder Brustbeinverletzungen oder anderes hast, dann kontaktiere unbedingt vorher deinen Arzt oder Therapeuten, bevor du die oben genannten oder auch andere Asanas praktizierst, welche den Rücken unmittelbar ansprechen. Denn die kleinste Verschiebung eines Wirbelkörpers oder gar einer Bandscheibe kann weitreichende ernsthafte Auswirkungen auf Organe, Psyche und den Fluss deiner Lebensenergie (Chi) haben.

Was wirklich zählt, ist Intuition. | ALBERT EINSTEIN

Jvala Mudra

Das segnende Flammen-Mudra

Stärkt den Rücken
und stimuliert den Kreislauf.

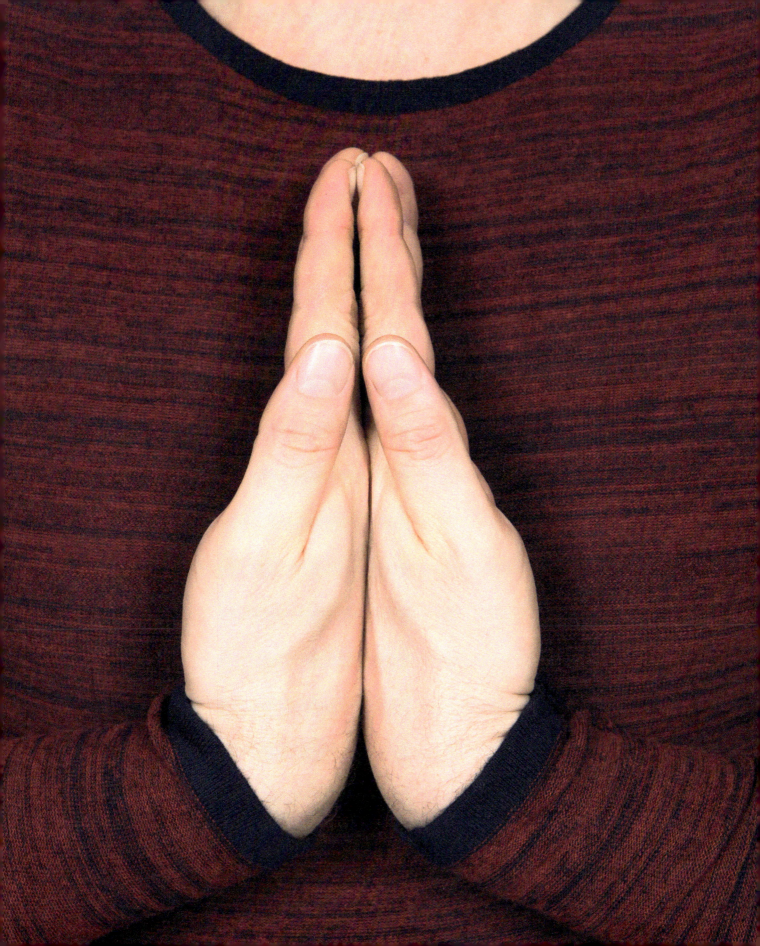

Hüftöffner

Der Hüftbereich, sehr oft auch als Beckengürtel bezeichnet, verbindet den Rumpf mit den Beinen und ist dadurch ein entscheidender Bereich, wenn es darum geht, verschiedene Bewegungen auszuführen. Deshalb kann es von Vorteil für deine Yoga-Praxis sein, Beweglichkeit und Geschmeidigkeit im Hüftbereich zu fördern, um letztendlich die Asanas einfacher ausführen zu können. Wenn wir Übungen für das Becken ausführen, sprechen wir immer die dort verankerte Wurzel-Energie des Körpers an. Diese sehr stabilisierende und erdende, dem Unterleib innewohnende Kraft, fördert das Urvertrauen zum Leben und all seinen Vorgängen. Oft ist dieses Urvertrauen bei den meisten Menschen unterentwickelt. Man fühlt sich nicht verwurzelt mit sich selbst und nicht verankert in seiner Mitte, dem HARA. Ein wichtiger Hüftmuskel in deiner Yoga-Praxis ist der Psoas (grosser Lendenmuskel).

Der Psoas ist im Hüftgelenk für die Auswärtsdrehung zuständig. Des Weiteren bewirkt er bei einseitiger Anspannung eine Seitenneigung und bei beidseitiger Anspannung eine Beugung in der Wirbelsäule.

Er kann bei übermäßiger Anspannung bedingt durch eine muskuläre Dysbalance im Körper (z.B. Beckenschiefstand) oder durch mentalen Stress, eine Vielzahl von schmerzhaften Erkrankungen wie Skoliose, Spondylose, Bandscheibenprobleme, Rückenschmerzen, Kreuzschmerzen, Ischias, Hüft-Degeneration, Knieschmerzen, Menstruationsbeschwerden und Verdauungsproblemen auslösen. Deswegen ist die gesunde Flexibilität dieses Muskels wichtig für viele Bereiche deines Körpers.

Haltungen, wie z.B. Supta Badha Konasana, Upavistha Konasana, Mandukasana, Kurmasana können die Beweglichkeit und Geschmeidigkeit im Hüftbereich verbessern und dem Psoas-Muskel helfen, sich zu entspannen. Beginne mit der Haltung, die dir momentan am ehesten zusagt. Sobald du mit der Zeit spürst, dass die Muskeln geschmeidiger werden und du eine Veränderung feststellst, wechsle zu einer anderen Asana, um den Beckengürtel weiter zu »fordern« und ihn noch beweglicher zu machen. Bei diesem fortlaufenden Prozess gehe bitte immer in kleinen behutsamen Schritten vor.

Wirkung

- Fördert die Durchblutung und erhöht die Energiezufuhr im Bereich der Hüfte, der Beine und der Füße.
- Verspannungen des Gesäßes können aufgelöst werden.
- Fördert die Beweglichkeit der gelenksumschließenden Muskulatur und Faszien im Bereich des Beckens und der Leistengegend.

Hinweis

Besonders ideal sind Hüftöffner für Menschen, welche die meiste Zeit des Tages sitzend verbringen. Auch bei Sportarten wie z.B. Laufen, Fußball, intensiven Radfahren sind sie sehr angeraten, um einen Ausgleich zur Bewegungsart zu gestalten.

Emotionen wie Furcht und Trauer oder Wut und Frustrationen können sich zudem physisch im Beckengürtel »manifestieren« d.h. sie haben eine unmittelbare negative Wirkung auf die Gesundheit des Hüftbereichs – sie verursachen in diesem Bereich energetische Blockaden, und das Prana (Chi) kann dort nicht mehr frei und ungestört fließen. Durch das Praktizieren der Yoga-Haltungen für den Hüftbereich werden diese Blockaden gelöst. Die angestauten Emotionen können so an die Oberfläche transportiert werden, was eventuelle starke emotionale Reaktionen auslösen kann. Vertraue darauf, dass alles genau richtig ist, was sich zeigt. Nun ist genügend Raum und der richtige Moment dafür da.

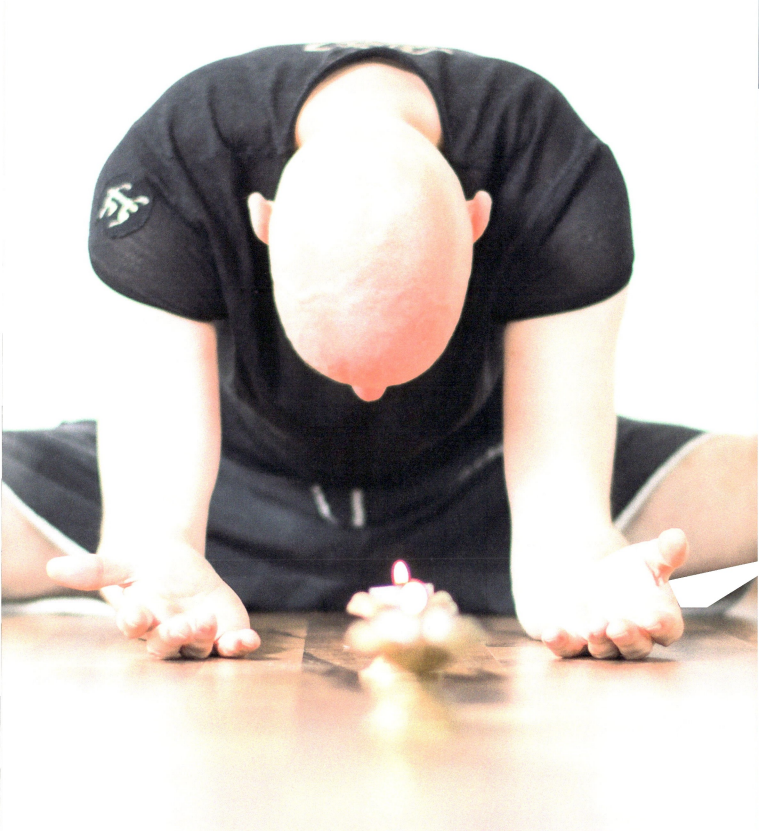

Becken

Diese Haltungen entlasten den Rücken und dienen einer rückenschonenden Vorbeuge. Zu beachten ist: Erst nachdem eine Vorwärtsbeuge aus dem Beckenraum eingeleitet wurde, sollte man die Wirbelsäule harmonisch mit in die Beugung und Rundung mit einbeziehen.

Der Rücken darf dann bei der Vorwärtsbeuge im Yin Restorative Yoga durchaus rund sein, damit die Rückenmuskulatur gedehnt wird.

Die Bewegung im Becken beeinflusst fundamental die Haltung und das Aufrichten deiner Wirbelsäule. Das heißt, wenn das Becken nach vorne kippt, streckt sich die Wirbelsäule. Bewegt es sich nach hinten, rundet sie sich. Beim nach hinten Drehen des Beckens wandern die Beckenkämme nach hinten, die Sitzbeinhöcker nach vorn, dein Bauchnabel nähert sich dem Schambein, der Rücken rundet sich.

Beim nach vorne Kippen des Beckens bewegen sich die Beckenkämme nach vorne, die Sitzbeinhöcker nach hinten, Bauchnabel und Schambein entfernen sich voneinander, die Wirbelsäule streckt sich. Diese Bewegung fällt den meisten Menschen anfangs schwer, vor allem, wenn sie auf dem Boden sitzen, denn Muskeln und Gewebe ihrer Beinrückseiten, der Leisten und die des unteren Rückens sind oft verkürzt und angespannt. Zudem ist das Bewusstsein für den Beckenbereich unzureichend geschult und leider sogar oft noch ein Tabuthema.

1 Eine gefaltete Decke unter deinen Sitzbeinhöckern, oder
2 die Spitze einer Decke platziert unter dem Steißbein erleichtert das Aufrichten des Beckens.

3 Wenn die Knie nicht auf dem Boden aufliegen, unterstütze sie mit einem Kissen.

4 Eine weitere Variante wäre auch an der Wand sitzend, mit oder ohne Kissen unter den Knien oder
5 auf dem Rücken liegend, mit den Knie zur Seite und den Füßen zusammen oder gestreckten Beinen.

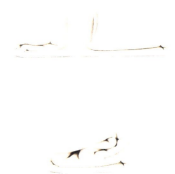

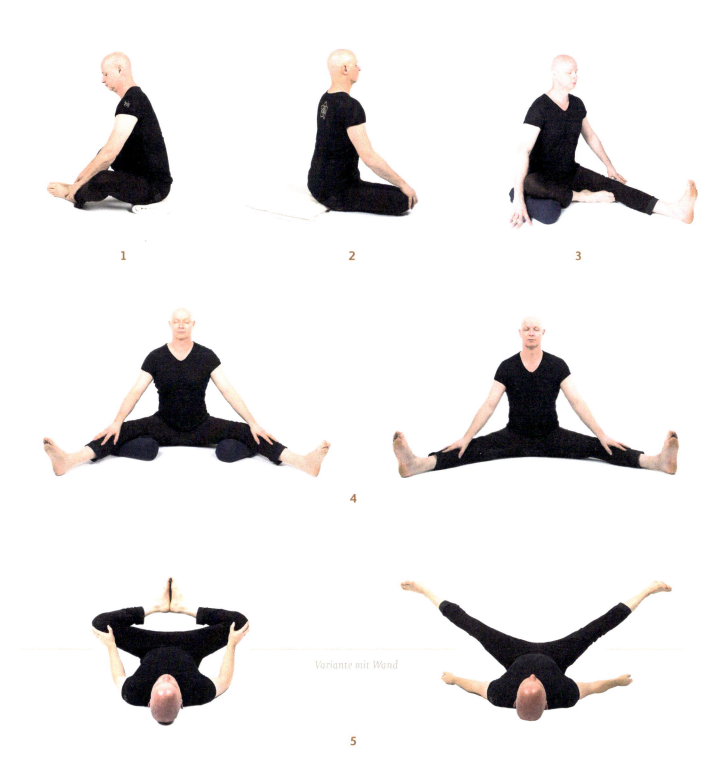

1

2

3

4

Variante mit Wand

5

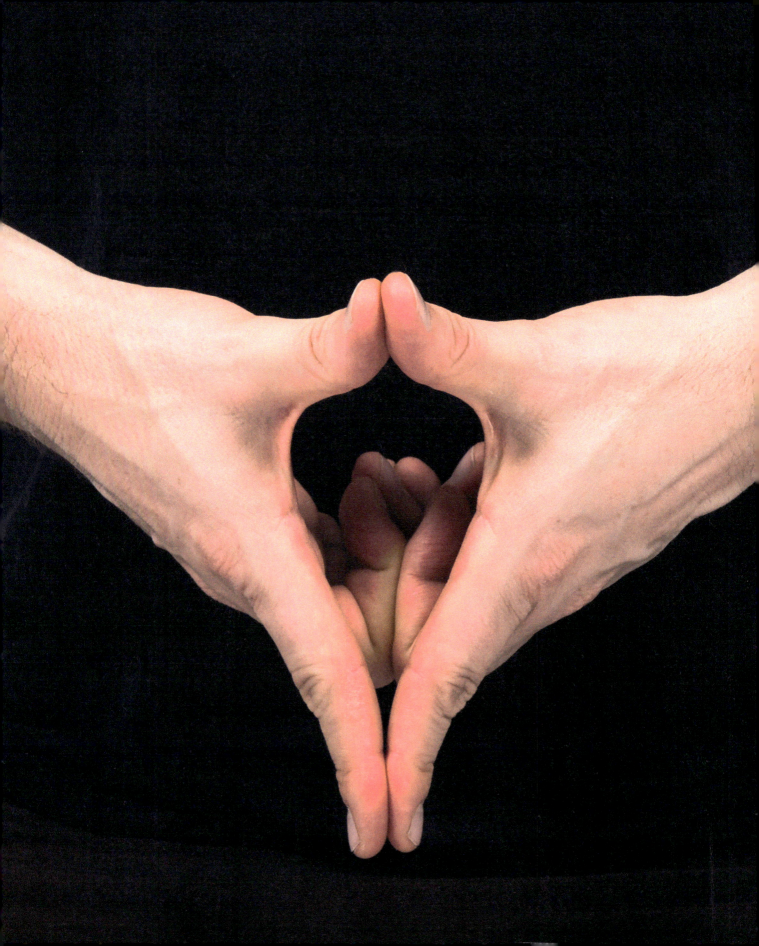

Yoni Mudra

Das Siegel der inneren Quelle

Der Geist kommt zur Ruhe
und du selber zu mehr Klarheit.

Schultern und Nacken

Haltungen, wie die Svastikasana, Variante der Gomukhasana, oder die Variante der Garudasana helfen dir nicht nur, wenn deine Schultern und dein Nacken bereits verspannt sind. Sie können auch vorbeugend eingesetzt werden, um zu lockern, zu dehnen und zu entspannen. Ebenso wird die Geschmeidigkeit und Beweglichkeit gesteigert.

Du kannst diese Übungen jederzeit und an jedem Ort ausführen. Auch wenn sie leicht aussehen, sollten sie in ihrer Wirkung keinesfalls unterschätzt werden. Bei der Ausführung kann dir eine positive innere Haltung von Nutzen sein. Schenke dir selber ein Lächeln und sei dir wohlgesonnen, wenn du sie praktizierst. So kann deine eigene positive Kraft dich unterstützen, negative Energien aufzulösen.

Eine verkrampfte und angespannte Muskulatur hat ihren Ursprung oft in einer einseitigen Körperhaltung bei langem Stehen oder Sitzen. Die Folge sind Verspannungen der Rücken-, der Schulter- und der Nackenmuskulatur. Die Anspannung dieser Körperpartien zeigt den Versuch des Körpers, sich trotz dieser verzerrten Lage irgendwie aufrecht zu halten. Die Muskeln des Nacken- und Schulterbereichs verkrampfen sich und ermüden, während sie versuchen, der Schwerkraft entgegen zu wirken.

Wirkung

• Diese Asanas können gezielt Nacken-, Schultern- und Rückenbeschwerden lindern und verkrampfte Muskeln entspannen.
• Der Energiefluss der Hände und Arme und des gesamten Schultergürtels bis hin zum Nacken wird stimuliert.

Hinweis

• Um eine möglichst große Wirkung zu erzielen ist es wichtig, dass du diese Asanas regelmäßig ausführst.
• Nicht nur spezifische Haltungen für den Nacken und die Schultern können dir helfen, Verspannungen in diesem Bereich aufzulösen, sondern auch die generelle Entspannung deines ganzen Körpers hat eine positive Wirkung auf diese Bereiche.
• Setze die Übungen regelmäßig zwischendurch während des Tages bei deiner Arbeit ein, um Entlastungsimpulse zu setzen.
• Stärke die betroffene Muskultur mit spezifischen Übungen, um die Kraft in den zu schwachen Bereichen zu fördern. Finde ein Gleichgewicht zwischen An- und Entspannung.
• Bei jeglichen Schulterbeschwerden empfehle ich, dass du die Schulterübungen vorher mit deinem Arzt oder Therapeuten besprichst und ihr gemeinsam die für dich geeignete Übung auswählt.

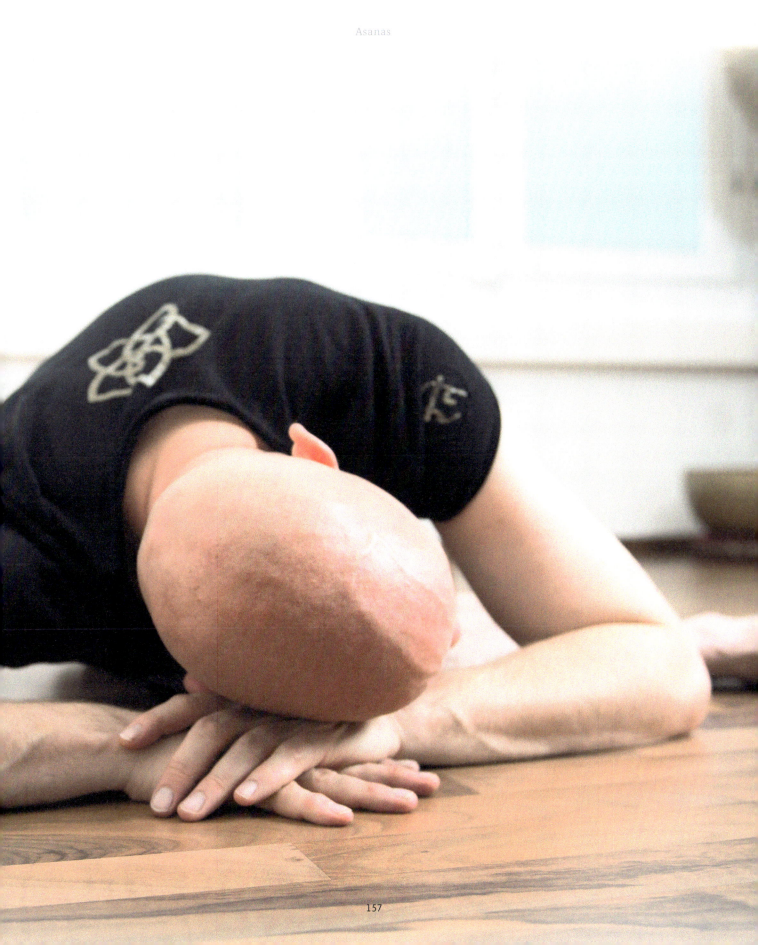

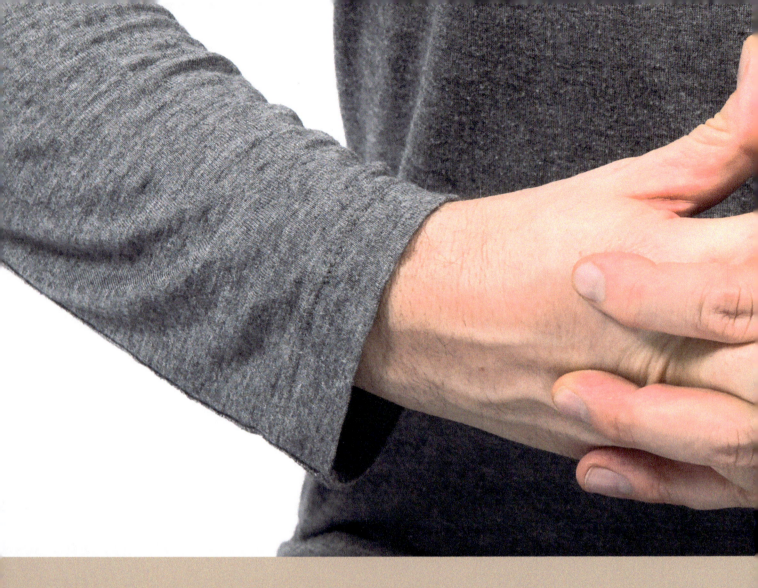

Ushas Mudra

Neuanfang

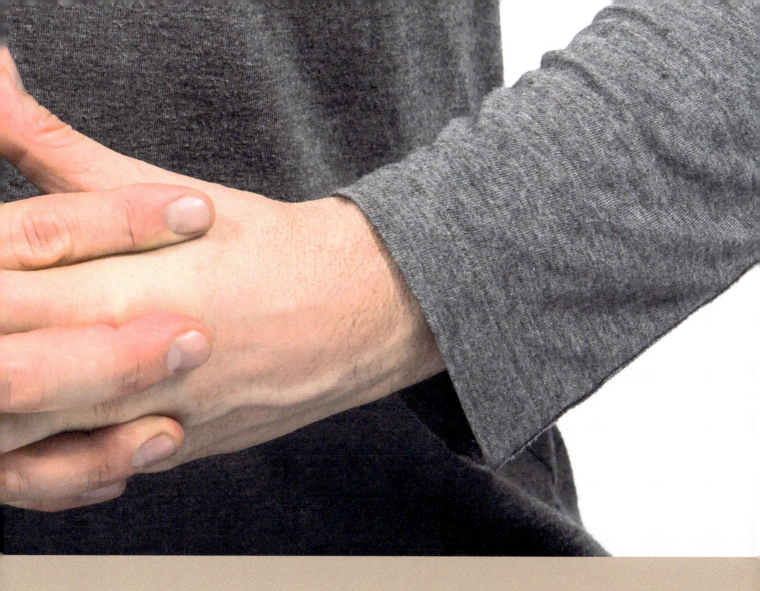

Ein weiser Mensch lässt die Vergangenheit jeden Augenblick los und geht wie neugeboren in die Zukunft. Für ihn ist die Gegenwart eine ständige Transformation, eine Wiedergeburt, eine Auferstehung. | OSHO

Es ist das Zeichen für einen Neuanfang und die ideale Geste, um den Tag aus voller Zuversicht zu beginnen.

ie Gomukhasana kann in keine der üblichen Bewegungsgruppen wie Rückbeugen, Vorwärtsbeugen oder Twists eingeteilt werden. Deshalb sei dir der Einzigartigkeit dieser Haltung bewusst und praktiziere sie auch in diesem Bewusstsein. Das regelmäßige Üben dieser Asana wird dir helfen, die Fähigkeit zu entwickeln, dir selbst und deinen Mitmenschen gegenüber toleranter und verständnisvoller zu werden. Emotionen wie Wut oder Angst, die dich davon abhalten können, in dir zu ruhen und ein Gefühl des inneren Friedens zu entwickeln, misst du plötzlich keine Bedeutung mehr zu. Diese Asana ist eine sehr komplexe Haltung, in der es viel zu entdecken gibt. Sie hilft dir, wieder einen klaren Kopf zu bekommen und im »Hier und Jetzt« zu verweilen.

Dabei ist all dies ein Entwicklungsprozess, bei dem man immer bedenken sollte, dass der Körper der Spiegel deiner Gedanken ist. Durch die vielen Erlebnisse in unserem Alltag sind unsere Gedanken oft entweder von unseren Ängsten oder aber unserem Ego geprägt. Meistens geschieht dies völlig unbewusst, und dennoch werden die Auswirkungen dieser Gedanken in unseren Muskeln, in Nervenbahnen, im Blut, in Organen und den Knochen abgespeichert und haben so nicht nur emotional mentale, sondern auch physische Auswirkungen auf uns.

Diese Auswirkungen manifestieren sich dann in unserem Körper in Form von Verspannungen und Blockaden in den oben genannten Körperregionen. Die Praxis der Gomukhasana hilft, diesen Verspannungen und Blockaden entgegenzuwirken oder, sollten sie bereits bestehen, sie wieder aufzulösen. Im Wechselspiel der Gefühle, das sich beim Praktizieren dieser Asana einstellen kann, wirst du daran erinnert, dass sich hier quasi zwei Ebenen wieder miteinander verbinden. Eine ist der Geist, die andere der Körper.

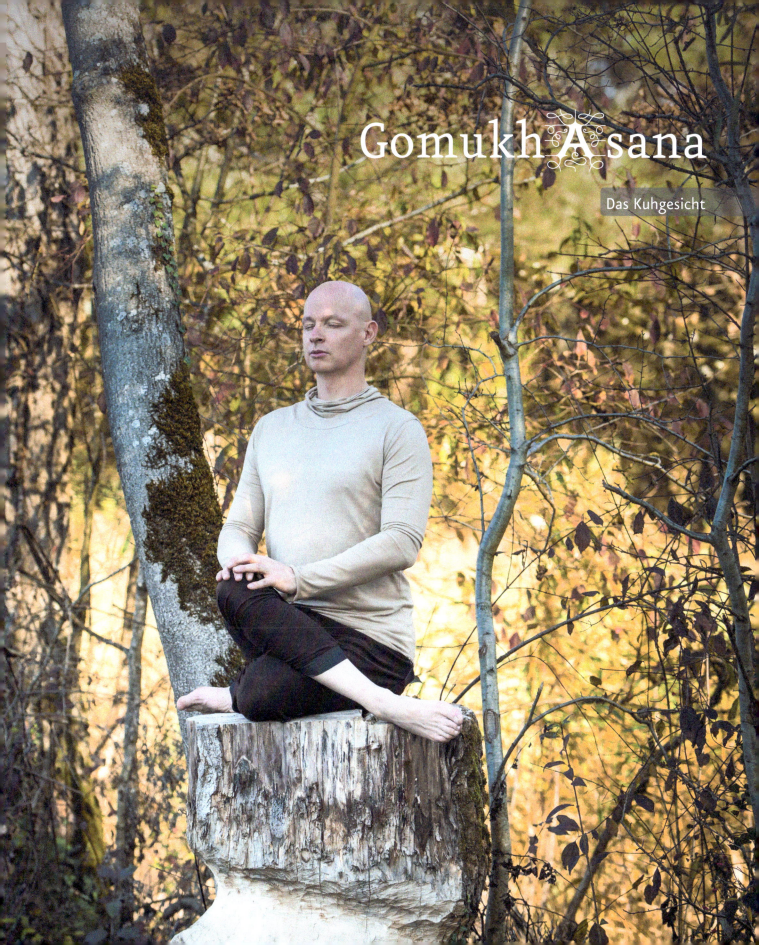

GomukhAsana

Das Kuhgesicht

Ausführung

Gomukhasana ist eine fortgeschrittene Haltung (asana).

1 Setze dich auf die Yogamatte (Block) mit deinen Beinen vor dir ausgestreckt. Beuge dein linkes Knie, und während du das rechte Bein etwas anhebst, legst du deine linke Ferse an die Außenseite deiner rechten Hüfte, wobei dein linkes Bein den Boden berührt.

Beuge nun dein rechtes Knie und lege das rechte Bein über das Linke, mit der rechten Ferse an der Außenseite deiner linken Hüfte. Achte auf eine gerade Position deines Rumpfes. Falls du die Asana ohne die Armstellungen praktizierst, lege die Hände locker auf den Knien ab und verweile einfach ruhend in dieser Haltung.

2 Wenn du möchtest, kannst du dich langsam so weit über das Knie beugen wie du kannst. Du kannst diese Asana auch mit Varianten in der Armstellung praktizieren: siehe »Variante der Gomukhasana« und »Variante der Garudasana« auf den folgenden Seiten.

Atmung

Bringe Deinen Fokus immer wieder auf deine Atmung zurück und intensiviere dadurch diese Asana.

Praktizierst du die Asana mit deinen Armen vor dem Oberkörper dann atme ruhig und gleichmäßig in die Schulterblätter ein. Befinden sich deine Arme hinter dem Rücken, dann achte darauf, dass du in dein Herz einatmest. In beiden Fällen atmest du ins Becken aus.

Beenden

Wenn du in der Vorbeuge bist, richte dich langsam auf. Lass langsam die Hände los und senke die Arme. Bring die Beine wieder in eine gerade Position. Dann praktiziere diese Haltung mit der anderen Seite.

Wirkung

Die Gomukhasana ist ein Segen für alle, die unter Müdigkeit leiden oder unter ständiger Spannung stehen und sich eingeengt fühlen. Sie setzt emotionale Blockaden frei und stärkt Ausgeglichenheit, Heiterkeit, Stabilität, Selbstvertrauen, Freude, Frieden und Offenheit.

Organe/Muskeln

• dehnt die äußeren Oberschenkel, die Abduktoren, die Knöchel und Hüften

• streckt den grossen Gesäßmuskel, äusseren Hüftmuskel und andere Hüftrotatoren

Hinweis

• Bei akuten Beschwerden in den Hüften oder Knien (Meniskus) empfehle ich dir, diese Asana nicht zu praktizieren. Alternativen findest Du auf Seite 132 unter »Der Hüftöffner«.

• Falls die Sitzknochen des Beckens nicht gleichmäßig auf dem Boden aufliegen können, empfehle ich immer eine Decke oder einen Block zur Hilfe zu nehmen.

• Es ist üblich und durchaus normal, dass diese Haltung auf der einen Seite einfacher geht als auf der anderen, da oft Dysbalancen im Körper vorhanden sind.

Gomukhasana

Das Kuhgesicht

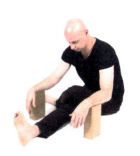

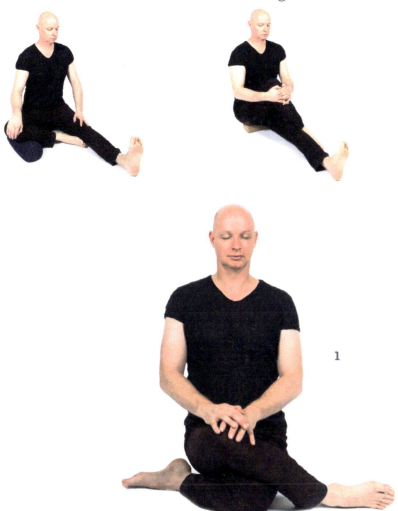

1

2

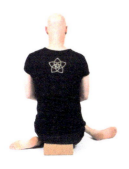

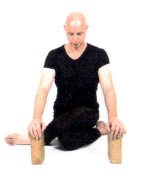

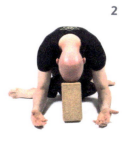

Ausführung

Die Varianten mit den zwei verschiedenen Armstellungen kannst du jeweils in der Gomukhasana integrieren.

1 Variante
Nimm den linken Arm hinter den Rücken und lege die Hand in den rechten Ellbogen. Dann lege den Kopf auf die rechte Seite und fühle die Dehnung der linken Hals- und Brustmuskulatur.

2 Variante
Nimm den rechten Arm senkrecht hoch und beuge den Ellbogen. Dann nimmst du die linke Hand und ziehst mit ihr den rechten Ellbogen sanft nach hinten.

3 Variante
Hebe deinen rechten Arm senkrecht hoch und beuge den Ellbogen, so dass deine Hand zwischen deinen Schulter-blättern auf dem Rücken liegt. Strecke den linken Arm zur Seite aus, drehe den Arm nach innen und beuge den Ellenbogen. Führe die linke Hand auf den Rücken und bewege sie so weit es geht nach oben. Falls deine Beweglichkeit es noch nicht zulässt, dass die Finger sich berühren, dann nimm als Hilfsmittel einen Yogagurt. Spüre die Dehnung.

4 Variante
Hebe deinen rechten Arm senkrecht hoch und beuge den Ellbogen, so dass deine Hand zwischen deinen Schulter-blättern auf dem Rücken liegt. Strecke den linken Arm zur Seite aus, drehe den Arm nach innen und beuge den Ellenbogen. Führe die Hand auf den Rücken und bewege sie nach oben, bis sie die rechte Hand berührt. Greife die Finger und spüre die Dehnung.

Atmung
• Eine direkte Atmung in den Brustraum wirkt unter-stützend für die Dehnung des Schultergürtels.
• Atme in dein Herz ein und ins Becken aus.

Beenden
Entspanne die Arme und spüre für ein paar Atemzüge, wie es sich anfühlt. Danach wechsle die Seite.

Wirkung

Die Asana kann dazu beitragen, die Steifheit in Wirbel-säule, Nacken und Schultern aufzulösen. Sie entspannt die Schultermuskeln, dehnt die Brustmuskulatur, vertieft die Atmung und verbessert durch eine Streckung der Brust-wirbelsäule die Haltung des gesamten Oberkörpers.

Organe/Muskeln
• erhöht die Beweglichkeit in den Schultern

• dehnt die Rückseite der Arme, die Rotatorenmanschette, die Schulter- und Brustmuskulatur

• streckt die obere Wirbelsäule

Hinweis

• Die vier Varianten repräsentieren vier Beweglichkeits-stufen. Je nach eigener Beweglichkeit praktiziere die Variante, die dich herausfordert, aber keine unnötigen Schmerzen verursacht.

• Beginne erst die nächsten Variante zu praktizieren, sobald es deine Beweglichkeit zulässt, diese ohne zu großen Dehnungsschmerz auszuführen.

• Verweile jeweils 1 bis 3 Minuten in der Haltung und wechsle dann die Seite.

• Wenn du die Hände hinter dem Rücken nicht ganz zu-sammenbringen kannst, benutze einen Gurt oder einen Schal als Verlängerung, um sie miteinander zu verbinden.

• Es ist üblich und durchaus normal, dass diese Haltung auf der einen Seite einfacher praktiziert werden kann als auf der anderen, wenn Dysbalancen vorhanden sind. Sinnvoll ist es, die verkürzte Seite länger und intensiver zu deh-nen um das Ungleichgewicht nach und nach aufzulösen.

• Bei akuten sowie chronischen Schulterbeschwerden solltest du diese Übung nicht praktizieren.

Gomukhasana – Armvarianten

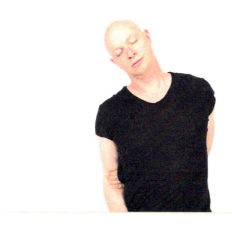

1

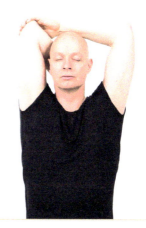

2

3

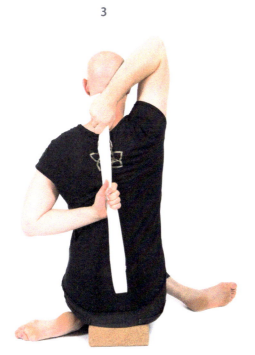

4

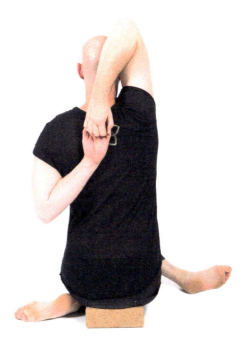

Ausführung

1 Variante

Auf dem Bauch liegend kreuze die ausgestreckten Arme vor der Brust, so dass der linke Arm zur rechten Seite hinaus gestreckt wird und der rechte Arm zur linken Seite. Die Ellbogen liegen aneinander und die Handflächen zeigen nach oben. Die Stirn liegt auf einem Kissen, so dass der Kopf sich in Verlängerung der Wirbelsäule befindet.

2 Variante

Für eine abgeschwächte Variante benutzt du zusätzlich eine gefaltete Decke unter den Füssen, ein Polster unter dem Oberkörper und einen Block unter dem »Kopf«-Polster.

3 Variante

Bei der »Selbstumarmung« nimmst du die rechte Hand an die linke Schulter und die linke Hand an die rechte Schulter. Ellbogen auf der Höhe der Schultergelenke (in der Gelenkachse).

4 Variante

In der Sitzhaltung hebe beide Arme angewinkelt vor den Brustkorb und lege den rechten Oberarm in die linke Armbeuge. Stelle eine Verbindung der Hände her, indem du mit der linken Hand an den rechten Daumen greifst oder sie sogar in die rechte Handfläche legst, falls dir das möglich ist.

5 Variante

Wenn du die Dehnung in den Schulterblättern verstärken willst, schiebe die Ellbogen ein bisschen weiter nach vorne von den Schultern weg und nach oben. Dosiere es sanft. Wenn das zu anstrengend ist, senke die Ellbogen und beuge dich mit rundem oberen Rücken nach vorne, damit die Dehnung mehr im Schulterblatt anstatt im Oberarm zu spüren ist.

Atmung

Beim Einatmen achte darauf, dass du bewusst und gezielt in die Schulterblätter atmest und beim Ausatmen lässt du alle vorhandene Anspannung bewusst los.

Beenden

Löse die Dehnung und komme mit beiden Armen zurück in die Ausgangsposition.

Wirkung

Durch das Wegziehen der Schulterblatt fixierenden Muskulatur von der Wirbelsäule nach außen hin wird eine sanfte Dehnung in Gang gesetzt. Häufig vorkommende Verspannungen in diesem Bereich werden dadurch gelöst und gelockert und die Flexibilität erhöht.

Muskeln

- Die Abduktion der Schulterblätter involviert unter anderem den Rauten-, Trapez- und Deltamuskel in der Dehnung.

Hinweis

- Alle Varianten werden ca. 1 bis 3 Minuten gehalten, dann wird die Seite gewechselt.

- Wenn du noch nicht so beweglich bist, beginne mit den Varianten 3, um den Nacken und die Region um die Schulterblätter zu dehnen.

Varianten der Garudasana

Adlerarme

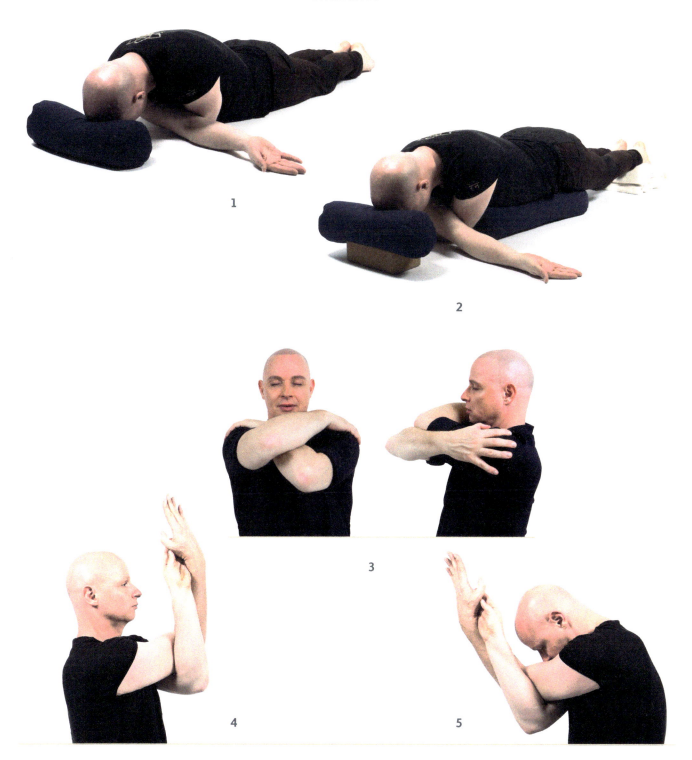

1

2

3

4

5

n ihrer Mitte zu sein, fällt vielen Menschen schwer, und dort überhaupt hinzukommen ist für so manchen ein Rätsel. Geht man über den Körper, so ist die Hüfte die Mitte des Körpers. Praktizieren wir regelmäßig die Hüftöffnung, stellen wir mit der Zeit wieder die Verbindung zwischen Unter- und Oberkörper her. Oder mit anderen Worten, wir bekommen wieder ein Gespür für unseren ganzen Körper, ein Gefühl der »Ganzheit« und des wieder Geerdetseins stellt sich ein.

Dieses Gefühl erlaubt es uns, jeden Moment neu zu erfahren. Es öffnet den Geist dafür, ganz im Moment präsent zu sein, ohne dass eventuell vorhandene emotionale Schwankungen oder negative Gedanken dazwischen funken. Das stärkt uns, hilft uns, diese Emotionen und Gedanken erst einmal zu akzeptieren und führt uns gleichzeitig zurück zu unserer Mitte und zu uns selbst. Dadurch wird die Verbindung zu unserer Intuition wieder hergestellt bzw. gestärkt.

Das Leben ist zu kurz, um permanent in der Vergangenheit zu verweilen. Daher solltest du darauf achten, dass dich dein Weg in allen Lebenslagen vorwärts führt und du dich in dem, was du tust bestätigt fühlst. Die Voraussetzung dafür ist das bewusste und achtsame Loslassen des Alten und Vergangenen, nachdem du deine Lektion daraus gelernt hast.

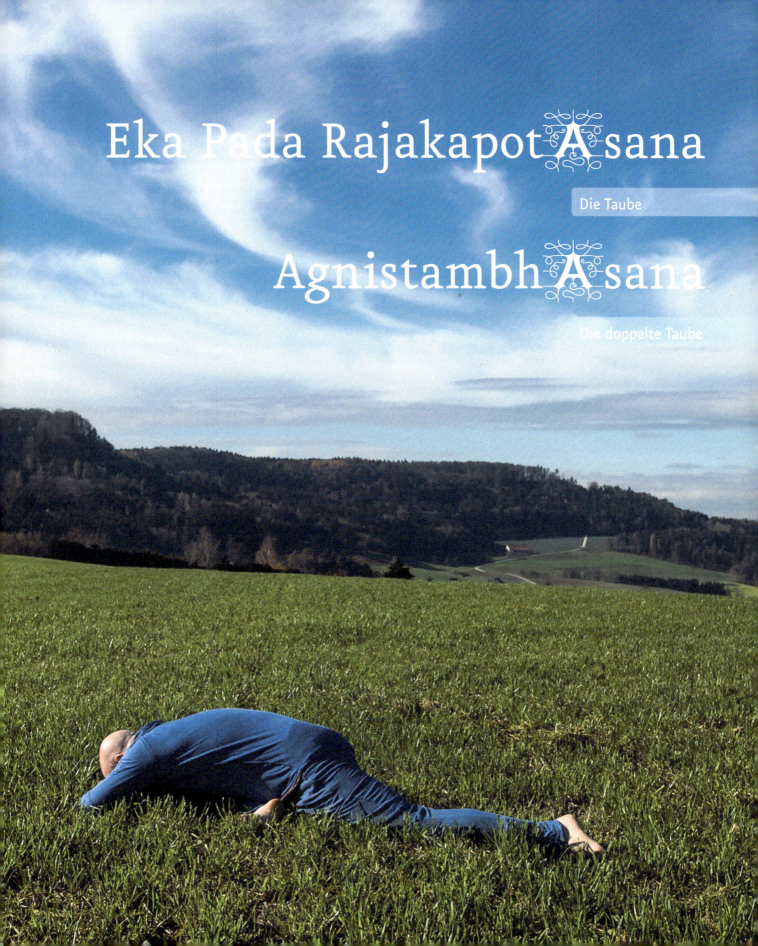

Eka Pada Rajakapot Asana

Die Taube

Agnistambh Asana

Die doppelte Taube

Ausführung

Starte aus einem Vierfüßerstand heraus und nimm das rechte Knie zur rechten Hand vor. Lege dein Schienbein möglichst horizontal vor dir ab, im Idealfall nahezu parallel zum oberen Rand deiner Yogamatte, so dass der rechte Fuß neben der linken Hand ruht. Dann schiebst du das linke Bein langsam so weit zurück, wie es für dich noch angenehm ist. Danach kippst du dein Becken auf die rechte Seite, so als wolltest du es nach links hin öffnen. Wenn die Dehnung im Becken zu stark wird oder das linke Knie anfängt zu schmerzen, empfiehlt es sich, die rechte Seite deines Beckens zu unterstützen. Zieh das linke Knie hoch, damit der Druck in der Lendenwirbelsäule weg ist.

Beenden

Drück die Handflächen neben der Brust in die Matte und richte dich mit gestrecktem Oberkörper auf. Führe das rechte Bein nach hinten, sodass es parallel zum linken Bein ist und schiebe dich auf die Fersen. Lege deinen Oberkörper entspannt auf die Oberschenkel und deine Stirn auf der Yogamatte ab. In dieser »Kind-Haltung«, Balasana genannt, entspannst du für kurze Zeit, bevor du die Seite wechselst und dann von vorne beginnst. Beobachte und vergleiche beim Ausüben der Haltung, wie sich die beiden Hälften des Körpers anfühlen und registriere, was sich verändert hat.

Atmung

Atme tief ins Becken ein und sammle die Energie, die mit dem Atem in dich fließt in diesem Bereich. Beim tiefen langen Ausatmen soll sich diese Energie in deinem gesamten Becken verteilen und über deine Körpergrenzen hinaus ausdehnen. Bei jedem weiteren Einatmen gleitest du mehr in die Entspannung hinein, beim Ausatmen gibst du dich ihr immer mehr hin und genießt das Gefühl des Loslassens und des »Seins«.

Wirkung

Durch die Streckung der Wirbelsäule und durch das Öffnen der Hüften besteht eine gute Chance, dass eventuell vorhandene negative Gefühle und Energien aus deinem Nervensystem frei gesetzt werden. Stress, Anspannung und Angst sind oft genau dort gespeichert und gelangen nun an die Oberfläche. Sollte dies bei dir der Fall sein, dann lass diesen Ansturm von Emotionen zu. Gib ihnen Raum und die Möglichkeit, aus dir herauszuströmen und dich zu verlassen. Atme sie bewusst aus. Das kann zu einem mental absolut heilsamen Prozess werden. Du lernst so auch deine eigenen Grenzen kennen und akzeptieren. Durch das Loslassen der Anspannung und das Öffnen der Hüften und der Leiste wird der untere Rücken entlastet und Schmerzen im Ischias gelindert.

Organe/Muskeln

- stimuliert und kräftigt die inneren Organe (Bauch und Becken)

- Streckung von tiefer Gesäßmuskulatur, Hüftmuskulatur und Leisten sowie Oberschenkelmuskulatur, hinterer Oberschenkelmuskulatur und Gesäßmuskel

- streckt und dehnt diagonal Becken, Leiste und Wirbelsäule

Hinweis

- Bei Knie- oder Knöchelverletzungen sowie künstlichen Hüftgelenken würde ich eher den Schneidersitz – Sukhasana – empfehlen. Alternativ kannst du auch die Fußsohlen in die gebundene Winkelhaltung – Supta Baddha Konasana (S. 179) – aneinanderlegen.

- Wenn deine Hüften nicht so beweglich sind, platzierst du den nach vorne gebrachten Fuß nicht bei der gegenüberliegenden Hand, sondern in der Leiste des anderen Beines.

- Bei empfindlichen Hüftgelenken sollte nicht so tief in die Übung hinein gegangen werden. Nimm Decken oder Kissen unter das Gesäß.

1 Bei empfindlichen Knien kannst du das Bein auch strecken.

Weitere Varianten findest Du auf Seite 172.

Eka Pada Rajakapotasana

Die einbeinige Königstaubenstellung

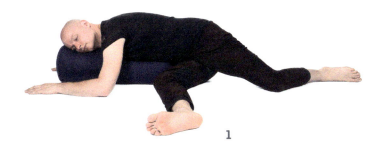

1

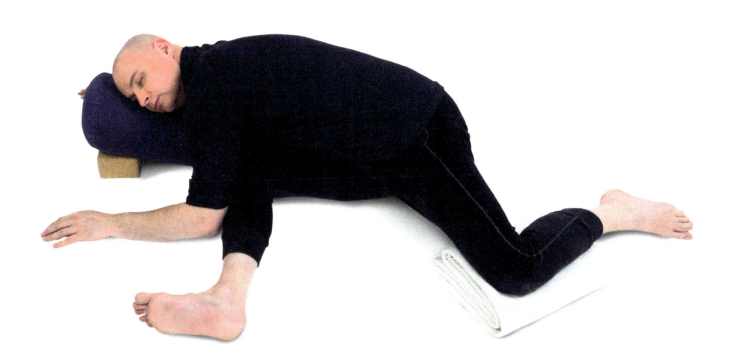

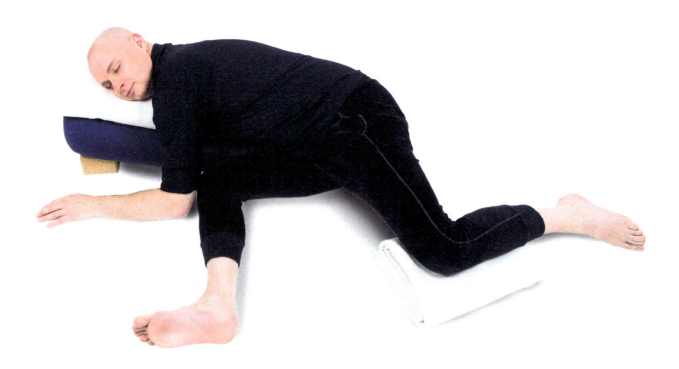

Zusätzlich kannst du dir Decken oder Kissen zu Hilfe nehmen und unter das Gesäß oder unter das gestreckte Knie platzieren. Beachte, dass kein Druck auf die Knie und auf das Illiosakralgelenk (ISG) ausgeübt wird.

Wenn der Druck auf die Leiste und/oder der Region von Bauch zum Oberschenkel zu groß wird, dann nimmst Du einen Block unter das Kissen, damit es höher liegt und zusätzlich noch eine Decke zu Unterstützung einer höheren Lage.

Wenn du zu starke Einschränkungen hast, um Eka Pada Rajakapotasana oder Agnistambhasana zu praktizieren, dann schau dir die Varianten auf der rechten Buchseite an und übe diese, bis dein Körper soweit ist, um die Original-Haltung zu praktizieren.

Varianten für
Eka Pada Rajakapotasana und Agnistambhasana

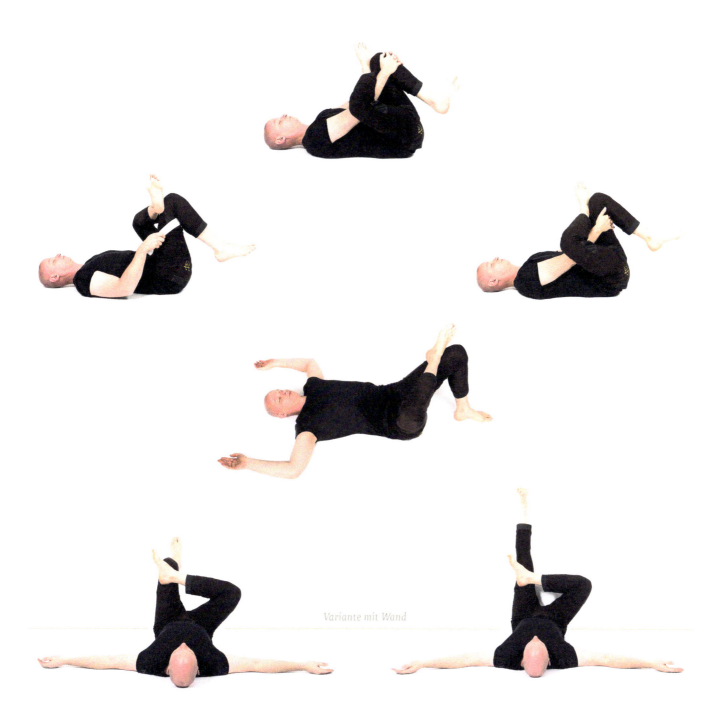

Variante mit Wand

Ausführung

Agnistambhasana ist eine fortgeschrittene Haltung (asana).

1 Führe das linke Schienbein horizontal vor das Becken. Dann lege das rechte Schienbein parallel auf das linke oben auf, so dass das rechte Fußgelenk über dem linken Kniegelenk ruhen kann. Dies wäre die intensivere »Außenrotation«-Variante.

2 Wenn dabei Schmerzen im Knie entstehen, dann kannst du den rechten Fuß auch unter dem linken Kniegelenk auf der Matte positionieren, was die mildere Variante wäre.

3 Aus dem Becken beugst du dich dann langsam mit runden Rücken nach vorne. Aber nur soweit, wie es dein Körper zulässt und es gerade noch angenehm für dich ist. Wenn das zu viel Druck auf den unteren Rücken auslöst, komme mit dem Oberkörper nur so hoch, wie es gerade noch angenehm ist. Platziere dann ein Hilfsmittel deiner Wahl unter das Brustbein oder unter der Stirn siehe Bild.

Atmung

Schließe deine Augen und atme einmal bewusst tief in das Becken aus. Lass danach den Atem frei fließen. Während du deinen Atem beobachtest stell dir vor, wie der Sauerstoff dein Becken durchströmt und es entspannt und wärmt. Wiederhole dies immer wieder.

Beenden

Um diese Asana aufzulösen, stütze dich mit den Händen auf dem Boden ab und richte deinen Oberkörper wieder auf. Strecke die Beine aus und atme tief ein und aus. Dann wechsle die Seite.

Wirkung

Die Agnistambhasana ist eine intensive hüftöffnende Haltung, die durch Außenrotation sowie Adduktion der entsprechenden Muskelbereiche und der Hüftgelenke die Beweglichkeit und Dehnung fördert.

Organe/Muskeln

• Dehnung des unteren Rückens, sowie Kompression der Organe des Bauches (Massagewirkung durch gezielt eingesetzten Atem)

Hinweis

• Die Haltung nur ausführen wenn keinerlei Kniebeschwerden vorliegen.

• Falls du unter akuten Beschwerden im unteren Rücken leidest, solltest du diese Asana auf keinen Fall praktizieren. Bei chronischen Problemen wende dich bitte vor Ausübung der Vorbeuge in dieser Stellung an einen therapeutischen Experten (Yogalehrer, Physiotherapeut, Arzt).

• Falls deine Hüfte Einschränkungen hat, lege dir eine gefaltete Decke unter das Gesäß.

Wenn du zu starke Einschränkungen hast, um diese Haltung zu praktizieren, dann schau unter den Varianten für die Eka Pada Rajakapotasana oder die Agnistambhasana auf der vorherigen Doppelseite nach und übe mit einer dieser alternativen Haltungen, bis dein Körper soweit ist, um die Original-Haltung zu praktizieren.

Agnistambhasana

Die doppelte Taube

1
2

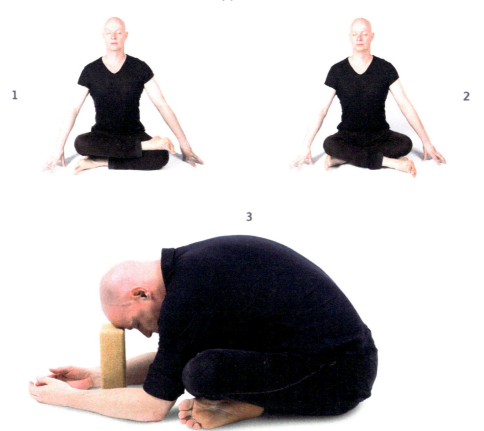

3

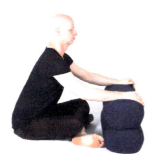
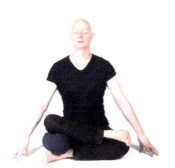
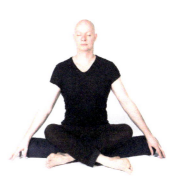

Unsere Tage sind angefüllt mit Verpflichtungen, mit ständigen Aktivitäten und Erledigungen und so ist es kein Wunder, dass wir eine innere Anspannung aufbauen und sich sogar Existenzängste in uns bilden können, die uns buchstäblich den Atem rauben. Unser Alltag schnürt uns die Luft ab und so verlernen wir im Laufe der Jahre die für uns Menschen optimale Atemtechnik.

Durch diese kopflastige immer auf »Vernunft« basierende Welt, in der wir uns bewegen, wird die Verbindung zu unserem innersten Selbst unterbrochen und der Kommunikationskanal zu unserer Intuition auf lautlos geschaltet. Wir verengen buchstäblich unsere Sichtweise auf die Dinge um uns herum und bekommen so immer mehr einen »Tunnelblick«. Wir konzentrieren unseren Blick nur noch auf den kleinen Ausschnitt des Bildes, der direkt vor unseren Augen erscheint – und sehen alles nur noch mit den Augen und nicht mehr mit dem Herzen.

»Brust raus, Bauch rein und weiter machen, das wird schon.« Diese als Mut machende Ermunterung haben die Meisten von uns bestimmt schon einmal gehört, wenn die Dinge nicht ganz so gelaufen sind, wie wir uns das vorgestellt haben oder wenn etwas in unserem Leben schief gegangen ist. Was macht wohl so eine Haltung mit unserer Atmung, frage ich mich. Wäre es nicht besser tief in den Bauch, in unser HARA, zu atmen und die Verbindung zu uns selbst und unserer Intuition zu suchen?! Man kann mit Fug und Recht behaupten, dass Bauchatmung die natürliche Atmung des Menschen ist, denn genau so atmet ein Baby, wenn es auf die Welt kommt. Sie ist die optimale Atemtechnik.

Die Supta-Baddha-Konasana kann uns helfen einen bewussten Zugang zur Atmung zu erlangen, die der Schlüssel ist, um endlich wieder in unserer Mitte anzukommen, im Zentrum des Seins in unserem eigenen »ICH« (HARA).

In dieser ruhigen, liegenden Asana nutzt man die Zeit, um den Atem wieder bewusst wahrzunehmen. Ausserdem kannst du dabei gut den untersten Rippenbogen massieren (S. 66) und sie ist eine gute Vorbereitung auf die Atemübungen.

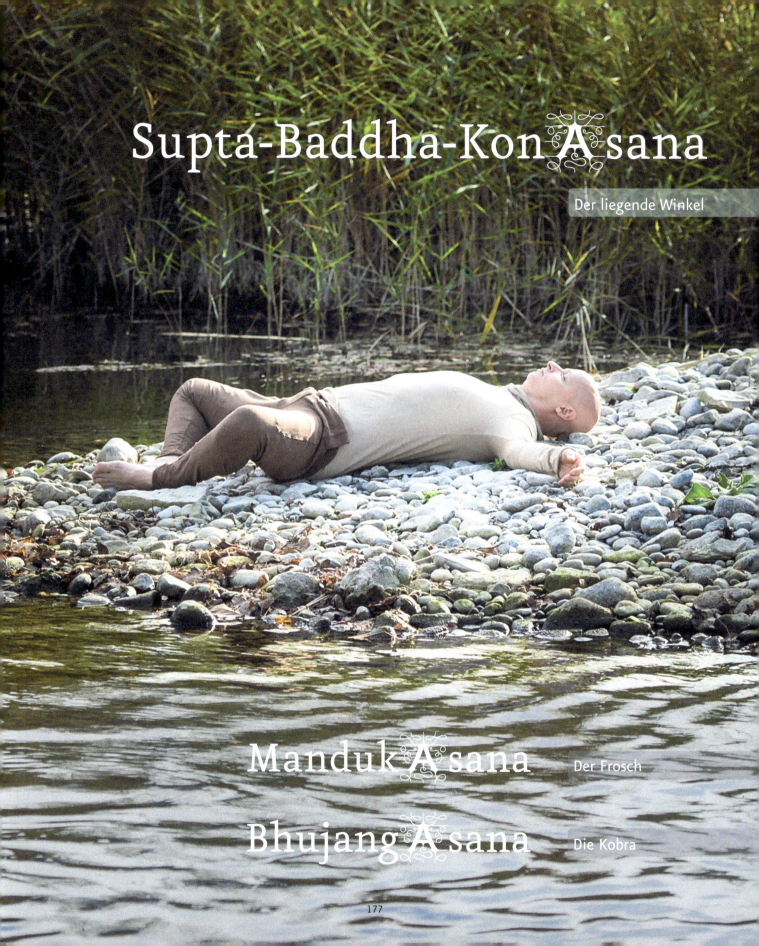

Supta-Baddha-Kon Asana

Der liegende Winkel

Manduk Asana

Der Frosch

Bhujang Asana

Die Kobra

Ausführung

1 Lege dich mit ausgestreckten Beinen rücklings auf die Matte. Die Arme liegen entspannt parallel neben dem Körper. Dann stellst du die Füße so nah wie möglich ans Gesäß. Jetzt winkelst du die Füße so ab, dass die Fußsohlen aneinander liegen und senkst die Beine nach aussen. Führe die Bewegung langsam (!) und gleichmäßig aus. Sobald die Dehnung in der inneren Oberschenkelmuskulatur zu schmerzhaft wird, nimm zwei Kissen zur Hilfe und lege je eins unter die Knie. Lass den Kopf und die Schultern entspannt auf dem Boden ruhen und mache deinen Nacken so lang wie möglich. Strecke deine Arme im rechten Winkel vom Körper weg und lass sie völlig entspannt auf dem Boden ruhen. Beachte dabei, dass du deinen Brustkorb so weit wie möglich »weitest«. Achte darauf, dass du dich beim Ausführen der Asana wohlfühlst.

Nachdem du so ein paar Minuten ruhig liegend geatmet hast, kannst du mit den Händen deinen Rippenbogen massieren. Dadurch wird das Zwerchfell entspannt und die Atmung vertieft (siehe »Rippenbogen-Massage«, S. 66).

Atmung

Schließe deine Augen und atme einmal bewusst tief aus. Lass den Atem frei fließen. Während du deinen Atem beobachtest, stell dir vor, wie der Sauerstoff deinen Bauch durchströmt und ihn beruhigt und wärmt. Mach das bewusst, etwa 10 Atemzüge lang, und verweile danach in Stille und beobachte was sich verändert hat.

Beenden

Komm mit beiden Knien zusammen – du kannst dazu gerne deine Hände zu Hilfe nehmen – und schließe beide Beine, die Fußsohlen wieder flach auf der Matte. Beim Einatmen hebst du den linken Arm langsam senkrecht über dich und führst ihn weiter zur rechten Seite hinüber. Dabei rollst du auf deine rechte Körperseite ab und legst die linke Hand auf der rechten ab. So auf der rechten Seite liegend ziehst du dich jetzt in eine Embryo-Haltung zusammen. In dieser Haltung atmest du tief in den Rücken ein und aus dem Bauch wieder aus. Nach ein paar Atemzügen richtest du dich beim Einatmen wieder in eine angenehme aufrechte Sitzposition auf.

Wirkung

Durch die Dehnung und das Strecken wirkt die Supta-Baddha-Konasana in Verbindung mit einer tiefen Atmung wie eine innere Selbstmassage der Bauch- und Beckenorgane. Der Brustkorb und die Bauchorgane werden geweitet und Atemnot kann gelindert werden. Die vertiefte Bauchatmung ist ein gutes Mittel, um unruhige Energien wie Lampenfieber, Nervosität, schlechte Laune und Ärger in Ausgeglichenheit umzuwandeln.

Organe/Muskeln

• dehnt die Leisten, Hüften, den gesamten Bauch- und Zwerchfellbereich sowie die Seitenbänder der Knie

• stimuliert alle Organe im Bauchraum und regt die Durchblutung an

• weitet und dehnt die Lunge und die Brustmuskulatur

• kann die Durchblutung im Unterleibsbereich fördern

Hinweis

• Um den unteren Bauch- und den Beckenbereich mehr strecken und den Brustkorb zu weiten, empfehle ich dir ein Kissen unter den Rücken zu nehmen.

• Bei Empfindlichkeit, Schmerzen oder Verletzungen im Knie oder in den Knöcheln stütze das betroffene Knie mit einem Kissen bzw. die Fußgelenke mit einer Decke.

• Bei Beschwerden im unteren Rücken und einer chronischen iliosakralen Dysfunktion richte die Höhe der Polster so aus, dass sich der Rücken nicht gestaucht anfühlt.

• Wenn deine Hüften nicht so beweglich sind, platziere auch hier Polster unter den Knien. Bei Schmerzen in den Hüftgelenken gehe nicht zu tief in die Übung hinein.

• Wenn du in der Innenseite der Oberschenkel – Leiste, Hüftgelenk – eine stärkere Dehnung möchtest kannst du gerne einen Gurt zur Hilfe nehmen.

Supta-Baddha-Konasana

Der liegende Winkel

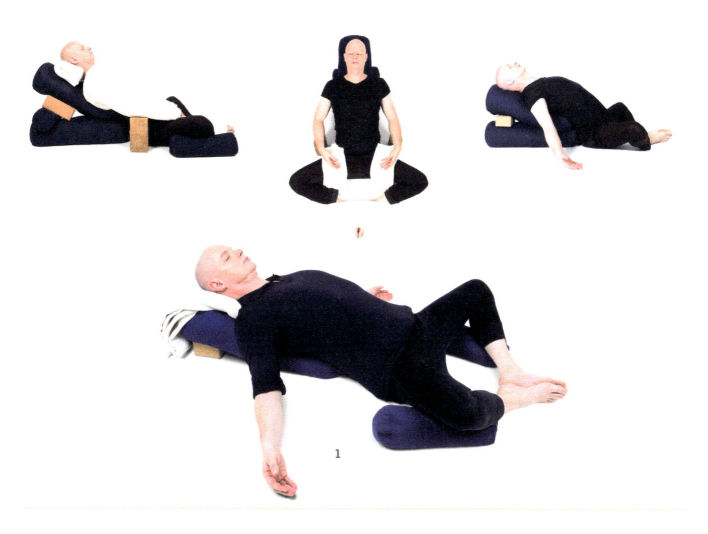

1

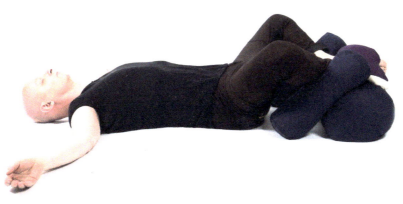

Ausführung

1 Im Vierfüßlerstand bringst du die Knie und die Füße zur Seite – nur so weit, wie es für dich noch angenehm ist. Lehne dich mit dem Oberkörper nach vorne und lege ihn auf einem längs vor dir liegenden Kissen ab. Das Becken befindet sich dabei am unteren und das Brustbein am oberen Ende des Kissens. Benutze zusätzlich ein kleines Kissen, um die Stirn darauf abzulegen. Strecke die Arme zur Seite.

Atmung

Stell dir bei jedem Einatmen vor, wie der Rücken sich in Richtung Decke hebt und dabei deine Wirbelsäule verlängert und sanft gestreckt wird. Bei jedem Ausatmen verteilst du die Entspannung, die du dabei wahrnimmst, über alle Wirbel und den gesamten Beckenbereich. Wenn eine tiefe Atmung in den Rücken für dich zu anstrengend ist, dann atme in die seitlichen Rippen ein und aus dem Bauch ganz entspannt aus.

Beenden

Führe die Knie und Füße wieder zusammen und positioniere die Hände neben der Brust flach auf dem Boden. Schiebe dich dann zurück in den Vierfüßlerstand.

Wirkung

Die Mandukasana entspannt nicht nur die Körpervorderseite, sondern lindert auch Verspannungen und Schmerzen im Rücken. Diese können unter Umständen sogar wieder ganz aufgelöst werden. Diese Übung hat eine ausgleichende Wirkung auf emotionaler und mentaler Ebene. Der Geist kann zu Ruhe kommen, da durch das Ablegen der Stirn auf ein Kissen oder einen Block spezifische Marmas (Vitalpunkte) am Kopf stimuliert werden. Ein erhöhter Energiefluss an diesen Vitalpunkten wirkt stimulierend und harmonisierend. Die Mandukasana schafft Flexibilität in deinen Leisten und Hüften, wodurch sich eventuelle Verspannungen und Blockaden im Hüftbereich lösen können. Je nachdem wie weit du deine Arme seitlich ausbreitest, profitieren auch Schulter und Brustbereich von der Dehnung und erfahren Weite.

Organe/Muskeln

- dehnt die innere Oberschenkelmuskulatur (Adduktoren), die Leisten, Hüften, sowie die seitlichen Bänder der Knie

- stimuliert alle Organe im Bauchraum und regt die Durchblutung an

- kann die Durchblutung im gesamten Unterleibsbereich fördern

- bewirkt eine Dehnung des Schulter- und Brustbereichs und streckt die Wirbelsäule

Hinweis

- Bei empfindlichen Knien kannst du eine Decke unterlegen, sodass kein Druck auf sie entsteht.

- Wenn du in den Hüften ein unangenehmes Gefühl spürst, löse die Asana auf und praktiziere als Alternative eine andere hüftöffnende Haltung (S. 150).

Mandukasana

Der Frosch

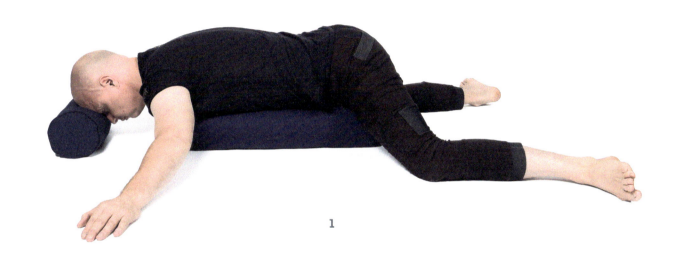

1

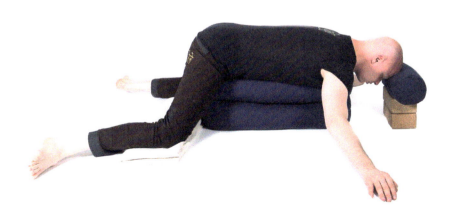

Ausführung

1 Um die Bhujangasana auszuführen, hebt man aus der Bauchlage langsam, sanft und ohne ruckartige Bewegungen den Oberkörper an. Der Nabel bleibt mit dem Boden in Kontakt. In der Endhaltung ist der Oberkörper auf dem Kissen oder Decke abgelegt. (siehe Bild)

Atmung

Mit jedem Ausatmen verlängerst du den Atemstrom, bis du eine tiefe Bauchatmung erreicht hast. Das Einatmen lässt du ganz natürlich kommen, ohne dass du es bewusst steuerst.

Beenden

Um die Haltung aufzulösen, bewegst du dich langsam wieder zurück, bis du wieder flach auf dem Boden liegst. Dabei beginnst du im Lendenbereich und endest mit dem Halswirbelbereich. Der Kopf darf sich auf den Handrücken ausruhen. Verweile und entspanne ein paar Atemzüge in dieser Haltung.

Wirkung

Die Kobra hilft uns, Stabilität und Kraft im unteren und oberen Rücken bis hin zum Nacken aufzubauen. Sie verbessert aufgrund ihrer streckenden Komponente unsere Körperhaltung und wirkt Dysbalancen, die wegen einer einseitigen Alltagshaltung (z. B. Arbeit am Schreibtisch) entstehen können, positiv entgegen. Diese Asana sorgt für eine gesunde Verdauung und aktiviert den Stoffwechsel.

Organe/Muskeln

• kräftigt die streckende Muskulatur der Wirbelsäule bis hin zum Nacken.

• erhöht die Beweglichkeit der Wirbelsäule

• sanfte Dehnung im Hüft- und Leistenbereich.

• dehnt die gerade und schräge Bauchmuskulatur

• massiert die Bauchorgane

Hinweis

• Es kann sehr befreiend bei Bandscheibenproblemen im unteren Rücken wirken (Gegenbewegung bei einem Bandscheibenvorfall!), wenn man achtsam und langsam übt.

• Bei versteifter Brustwirbelsäule sollte anfangs sehr behutsam geübt werden, um die betreffenden Bereiche langsam an die Kompression zu gewöhnen.

• Die Asana erhöht schnell die körpereigene Energie (Vitality-Booster) bei Müdigkeit und Erschöpfung.

Bhujangasana

Die Kobra

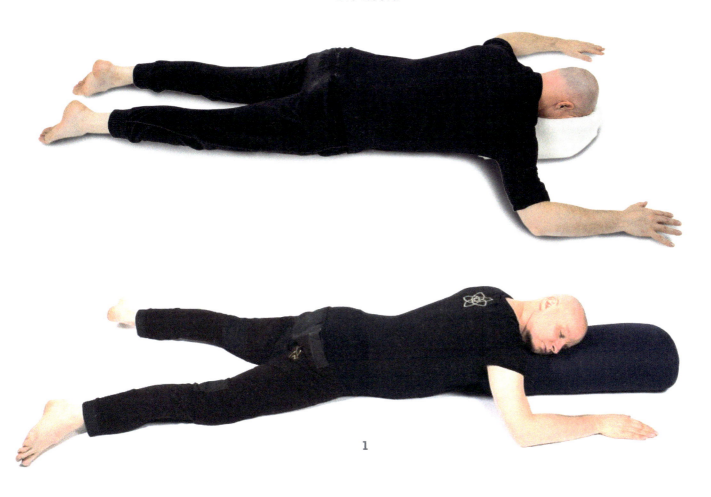

1

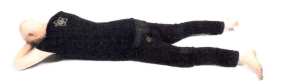

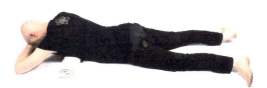

ie Person, auf die du in deinem Leben am meisten
Einfluss hast, ist die, welche dir jeden Morgen im
Spiegel begegnet. Und deshalb solltest du dieser
Person auch genügend Zeit und Aufmerksamkeit schenken.
Die Kurmasana – die Schildkröte – hat wunderbare Eigenschaften, weshalb du dir auf jeden Fall mehr als nur ein paar
Minuten Zeit für sie nehmen solltest. Schenke dir die Ruhe,
die diese Asana verlangt, damit sich ihre volle Wirkung in
dir entfalten kann. Das Praktizieren der Kurmasana hilft dir,
deine Mitte zu finden und in ihr anzukommen. Das Ziel dabei
ist es im Zentrum deines »SEINS« zu verweilen. Es ist deine
Yoga-Praxis, die dir dabei helfen kann, ein spirituelles Leben
zu führen und Vitalität des Körpers zu erlangen.

Vorwärtsbeugen im Yoga bringen die weiblichen Aspekte des
Yoga zum Ausdruck: Hingabe, Loslassen, Zulassen.

Sie laden uns ein, nach innen zu blicken, weg von der
Außenwelt und unserem hektischen Leben der Termine und
Verpflichtungen. Man wendet sich bewusst einem reichen
Innenleben der Ruhe, Selbsterkenntnis und des bewussten
Alleinseins zu.

Auch ein vernachlässigter Körper, ein chaotischer Geist oder
ein verwundetes Herz kann uns an der Erfüllung unseres
Schicksals bzw. Lebens hindern. Diese Asana hilft dir dabei,
deinen Gedankenfluss zu beruhigen und Raum für neue
Ideen, Gefühle und Erlebnisse in dir zu schaffen. Egal welche
Position man praktiziert, es sollte auf jeden Fall immer
bewusst und mit Bedacht geschehen. Auf diese Art kann Yoga
dir Lebensfreude und ein Gefühl von Leichtigkeit schenken.
Lass dich daran erinnern, dass Selbsterkenntnis nur mit dir
selbst zu tun hat und unsere eigene Stärke nur in uns selber
zu finden ist, ohne dabei weiter in der Außenwelt suchen zu
müssen.

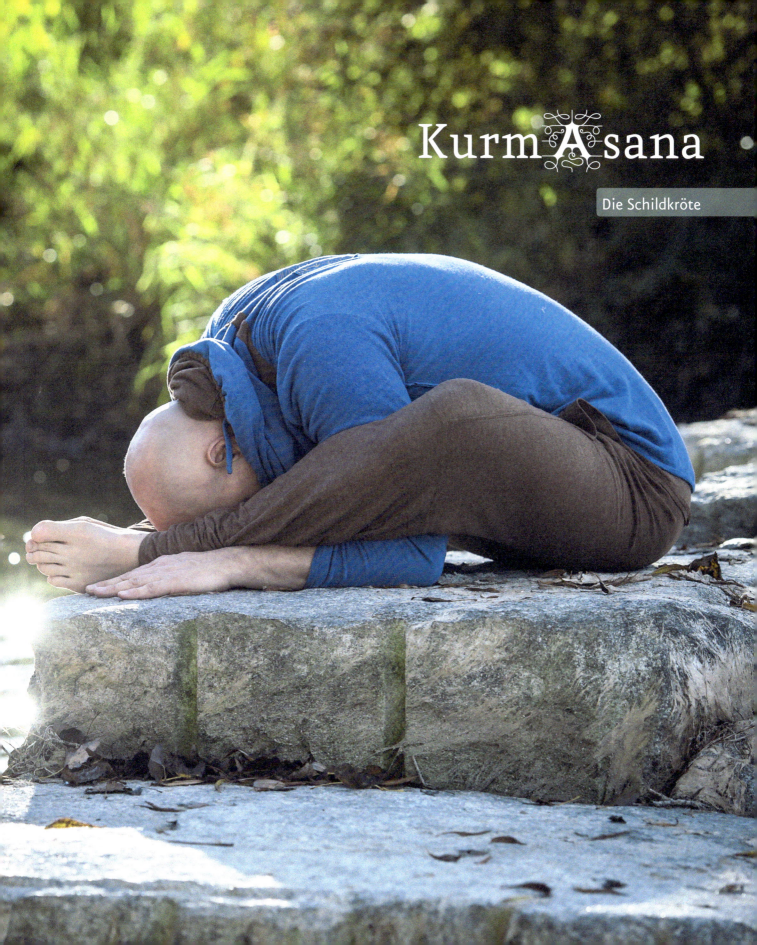

KurmAsana

Die Schildkröte

Ausführung

1 Setze dich mit ausgestreckten Beinen auf den Boden, entspanne dich und atme tief durch. Zieh dann beide Beine an den Körper und lege die Fußsohlen aneinander, so dass die Knie nach außen fallen können und du das Becken ohne Probleme kippen und dich mit dem Oberkörper nach vorne beugen kannst. Wenn du den Schmetterling bereits schon eine Weile übst und die Dehnung in der Hüfte langsam erhöhen möchtest, kannst du dich behutsam mit deinem Oberkörper nach vorne mehr Richtung Boden beugen. Das Ziel ist es, eines Tages so weit nach unten zu kommen, dass du die Stirn auf dem Boden ablegen kannst. Die Arme streckst du dabei weit nach vorne, oder führst sie unter der Kniekehle hindurch und legst die Unterarme auf dem Boden ab. Der Rücken sollte dabei immer rund gebeugt bleiben, da die Gewebestrukturen des unteren Rückens diese sanfte aber stetige Dehnung benötigen, um gesund zu bleiben.

Falls du noch ungeübt bist und dir das nach vorne Beugen unangenehm ist, kannst du die Kurmasana zu Anfang auch aufrecht sitzend mit dem Rücken an eine Wand gelehnt üben. Wenn dir das Vorbeugen schwer fällt, nimm eine Decke unter das Gesäß.

Geh nur soweit vor, wie es der Körper möchte und achte darauf, dass du einen runden Rücken machst, damit sich die Rückenmuskulatur entspannen kann und kein unangenehmes Gefühl oder Schmerzen entstehen. Falls es mit der Zeit zu einem unangenehmen Ziehen oder Verkrampfen im Nacken kommen sollte, dann nimm einen Block oder ein Kissen zur Hilfe.

Du solltest eine Dehnung in der Innenseite deiner Oberschenkel spüren, Schmerzen aber vermeiden. Sollte die Dehnung zu stark werden, lege zur Unterstützung deiner Beine unter jedes Knie ein Kissen.

Atmung

Atme in den Rücken ein und aus dem Bauch aus. Bei jedem Einatmen bleibe mit Dir und Deinem Körper in Verbindung. Akzeptiere deine Grenzen und gib dir viel Zeit, dich in dieser Position wieder zu erspüren und zu entdecken und atme alles, was in diesem Moment nicht zu dir gehört, bewusst aus.

Beenden

Um diese Asana wieder aufzulösen, richte dich langsam mit gestrecktem Rücken auf und lege deine Hände seitlich an die Knie. Führe beide Knie wieder vorsichtig zueinander und klappe so die Beine wieder zusammen. Dann nimmst du deine Hände neben bzw. hinter den Körper und streckst langsam ein Bein nach dem anderen nach vorne.

Wirkung

Kurmasana schafft Flexibilität in deinen Leisten und Hüften, wodurch sich eventuelle Verspannungen und Blockaden im Hüftbereich lösen können. Auch die Innenseiten der Oberschenkel werden gedehnt und flexibler. Geistig fördert die »Schildkröte« das Gefühl von Leichtigkeit und Zufriedenheit und wirkt Müdigkeit entgegen.

Organe/Muskeln

- dehnt die Muskulatur der Hüften, der inneren Oberschenkel und die Leisten.
- löst Verspannungen im Hüftbereich, entspannt die Beckenbodenmuskeln.
- dehnt die Lendenwirbelsäule.
- regt durch die sanfte Kompression der Beckenorgane beim Üben die Durchblutung an
- stimuliert die Verdauungsorgane

Hinweis

- Falls du Knie- oder Hüftprobleme hast, solltest du mit Vorsicht an diese Asana herangehen.
- Bei Knieproblemen empfiehlt es sich, einen Yogablock oder ein kleines Polster unter jedes Knie zu legen.
- Wenn du akute Probleme im unteren Rücken hast, oder falls sich diese Haltung für dich selbst nach vorsichtigem Üben unangenehm anfühlt, praktiziere stattdessen die Asana Supta-Baddha-Konasana (S. 176).
- Vorsicht bei Halswirbelproblemen: Unterstütze den Kopf und lasse ihn nicht hängen.
- Generell gilt für alle Vorbeugen bei akuten Beschwerden im unteren Rücken: Nicht zu weit vorlehnen.

Kurmasana Die Schildkröte

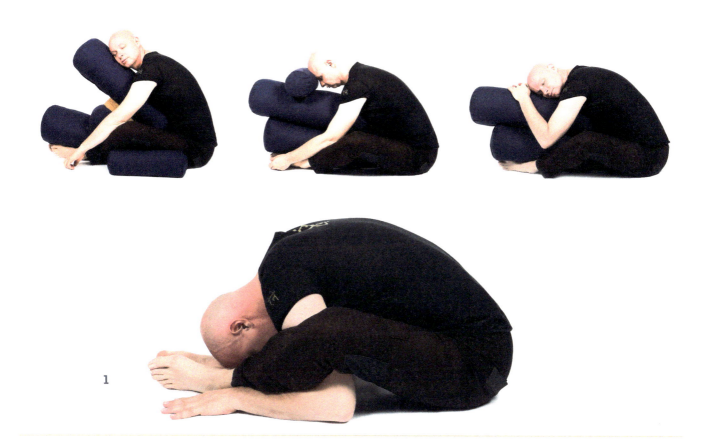

1

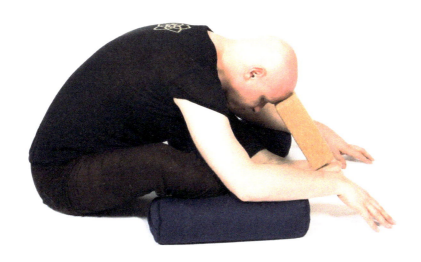

Viele Menschen haben die Tendenz, vor Unannehmlichkeiten und Problemen davonzulaufen. Dies wäre nicht so, wenn wir unsere Verbindung zur Erde intensiver wahrnehmen und täglich pflegen würden – man könnte auch sagen, wenn wir geerdet wären. Wir würden dann höchstwahrscheinlich mit prekären Situationen in unserem Leben viel souveräner und ohne Angst umgehen, statt vor ihnen davonzulaufen.

Ich habe die Erfahrung gemacht, dass wenn wir mit vollem Bewusstsein und Hingabe die Upavista Konasana praktizieren, dieses innige entspannte Gefühl der Verbundenheit mit dem Erdboden mit in unseren Alltag genommen werden kann. Dieses Gefühl der Bodenhaftung, des Verwurzeltseins und in uns Ruhens kann uns durch den Tag begleiten und uns zu innerer Ruhe und Gelassenheit verhelfen, egal was kommen mag.

Unsere Hüften wie auch der untere Rücken speichern unverarbeitete Erlebnisse aus der Vergangenheit, seien sie mentalen oder körperlichen Ursprungs. Diese Dinge haben uns bis heute begleitet – und je nachdem, wie lange wir sie schon mit uns herumgetragen haben, zu einem gewissen Grad auch geprägt. Der Prozess, sie jetzt wieder los- und freizulassen und sie aufzulösen, kann manchmal von einem Gefühl des Widerstandes oder der Hilflosigkeit und des Drucks bis hin zur Angst, sich damit endlich auseinandersetzen zu müssen, begleitet werden. Die Begegnung mit diesen vergangenen Erlebnissen sollte sehr bewusst und ohne Ablenkung oder Rigidität erfolgen – man sollte versuchen sie ganz unvoreingenommen zu betrachten, frei von jeder Wertung. In diesem Prozess kann sich das ursprüngliche Gefühl der Enge und des Schmerzes in Freude, Freiheit und ein Gefühl der Unendlichkeit auflösen. Man sollte nicht mit Widerständen ringen, sondern sie bewusst loslassen und mit ihnen abschließen. Auf diese Weise gewinnen wir Vertrauen und noch mehr Bereitschaft, uns zu öffnen und uns bewusster und geerdeter durch das Leben zu bewegen und dabei unseren Kern, unsere Mitte zu entspannen. Denn unsere Verbindung zur Erde sollte beständig und durch nichts anderes als Freude geprägt sein.

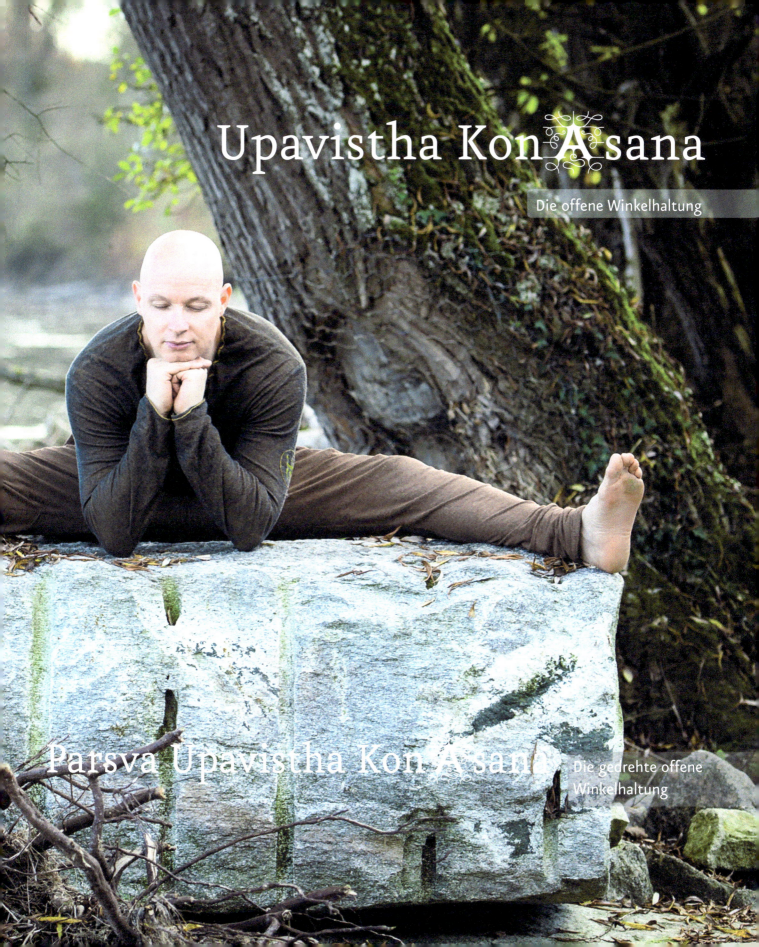

Upavistha Kon Asana

Die offene Winkelhaltung

Parsva Upavistha Kon Asana
Die gedrehte offene
Winkelhaltung

Ausführung

1 Du sitzt aufrecht auf der Matte mit nach vorn ausgestreckten Beinen. Erde dich, indem du bewusst auf den Sitzbeinhöckern ruhst. Greife mit der rechten Hand in die rechte Kniekehle und nimm das rechte Bein gestreckt und langsam so weit wie möglich nach rechts außen. Dann greife mit der linken Hand in die linke Kniekehle und nimm das linke Bein ebenfalls gestreckt und langsam so weit wie möglich nach links außen und setze dich in eine große Grätsche. Drehe die Oberschenkel soweit nach innen, dass die Zehen zur Decke zeigen. Richte dich äußerlich und innerlich auf und sitze gerade – vielleicht spürst du jetzt schon die Streckung im Rücken. Beuge dich soweit, wie es dir möglich ist mit rundem Rücken nach vorne und lege den Oberkörper auf einem Kissen ab. Die Hände legst du dabei einfach entspannt auf dem Boden vor dir ab. Jetzt ziehst du bei jedem Einatmen den Rücken lang und bei jedem Ausatmen lässt du dich ein klein wenig mehr nach vorne/unten sinken. Falls du dich im Hals oder Nacken verkrampfst, versuche es mit einer dicken Decke (eventuell gefaltet) unter der Wirbelsäule. Weite den Brustkorb, indem du die Schulterblätter zusammen und nach unten zur Hüfte ziehst. Bemerke, wie sich dabei dein Brustbein hebt.

Lege anfangs eine gefaltete Decke unter das Gesäß. Das schafft zusätzliche Länge und die Vorbeuge wird leichter, denn das Becken lässt sich besser nach vorne kippen.

Wenn du in der Grätsche eine Dehnung in den Leisten und Rückseiten deiner Beine verspürst, schau genau hin, ob du noch loslassen kannst oder ob dich die Dehnung zu sehr von deiner Konzentration auf das Wesentliche ablenkt. Sollte der Schmerz zu groß sein, lege je ein kleines Kissen oder eine gefaltete Decke unter deine Knie.

Ziel ist es, mit nach vorne ausgetreckten Armen die Stirn zwischen den Beinen auf dem Boden abzulegen. Je mehr Fortschritt du in dieser Asana machst, desto weniger Hilfsmittel wirst du benötigen. Achte darauf, dass deine Beine gerade und gestreckt bleiben, was zu Anfang eine echte Herausforderung sein kann.

Atmung

Hole dir mental Kraft und leite die Energie zum Becken. Hier ist dein Fokus, deine innere Mitte. In keiner anderen Asana bist du so offen der Mutter Erde zugeneigt. Vom Becken aus kannst du dich mit jedem Ausatmen in alle Richtungen ausdehnen. Gehe mit jedem Atemzug mehr in dich hinein und lass mehr und mehr los. Schaue genau hin und fühle, was passiert. Wenn du dich an deine körperliche Grenze herangetastet hast, verweile dort und lass dich mental für ein paar Momente tiefer in diese Asana sinken. Dieser Moment gehört ganz dir.

Beenden

Stütze dich auf dem Boden ab und richte dich wieder mit gestreckten Rücken auf. Nimm die Hände in die Kniekehlen, beuge vorsichtig die Beine, indem du sie ein wenig zu dir heranziehst, und schließe sie dabei wieder behutsam.

Wirkung

Upavista Konasana dehnt Innen- und Rückseite der Beine, sowie den Beckenboden und streckt die Sehnen der Knie. Sie hilft die Leisten und Hüften zu weiten, zudem fördert sie die Blutzirkulation im Hüftbereich. Die Durchblutung des Bauch- und Beckenraums kann angeregt werden. Die Stellung stärkt und sensibilisiert die Energie der Wirbelsäule, des Beckens, der Beine und Füße. Sie fördert die Verdauung und den Stoffwechsel ebenso wie die inneren Organe indem diese besser durchblutet werden. Somit vermindert sie Staugefühle in Becken und Beinen sowie stressbedingte Spannungsgefühle im Bauch.

Organe/Muskeln
- dehnt die hintere und innere Oberschenkelmuskulatur sowie Leisten, Wirbelsäule, Waden und Adduktoren

- entspannt die Rückenmuskulatur bis zur Halswirbelsäule

- stimuliert die Bauchorgane

- kann das Verdauungssystem verbessern

Hinweis

- Upavistha Konasana ist ein Spreizsitz, der aufrecht sitzend oder als Vorwärtsbeuge geübt werden kann.

- Bei stark verkürzter hinterer Oberschenkelmuskulatur nutze die Wand und lehne deinen Rücken dagegen (S. 135). Nimm Kissen oder gefaltete Decken unter die Kniekehle, wenn es hier zu sehr »zieht« und unangenehm ist.

- Die Asana kann bei regelmäßigem Üben die werdende Mutter auf eine leichtere Geburt vorbereiten.

Upavistha Konasana

Die offene Winkelhaltung

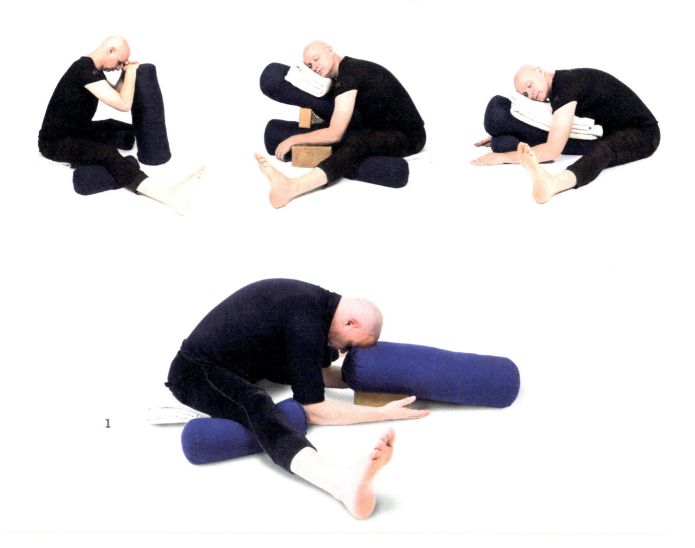

1

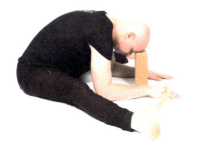
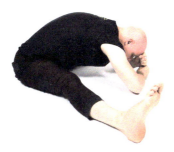

Ausführung

Parsva Upavistha Konasana ist eine fortgeschrittene Haltung (asana).

1 Du sitzt aufrecht auf der Matte mit nach vorn ausgestreckten Beinen. Erde dich, indem du bewusst auf den Sitzbeinhöckern ruhst. Greife mit der rechten Hand in die rechte Kniekehle und nimm das rechte Bein gestreckt und langsam so weit wie möglich nach rechts außen. Dann greife mit der linken Hand in die linke Kniekehle und nimm das linke Bein ebenfalls gestreckt und langsam so weit wie möglich nach links außen und setze dich in eine große Grätsche. Drehe die Oberschenkel soweit nach innen, dass die Zehen zur Decke zeigen. Richte dich äußerlich und innerlich auf und sitze gerade – vielleicht spürst du jetzt schon die Streckung im Rücken. Dreh dich dann aus dem Bauch (HARA) heraus auf die rechte Seit und beuge dich, soweit wie es dir möglich ist, mit rundem Rücken nach vorne über den rechten Oberschenkel. Die Hände legst du dabei einfach locker auf den Boden. Jetzt ziehst du bei jedem Einatmen den Rücken lang und bei jedem Ausatmen lässt du dich ein klein wenig mehr nach vorne/unten sinken.

Lege anfangs eine gefaltete Decke unter das Gesäß und Kissen oder Decken unter die Kniekehlen. Das schafft zusätzliche Länge und die Vorbeuge wird leichter, denn das Becken lässt sich besser nach vorne kippen.

Wenn du in der Grätsche eine Dehnung in den Leisten und Rückseiten deiner Beine verspürst, schau genau hin, ob du noch loslassen kannst oder ob dich die Dehnung zu sehr von deiner inneren Konzentration auf das Wesentliche ablenkt. Sollte der Schmerz zu groß sein, lege jeweils ein kleines Kissen oder eine gefaltete Decke unter deine Knie.

Ziel ist es, mit nach vorne ausgetreckten Armen die Stirn auf dein Bein abzulegen. Stütze dich dabei je nach Beweglichkeit auf Kissen, Blöcken oder auf dem Boden ab. Je mehr Fortschritt du in dieser Asana machst, desto weniger Hilfsmittel wirst du benötigen. Achte darauf, dass deine Beine gerade und gestreckt bleiben, was zu Anfang eine echte Herausforderung sein kann.

Atmung

Vom Becken aus kannst du dich bei jedem Ausatmen in alle Richtungen ausdehnen. Das Einatmen lässt du ganz natürlich kommen, ohne dass du es bewusst steuerst.

Beenden

Um die Haltung aufzulösen, stütze dich auf dem Boden ab und richte dich mit gestrecktem Rücken wieder auf. Dreh dich zur Mitte ab, verweile kurz für ein paar Atemzüge und wechsle dann die Seite. Wenn du beide Seiten geübt hast, nimm die Hände in die Kniekehlen, beuge vorsichtig die Beine, indem du sie ein wenig zu dir heranziehst und schließe sie dann wieder vorsichtig.

Wirkung

Organe/Muskeln

• dehnt die Flanken und die seitliche Muskulatur der Wirbelsäule

• streckt die Kniesehnen

• öffnet die Leisten und die Hüften

• kann Beschwerden im Ischias vorbeugen

• fördert die Durchblutung des Bauch- und Beckenraums

• vermindert Staugefühle in Becken und Beinen

Hinweis

• Die Parsva Upavistha Konasana entwickelt besonders das Bewusstsein dafür, wieder geerdet zu sein.

• Bei stark verkürzter hinterer Oberschenkelmuskulatur nutze die Wand und lehne deinen Rücken dagegen. Nimm Kissen oder gefaltete Decken unter die Kniekehle, wenn es auch hier zu sehr »zieht« und unangenehm für dich ist.

• Bei Problemen im unteren Rücken übe achtsam und vorsichtig. Bei einem Bandscheibenvorfall oder Neigung zu Hexenschuss solltest du diese Asana nicht praktizieren und zuerst deinen Arzt oder Therapeuten zu Rate ziehen.

Parsva Upavistha Konasana

Die gedrehte offene Winkelhaltung

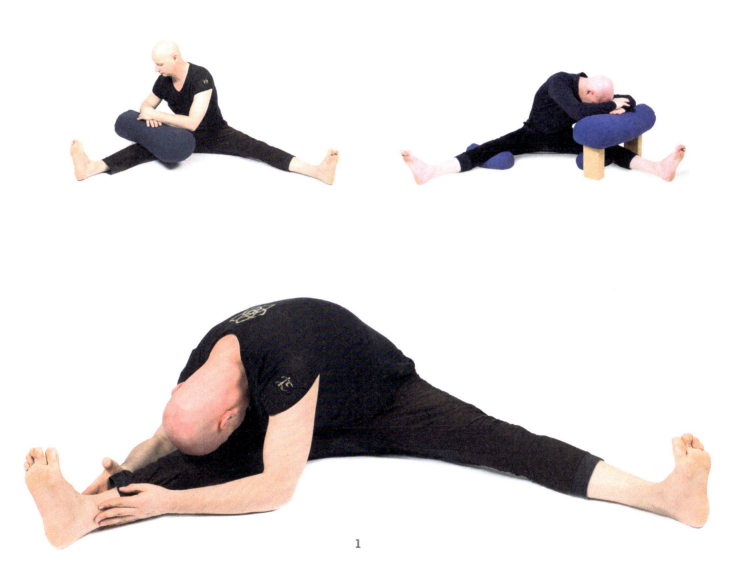

1

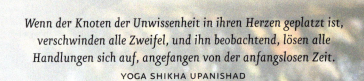

Wenn der Knoten der Unwissenheit in ihren Herzen geplatzt ist,
verschwinden alle Zweifel, und ihn beobachtend, lösen alle
Handlungen sich auf, angefangen von der anfangslosen Zeit.
YOGA SHIKHA UPANISHAD

Es ist wichtig, dass wir in unserem Alltag ein gewisses Maß an Offenheit für Veränderungen entwickeln. Schaffen wir dies, dann können wir mit jedem bewussten Atemzug erleben, wie sich mentale und körperliche »Knoten und Verdrehungen« plötzlich auflösen, so als hätte es sie nie gegeben. Du kannst dabei Zeuge werden, wie sich aufgestaute, festgefahrene Gedanken plötzlich lösen, wie du dich vom kopflastigen mehr hin zum herzoffenen Handeln veränderst und Sensibilität und Mitgefühl für dich und deine Mitmenschen plötzlich eine wichtigere Rolle in deinem Alltag bekommen.

Durch die Praxis dieser Asana und die Erfahrungen, die du damit sammelst, wirst du wieder dir selber begegnen und im Hier und Jetzt ankommen. Ein gesunder Mensch lernt im Laufe seines Lebens sich als ganzheitliches Wesen zu sehen. Das bedeutet, nicht nur auf seinen Körper zu hören und zu achten, sondern auch seinen Geist und dessen emotionale Bedürfnisse zu berücksichtigen. Beim Praktizieren der Salamba Bharadvajasana konzentriert man sich wie bei allen Asanas auf die Atmung und gibt so dem Atem gedanklich mehr Raum. Gleichzeitig hat die Drehung bei dieser Asana den Effekt, dem Rücken mehr Länge zu geben. Allerdings das Wertvollste und das ganz Besondere an ihr ist, dass du dich dir selbst gegenüber mehr öffnest und direkt in deine Herzverbindung gehen kannst.

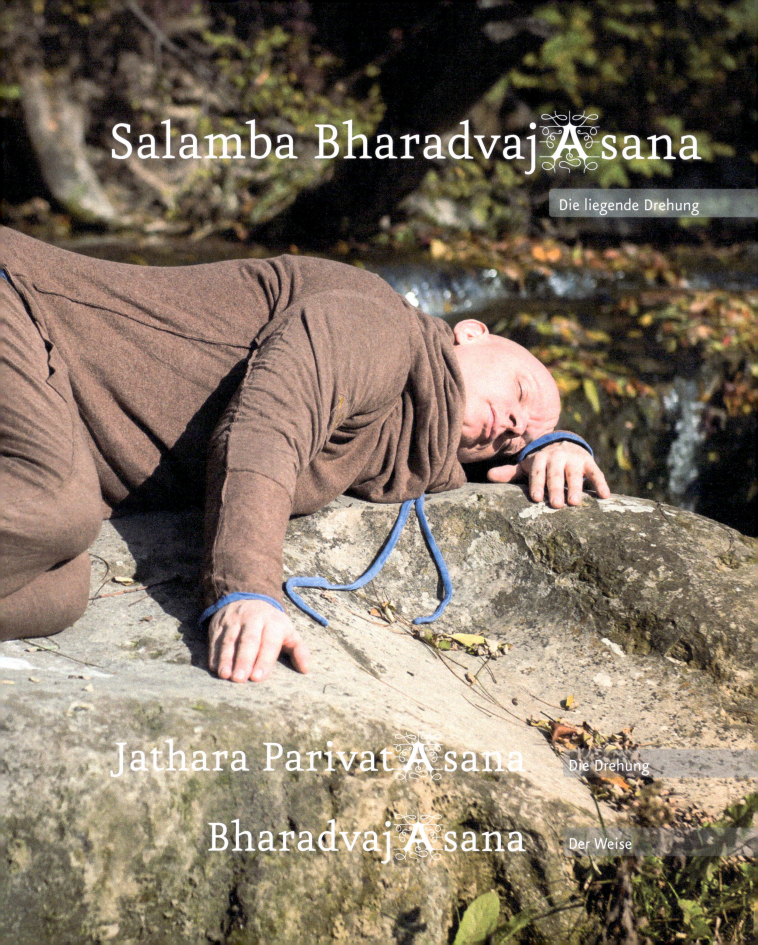

Salamba BharadvajAsana

Die liegende Drehung

Jathara ParivatAsana
Die Drehung

BharadvajAsana
Der Weise

Ausführung

1 Setze dich auf die Matte, die Beine geschlossen nach vorne gestreckt. Hinter dir liegt der Länge nach ein Kissen auf der Matte. Drehe die Beine mit einem rechten Winkel in den Kniegelenken nach rechts ab. Achte darauf, dass die Knie auf Höhe der Hüftgelenke positioniert sind. Deine Oberschenkel liegen quasi quer zur Matte, deine Fußgelenke in einer Linie unter deinen Knien. Verlagere gleichzeitig dein Gewicht auf die rechte Außenseite deines Beckens. Drehe deinen Oberkörper nun so weit wie es dir möglich ist nach rechts, sodass du nach hinten in Richtung oberes Ende deiner Yogamatte schaust. Deine Hände positioniere rechts und links neben dem Kissen, um dich abzustützen. Kippe das Becken ein wenig zurück, um dem unteren Rücken mehr Raum zu geben. Jetzt legst du deinen Oberkörper auf dem Kissen ab, dein Kopf liegt mit der Stirn auf dem Kissen. Wichtig dabei ist, dass dein Brustbein schön zentriert auf dem Kissen liegt, sodass du deine Unterarme wirklich ganz entspannt rechts und links neben dem Kissen auf der Matte ablegen kannst. Mit deinem Gewicht auf der rechten Seite des Beckens lagernd und deinem Oberkörper nach rechts gedreht, liegst du nun auf dem Kissen und drehst deinen Kopf nach links.

Atmung

Entspanne dich im Raum zwischen den Schulterblättern. Atme tief zwischen die Schulterblätter ein, und lass dich mit jedem Ausatmen tiefer in den Twist fallen, lass dabei alle Anspannung in deinem Körper los. Erinnere dich immer wieder daran, dass du bei jedem Ausatmen loslässt, dass dein Körper dabei schwerer wird und mehr entspannt.

Beenden

Um jede Belastung des Rückens zu vermeiden löse die Asana ganz langsam und behutsam auf. Drehe den Kopf mit der Stirn auf das Kissen — und senke das Kinn auf die Brust. Verharre so für 1 oder 2 Atemzüge. Lege dann die Handflächen auf den Boden direkt unterhalb der Schultern. Drücke sie in den Boden, richte dich langsam mit gestrecktem Rücken auf, verlagere dein Gewicht zurück auf das gesamte Becken, drehe dich in die Ausgangsposition und strecke dann deine Beine der Länge nach auf der Matte aus. Wiederhole die Haltung, indem du die Seite wechselst.

Wirkung

In dieser Asana verweilst du eine ganze Weile in der Drehung. Dadurch können Nackenverspannungen gelöst werden. Rücken und Bauchorgane werden sanft gestreckt. Die vertiefte Atmung führt dich in einen Zustand geistiger und körperlicher Ruhe. Es kann durchaus sein, dass du dich nach dem Auflösen der Haltung erfrischt und »entknotet« fühlst.

Organe/Muskeln

- streckt vollständig die Muskulatur des Oberkörpers entlang der Wirbelsäule vom Hals bis zum Rumpf
- sanfte Kompression der unteren Rückenfaszien, gewährleistung der Stoffwechselaktivität
- kann Verspannungen der Rückenmuskulatur lindern.
- dehnt die Muskeln zwischen den Rippen, für vertiefte und ruhige Atmung
- entspannt den großen und kleinen Gesäßmuskel und die seitliche Oberschenkelmuskulatur
- beruhigt und regeneriert die Bauchorgane
- verstärkt die Verdauungsfunktion
- Tiefenmassage aller inneren Organe

Hinweis

- Diese Haltung kann von den meisten Menschen durchgeführt werden, auch wenn sie Rückenprobleme haben. Wenn du aber an akuten oder chronischen Rückenschmerzen leidest, dann sprich bitte zuerst mit deinem Arzt oder Therapeuten, ob du diese Asana praktizieren solltest.
- Gehe nur so tief in die Haltung, wie es für dich noch angenehm ist, du kannst auch mehr als nur ein Kissen zu Hilfe nehmen.
- Bei Kniebeschwerden, egal ob diese sich im inneren oder äußeren Knie bemerkbar machen, musst du ausprobieren, ob es dir hilft, die Knie mehr an dich heranzuziehen oder von dir weg zu strecken — sehr hilfreich dabei ist es, eine weiche Decke unter die Knie zu legen.
- Bei einem unangenehmen Gefühl im Nacken senke das Kinn ein bisschen mehr zur Brust und nimm eine Decke als Kissen unter den Kopf.

Salamba Bharadvajasana

Die liegende Drehung

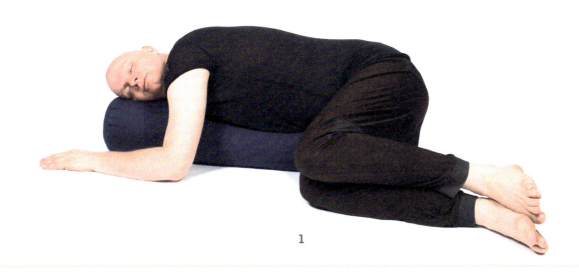

1

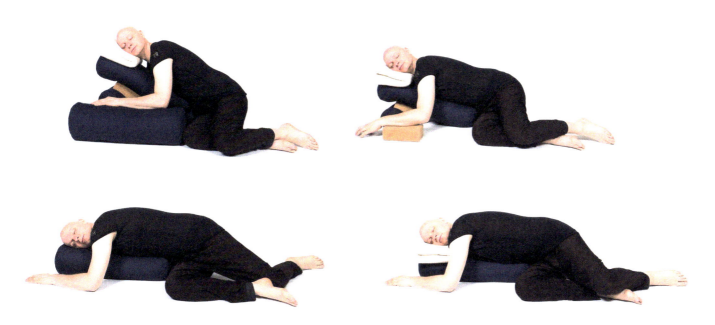

Wenn du die Dehnung intensivieren möchtest, mache mit den Beinen einen Ausfallschritt,

Ausführung

Auf dem Rücken liegend, winkelst du die Beine an. Beim Einatmen hebst du sie an, so dass die Knie sich über dem Hüftgelenk befinden, die Knie bilden einen rechten Winkel (90 Grad). Beim Ausatmen senkst du sie jetzt zur linken Seite und legst sie auf dem Kissen ab. Die Arme streckst du zur Seite weg. Damit die Übung nicht zu intensiv wird, lege dir ein Polster in den Lendenbreich, damit du das Becken entspannen kannst.

Atmung
Atme tief in den Bauch ein. Mit jedem Ausatmen lässt du dich immer tiefer in den Twist fallen und lässt dabei alles los. Erinnere dich immer wieder daran, dass du bei jedem Ausatmen loslässt, dass dein Körper dabei schwerer wird und immer mehr entspannt.

Beenden
Um jede Belastung auf den Rücken zu vermeiden, löse die Asana ganz langsam und vorsichtig auf. Unter zur Hilfenahme deiner Bauchmuskulatur bringe beide Beine zurück zur Mitte und bleibe mit angewinkelt stehenden Beinen in der Rückenlage liegen bis die intensivsten Empfindungen im unteren Rücken abgeklungen sind. Danach wechselst du die Seite.

Wirkung

Drehhaltungen entgiften unser gesamtes System. Durch die Rotation des Oberkörpers und insbesondere der Wirbelsäule können Nacken- und Schulterverspannungen gelöst werden. Der Rücken und die Bauchorgane werden sanft gedreht und gestreckt, was deren Massage zur Folge hat. Durch die vertiefte Atmung wird man in einen Zustand sowohl der geistigen als auch der körperlichen Ruhe geführt. Es kann durchaus sein, dass du dich nach dem Auflösen der Haltung erfrischt und »entknotet« fühlst.

Organe/Muskeln
• streckt vollständig die Muskulatur des Oberkörpers entlang der Wirbelsäule vom Hals bis zum Rumpf

• sanftes Komprimieren der unteren Rückenfaszien, dadurch Gewährleistung der Stoffwechselaktivität

• kann Verspannungen der Rückenmuskulatur lindern

• dehnt die Muskeln zwischen den Rippen, für vertiefte und ruhige Atmung

• entspannt den großen und kleinen Gesäßmuskel und die seitliche Oberschenkelmuskulatur

• beruhigt und regeneriert die Bauchorgane

• verstärkt die Verdauungsfunktion

• Tiefenmassage aller inneren Organe

Hinweis

• Falls die Hände mit der Zeit kribbeln, lege die Arme tiefer.

Jathara Parivatanasana

Die Drehung

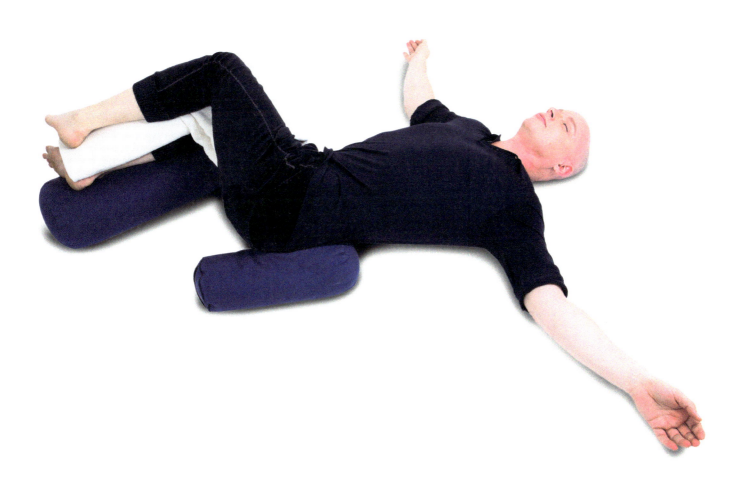

Ausführung

Bharadvajasana ist eine fortgeschrittene Haltung (asana).

1 Im Schneidersitz aufrecht sitzend auf einem Block
bringst du das linke Bein mit gebeugten Knie nach
hinten und legst den linken Fußrücken seitlich neben
das linke Gesäß, so das der Fußrücken auf der Matte
ruht. Das rechte Bein bleibt angewinkelt und die rechte
Fußsohle liegt an der Innenseite des linken Oberschen-
kels. Dreh dich dann aus der Mitte (HARA) heraus nach
rechts. Nur soweit, dass es noch angenehm ist. Platziere
die linke Hand über das rechte Knie und mit der rechten
Hand kommst du zur linken Ferse.

Atmung

Mit jedem Ausatmen verlängerst du den Atemstrom, bis
du eine tiefe Bauchatmung erreicht hast. Das Einatmen
lässt du ganz natürlich kommen, ohne dass du es bewusst
steuerst.

Beenden

Entspanne den Oberkörper, indem du ihn zurück in die
Ausgangsposition drehst und komme mit dem linken Bein
zurück nach vorne in den Schneidersitz. Danach wechselst
du die Seite.

Wirkung

Die Bharadvajasana stärkt die Rücken- und Nackenmuskulatur und dehnt die Innenseite der Oberschenkelmuskulatur. Sie hilft Leisten und Hüften zu weiten und fördert
die Blutzirkulation im Hüftbereich.

Organe/Muskeln

• dehnt den Brustkorb.

• dehnt die innere Oberschenkelmuskulatur.

• dehnt die Leisten und Hüften.

• stärkt und aktiviert die Rücken- und Nackenmuskulatur
durch den intensiven Twist.

• belebt die Wirbelsäule sowie der Energieströme in ihr.

• massiert die Bauchorgane.

Hinweis

• Bei empfindlichen Knien kannst du eine Decke unter
diese legen.

• Beachte, dass du einen Block unter die Sitzbeinhöcker
nimmst, damit das Becken nicht in einer Schieflage ist.

• Praktiziere diese Haltung nicht bei akuten Kniebeschwerden. Bei chronischen Problemen solltest du diese Haltung
nur unter Vorbehalt und nach Absprache mit deinem Arzt
oder Therapeuten üben.

• Du solltest in der Bharadvajasana darauf achten, deine
Wirbelsäule immer konsequent aufgerichtet in die Rotation zu bringen, die dir noch angenehm möglich ist.

Bharadvajasana

Der Weise

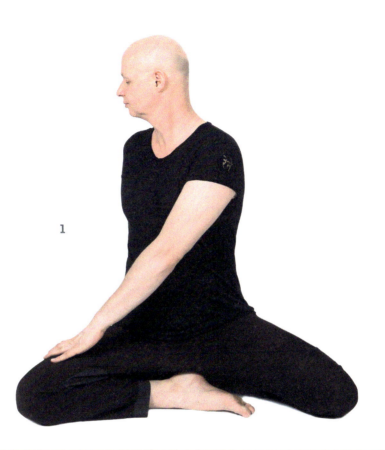

1

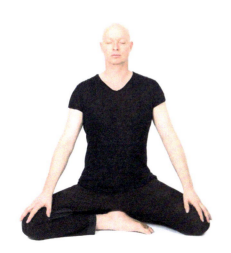

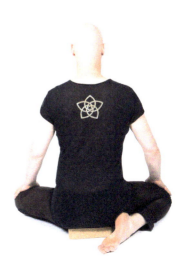

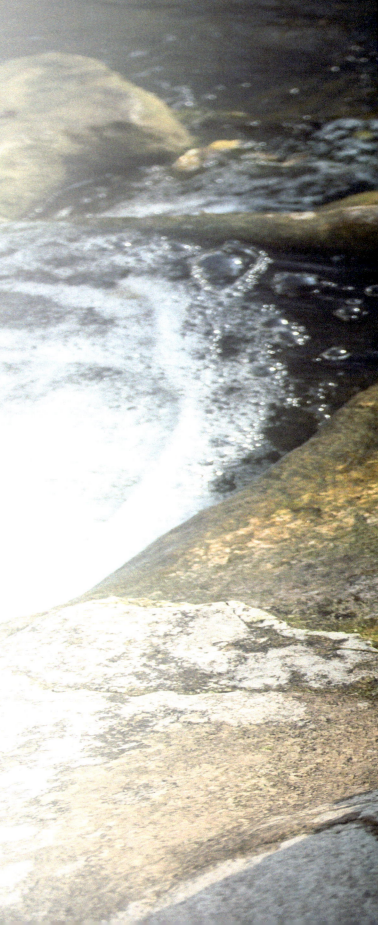

Auch sich zu entspannen will gelernt sein und ist nicht immer einfach. Das wird uns meistens erst dann bewusst, wenn wir unsere Tätigkeiten ruhen lassen und uns einmal mit nichts beschäftigen. Die meisten von uns spüren erst dann das ganze Ausmaß der inneren Unruhe. Sie realisieren ihre Rastlosigkeit und Unzufriedenheit und dass sie eine Auszeit brauchen: Sie sehnen sich nach mehr Zeit zur Besinnung, nach mehr Gesundheit und erfüllten, liebevollen und respektvollen Beziehungen. Vor allem der Wunsch nach inneren Frieden ist heute weit verbreitet.

Das Praktizieren der Viparita-Karani fördert die Fähigkeit, mit sich selber still sein zu können – die Vorstufe zu inneren Frieden. In dieser regenerativen Asana wird dein Nervensystem beruhigt, und du erfährst eine tiefe Erholung, Leichtigkeit und Stille. Alle Anspannung fällt von dir ab und dein Geist kommt zur Ruhe – wenn du es zulässt.

Diese Umkehrhaltung fördert die Erkenntnis in uns, dass unsere Sichtweise auf die Dinge im Leben oft nur eine momentane ist und schon gar nicht die einzig mögliche. Die veränderte Sichtweise, die man auf die Dinge bekommt, soll uns helfen, geistig jung und flexibel zu bleiben und uns für Neues zu öffnen.

Aufgrund der Tatsache, dass die Viparita-Karani eine Umkehrhaltung ist, verlängert sich automatisch das Ausatmen. Der Grund ist das entspannte Zurücksinken der Bauchdecke und des Zwerchfells beim Ausatmen. Das hat den Effekt, dass du einen klaren, ruhigen und scharfen Geist bekommst und sich so eine Türe zu deiner inneren Welt öffnen kann. Genau das erlaubt dir einen Blick auf das, was wirklich in dir vorgeht. So ist es möglich, dass du einen anderen Blickwinkel bzw. einen Wechsel der Perspektive auf die jeweiligen Herausforderungen deines Lebens erfährst und sie dadurch hoffentlich mit mehr Leichtigkeit und Freude meistern kannst. Durch die Umkehrhaltung dreht man den Fluss des Pranas (Chi) im Körper um, so dass eine Mehrversorgung der universellen Lebensenergie im Bereich des Beckens, der Beine und Füße stattfinden kann.

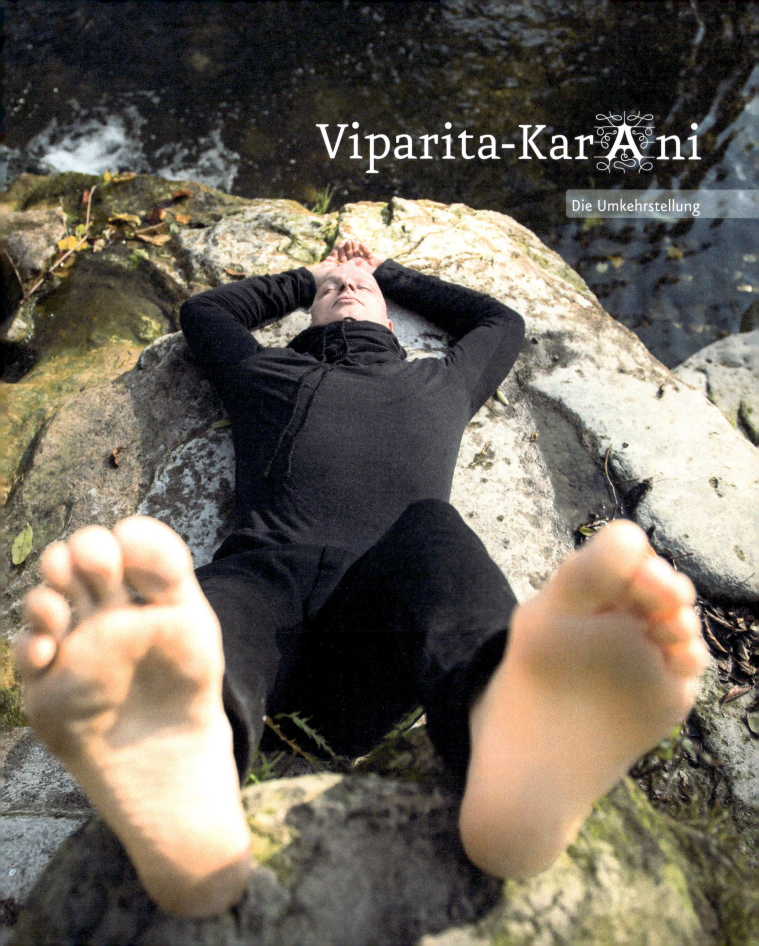

Viparita-KarAni

Die Umkehrstellung

Ausführung

Die Ausgangsposition für diese Asana ist der Fersensitz. In dieser Haltung richtest du dich mit dem Rücken zur Wand aus. Achte darauf, dass du schon jetzt so dicht wie möglich an der Wand sitzt, die Füße dürfen diese gerne berühren. Links von dir neben deinem Gesäß liegt ein Kissen parallel zur Wand. • Begib dich in die »Kind-Haltung« (Balasana) um dich noch einmal zu vergewissern, dass du so dicht wie möglich an der Wand sitzt. • Drehe deine Hüfte langsam nach links auf das Kissen – um dies zu erleichtern, kommst du mit dem Oberkörper ein wenig nach oben – während die Beine in der Balasana-Stellung bleiben. • Sobald du dein Becken auf das Kissen drehst, rollst du dich auf den Rücken und somit dein Gesäß auf das Kissen drauf. Die Beine sind dabei die ganze Zeit angewinkelt am Körper wie in der »Kind-Haltung«. • Dort angekommen, achte darauf, dass dein Gesäß die Wand berührt. Falls nötig, korrigiere nochmals und rücke mit dem Gesäß ganz an die Wand.

1   Strecke die Beine hoch Richtung Decke. Achte darauf, dass deine Beine hüftbreit geöffnet und gestreckt sind. Dein Becken und unterer Rücken kommen auf Höhe des Kreuzbeines und Beckenkamms auf dem Polster vollständig zum Ruhen. Schulterblätter und Kopf liegen flach auf dem Boden, nimm eventuell eine Decke oder deine Yogamatte als Unterlage. Lege die Arme seitlich parallel neben dem Körper ab, wobei die Handinnenflächen nach oben zeigen. Schließe die Augen und entspanne dich in Bauch, Becken und Brustkorb.

Atmung

Lass deinen Atem ganz entspannt kommen und gehen, wie er möchte. Entspanne dich und tauche bei jedem Ausatmen tiefer in das totale Loslassen ein.

Beenden

Um aus der Asana herauszukommen, ziehst du die Beine wieder zum Oberkörper an und drehst dich zurück auf die Seite in die Balasana (»Kind-Haltung«). Dabei ist es völlig egal, ob du zurück nach links oder nach rechts drehst. In der Balasana angekommen, verweilst du ein wenig länger und horchst und spürst in dich hinein. Dann richtest du dich wieder langsam in den Fersensitz auf, während du dabei tief und entspannt einatmest.

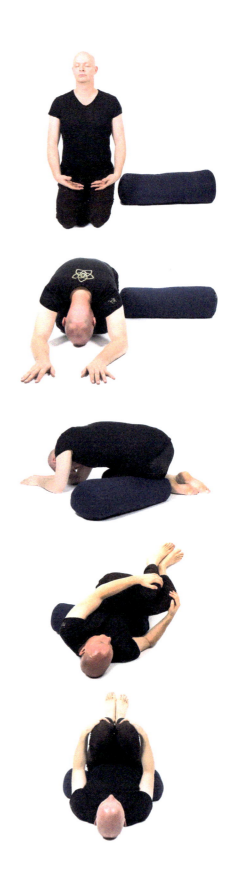

204

Viparita-Karani

Die Umkehrhaltung

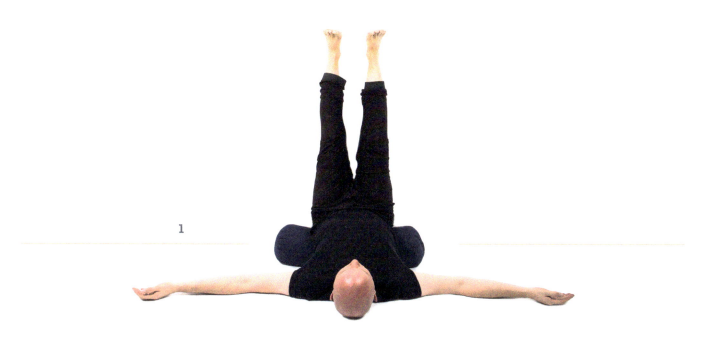

1

Wirkung

Therapeutisch gesehen wirkt die Viparita-Karani bei Erschöpfung, Krankheit und Immunschwäche stärkend und ausgleichend. Die Venen, das Herz und der Blutkreislauf werden entlastet, da Becken und Beine sich über dem Herzen befinden. Diese Asana vermindert den Druck auf die inneren Bauchorgane und reduziert Schwellungen in den Beinen, Füßen und Knöcheln. Praktiziert man die Viparita-Karani mit einer Bandage, die fest um Stirn und den Hinterkopf gewickelt wird, können Migränebeschwerden und Kopfschmerzen gelindert werden. Sie kann bei Symptomen von leichter Depression, Nervenschwäche und Schlaflosigkeit Linderung bringen.

Organe/Muskeln

• dehnt die Muskulatur der Halswirbelsäule. Bei empfindlichen Halswirbeln eine Decke unter die Schulterblätter legen

• streckt der Beinrückseite

• weitet den Brustkorbes je nach Armposition.

• kann Schmerzen im unteren Rücken lindern und entlastet die Lendenwirbel

• lindert geschwollene Knöchel und Krampfadern

• beruhigt und entlastet die Organe

• kann Verdauungsstörungen und Übelkeit regulieren

• beruhigt das Nervensystem

Hinweis

- Nicht bei erhöhtem Blutdruck (Hypertonie), Venenentzündungen, Thrombose, erhöhtem Augeninnendruck, Grünem Star, Schilddrüsenüberfunktion oder Tinnitus praktizieren.

- Vorsicht bei akuten Problemen in der Halswirbelsäule (Bandscheibenvorfall) sowie in der Schulter.

- Durch das Umkehren des Körpers gleiten die Unterleibsorgane sanft zurück in die Bauchhöhle. Dies entlastet die beteiligten Faszien sowie die Beckenboden-Muskulatur. Deshalb wirkt diese Stellung besonders wohltuend bei einer Gebärmuttersenkung und Unterleibsschmerzen.

1 Falls du dich im Hals oder Nacken verkrampfst, versuche es mit einer schmalen Decke (gefaltet) unter der Wirbelsäule. Du weitest den Brustkorb, indem die Schulterblätter zurückfallen. Bemerke, wie sich dabei dein Brustbein hebt.

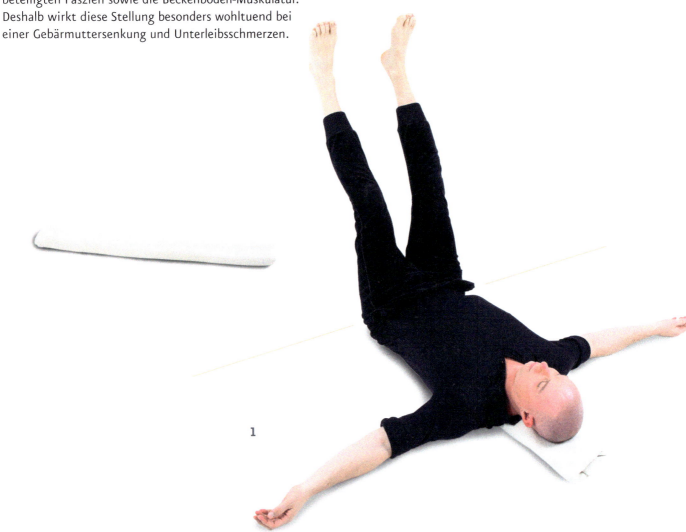

1

Viparita-Karani

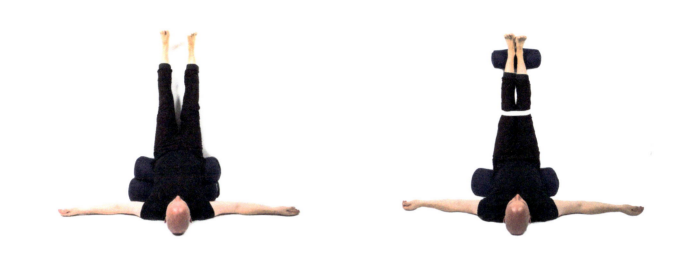

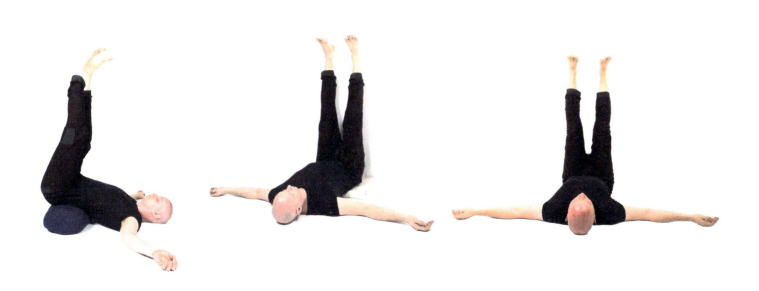

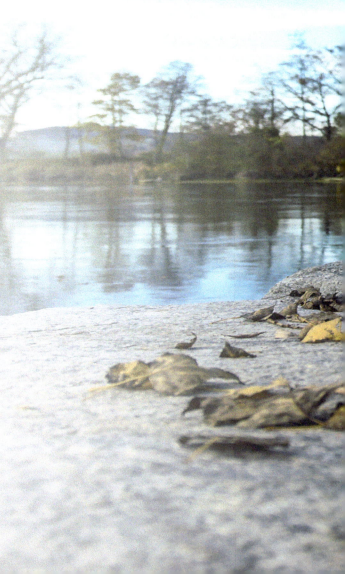

Wenn wir die Menschen des westlichen Kulturkreises in ihrem heutigen Alltag betrachten, dann können wir feststellen, dass die meisten von uns den Tag im Sitzen verbringen. Sei dies nun am Schreibtisch hinter dem Computer oder in einer anderen sitzenden Position. Viele von uns ermüden dabei im Laufe des Tages und sacken förmlich in sich zusammen, was zu einem runden Rücken führt. Die Schultern sind dabei angespannt und die Muskulatur verkrampft.

Dazu gibt es manchmal Tage in unserem Leben, in denen wir das Gefühl haben, dass die ganze Welt gegen uns ist. Die am häufigsten zu beobachtende Reaktion von uns Menschen auf dieses Gefühl ist dann oft, dass wir sofort versuchen, uns gegen diese von uns empfundenen negativen Einflüsse zu schützen, indem wir um unser Herz eine emotionale Schutzwand bauen, damit wir nicht weiter verletzt werden. Man könnte auch sagen, innerlich krümmen wir uns zusammen, um unser Herz zu schützen. Sobald dies geschehen ist, haben viele von uns tatsächlich das Gefühl, vor jeglichen Attacken der Außenwelt sicher zu sein, in dem sie sämtliche an sie herangetragenen Emotionen von sich abprallen lassen. Leider merken wir oft beim Bau dieser Schutzmauer um unser Herz erst sehr spät, dass diese nun aber auch unseren eigenen Zugang zu unseren Gefühlen erschwert. All dies geschieht oft unbewusst und reflexartig.

Durch das Praktizieren der Supta-Virasana gibst du dir nun die Gelegenheit, genau diesen negativen emotionalen und körperlichen Auswirkungen deines Alltags entgegen zu steuern. Es ist, als würdest du deinem Körper und Geist die Möglichkeit eines »Re-sets« geben, indem du genau das Gegenteil von dem machst, was du sonst in deinem Alltag vollziehst. Du lehnst dich so weit wie du nur kannst zurück und weitest dadurch deinen Brustraum und öffnest dein »Herz« der Außenwelt und dem Leben. Plötzlich bekommst du ein Gefühl von Weite und Raum in deiner Brust und du erlebst die wahre Kapazität deiner Lungen, weil du in der Lage bist, frei zu atmen und sie komplett mit Sauerstoff zu füllen. Lass alle Gedanken des »Verändernwollens« los und verweile einfach im »SEIN« und der Beobachtung. Konzentriere dich auf eine tiefe und entspannte Bauchatmung und lass die Energie, die sich mit dieser intensiven Atmung einstellt, einfach fließen. Höre in dich hinein und höre dir zu. Beobachte, wie dein Körper durch diese entspannte und tiefe Atmung reine Energie erzeugt, damit du wieder in der Lage bist, frei und unbelastet atmen zu können.

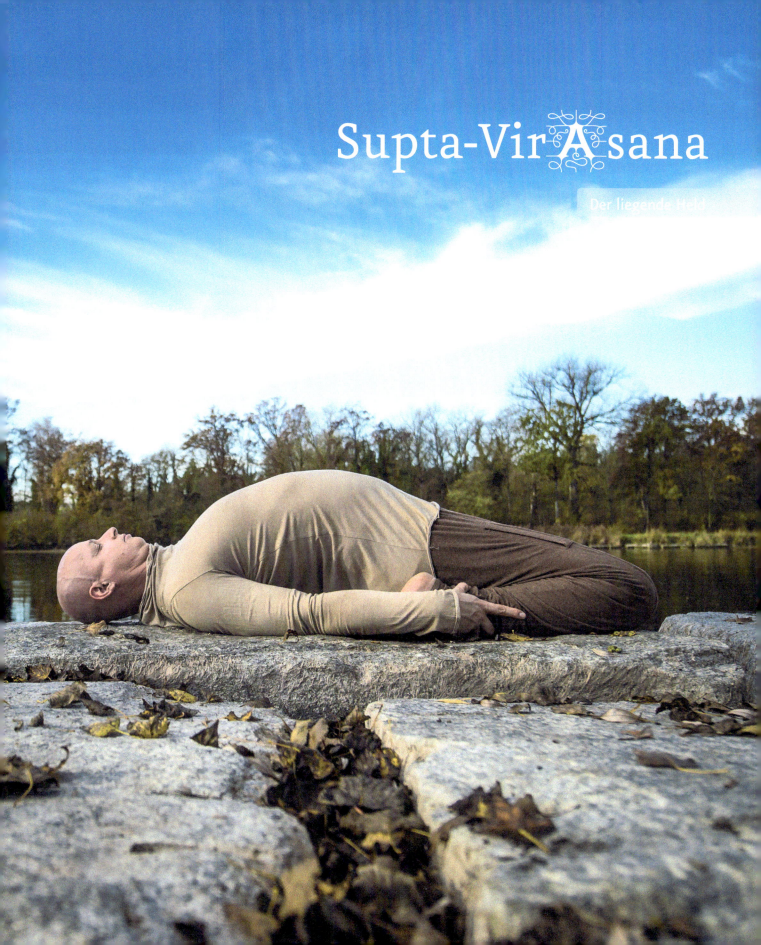

Supta-VirAsana

Der liegende Held

Ausführung

Supta-Virasana ist eine fortgeschrittene Haltung (asana).

1 Geh auf die Knie und setzte dich achtsam mit dem Gesäß zwischen den Füssen auf den Boden. Falls du Schwierigkeiten hast mit dem Gesäß den Boden zu berühren, dann nimm ein Kissen oder einen Block zu Hilfe, auf den du dich setzen kannst. Bei Schmerzen im Fußrücken rolle dir eine Decke zusammen und lege sie zwischen Fußbeuge und Boden. Lehne dich mit dem Oberkörper langsam zurück. Ziel ist es dabei, den Rücken auf der Matte abzulegen. Falls dir das noch nicht möglich ist, nimm ein Kissen und lege es längs hinter dir auf die Matte. Lege dich mit dem Rücken langsam darauf. Die Arme schiebst du auf Höhe der Schultern zur Seite. Wenn du das Gefühl hast, dass dein Nacken stark zusammen gedrückt wird, lege etwas unter deinen Kopf, um ihn zu stützen.

Variante

Lege dich auf den Bauch vor eine Wand, damit die Unterschenkel sanft gestreckt werden. Zusätzlich lege ein Kissen in die Kniekehlen.

Atmung

Öffne dein Herz und entleere deinen Geist. Lass alle Gedanken los, die dich beschäftigen, atme sie liebevoll aus und verweile im »SEIN«. Mit jedem Einatmen lässt du die Ruhe, die sich jetzt langsam in dir bemerkbar macht, sich immer mehr ausbreiten, bis sie dich ganz erfüllt. Genieße diesen Moment nur mit dir selbst auf der Yogamatte.

Beenden

Drücke deine Unterarme in den Boden. Komm auf deine Hände und hebe deinen Oberkörper langsam in die Virasana in eine aufrechte Position, um dich dann in den Vierfüßler zu begeben. Dort angekommen streckst du ein bis zweimal jedes Bein abwechselnd gerade nach hinten, um die Durchblutung wieder anzuregen.

Wirkung

Die Supta-Virasana streckt die Bauchmuskeln und hat eine heilende Wirkung auf Verdauungsprobleme wie Verstopfung, Blähungen und Durchfall. Sie kann als einzige Asana nach den Mahlzeiten praktiziert werden. Vor dem zu Bett gehen geübt, fördert sie einen gesunden und tiefen Schlaf. Auch die Muskeln und Organe im Beckenbereich profitieren von dieser Asana. Für Menschen mit chronisch verkürzten, tiefen Hüftstreckern (Gesäßmuskel und Kniesehnen), kann diese Haltung sehr hilfreich sein.

Organe/Muskeln
- Rücken, Brustmuskel, Oberschenkel und die tiefen Hüftbeuger sowie die Muskulatur der Knie und Knöchel werden gestreckt
- entspannt Muskeln und Organe im Beckenbereich.
- dehnt die Bauchmuskeln
- kann Verdauungsstörungen, Durchfall und Übelkeit regulieren
- kann Menstruationsschmerzen und Krämpfe lindern
- kann Atemlosigkeit lindern, da sich das Becken entspannt und es zu einer tieferen Atmung kommt

Hinweis

- Falls du dich im Hals- und Nackenbereich nicht wohlfühlst, versuche es mit einer Decke unter dem Kopf. Weite den Brustkorb indem du die Schulterblätter näher zusammenführst und senke die Schultern.
- Auf Reisen kann diese Asana hilfreich sein, um wieder zur Ruhe zu kommen.
- Supta-Virasana ist eine ausgezeichnete Position zur Vorbereitung auf Pranayama und Meditation.
- Aufgrund der Weitung der Körpervorderseite kann Supta-Virasana Emotionen und Empfindungen, die unbewusst verdrängt wurden, wieder an die Oberfläche bringen. Beobachte dies mit einem ruhigen Geist und atme tief ein und aus. Verbinde dich mit der Erde unter dir, die dich sicher trägt. Alles, was kommt, darf kommen und alles, was sich zeigt, darf sich zeigen.
- Die Haltung nur ausführen, wenn keinerlei Kniebeschwerden vorliegen. Praktiziere diese Haltung nicht nach einer Operation am Knie.

Supta-Virasana

Der liegende Held

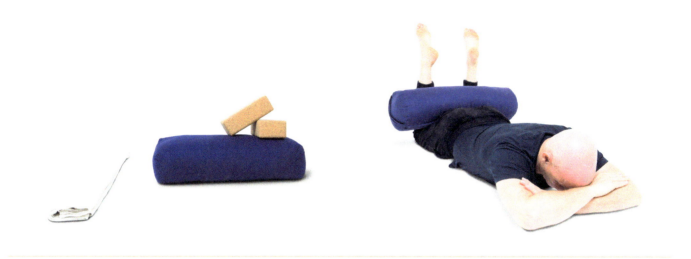

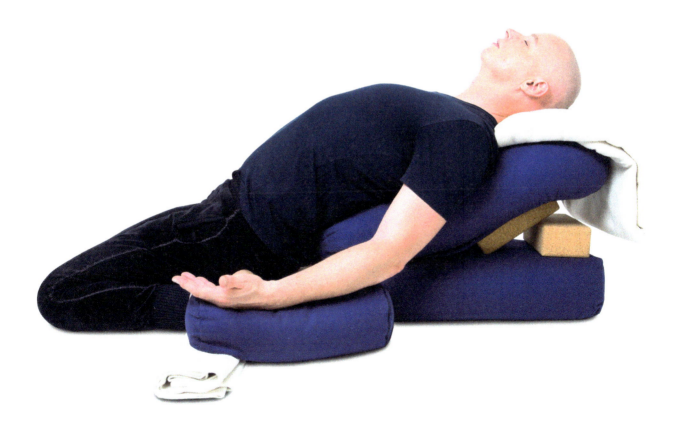

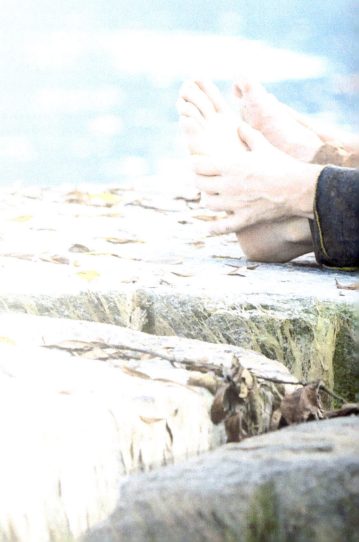

Die Sonne ist die Quelle allen Lebens. Sie sorgt nicht nur für Ordnung in unserem Sonnensystem, sondern versorgt uns auch mit Prana (Chi) und Wärme. Im Ayurveda wird die Morgensonne sogar zu therapeutischen Zwecken empfohlen, weil der Anteil des Prana in dieser Zeitspanne am höchsten ist. Dort sagt man, dass die Sonne der Urquell der Gesundheit ist. Gesunde Menschen motiviert das morgendliche Sonnenlicht, bei Kranken kann es den Heilungsprozess fördern und sollte effizient genutzt werden. Da die Sonne im Osten aufgeht, steht diese Himmelsrichtung symbolisch für Neubeginn, Stärke, Gesundheit und spirituellen Fortschritt.

Ganz ähnlich verhält es sich auch mit der Paschimottanasana. Diese Haltung ist ein wahrer Jungbrunnen und stärkt unser Immunsystem. Allerdings kann sie auch zu einer wahren Herausforderung werden, denn normalerweise schafft ein ungeübter Yogi es kaum, diese Asana von Beginn an ohne Hilfsmittel auszuführen. Diese tiefe Vorwärtsbeuge meistert man oft erst nach viel Übung, mit viel Disziplin und Hingabe sowie großer Akzeptanz des eigenen Körpers. Sie ist eine sehr gute Asana, um Demut zu lernen und Stolz und zielorientiertes Denken abzulegen. Beim Üben dieser Haltung wird dir viel Ausdauer abverlangt, wodurch sie dir hilft, neue Lebens- und Willenskraft sowie Sichtweisen zu entwickeln. Beim Praktizieren dieser Haltung wird die Wirbelsäulenmuskulatur sanft gedehnt, was dazu führt, dass der gesamte Rücken sich entspannt. Praktiziere diese Asana anhand des Laufs der Sonne: Übe mit der Absicht, die Sonne im Osten aufgehen zu sehen und richte dich dem Sonnenaufgang zu.

Bist du in der Stellung, wende dich deinem Innersten zu und übergebe alles Belastende und Schwere, welches auf deinem Rücken lastet, symbolisch der Sonne und lasse es mit ihr im Westen untergehen und verschwinden.

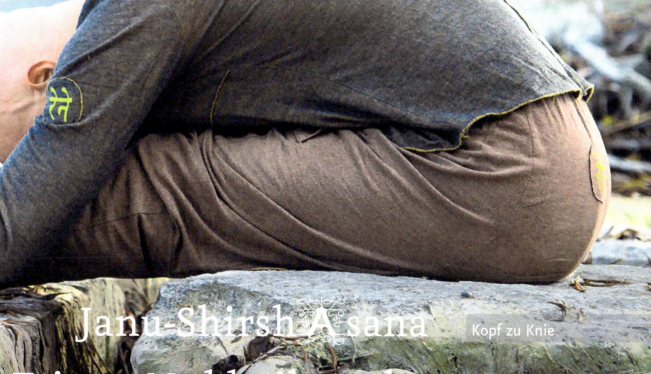

PaschimottanAsana

Die sitzende Vorwärtsbeuge

Janu-ShirshAsana
Kopf zu Knie

Triang-Mukhaikapada-PaschhimottanAsana

Die Drei Glieder
Vorwärtsbeuge

Ausführung

1 Setze dich mit ausgetreckten Beinen auf den Boden. Schiebe die Gesäßmuskeln zurück, indem du das Becken wie einen Schaukelstuhl seitlich hin und her bewegst. Beuge dich dabei ganz leicht aus dem Becken heraus mit einem runden Rücken nach vorne und lass den Kopf so tief wie möglich zu den Knien sinken. Du schützt deinen Rücken vor Überlastung und unterstützt ihn, indem du bei dieser Bewegung für eine tiefe Atmung sorgst. Die Arme ruhen dabei die ganze Zeit entspannt neben den Beinen auf dem Boden. Mit jedem Ausatmen sinkt der Kopf ein wenig weiter Richtung Knie, aber nur soweit, wie es angenehm ist. Wenn du die für dich am heutigen Tag maximal erreichbare Position erreicht hast, verweile in Ruhe, höre in dich hinein und genieße das »SEIN«.

Falls es mit der Zeit zu einem unangenehmen Ziehen oder Verkrampfen im Nacken kommen sollte, dann nimm einen Block oder ein Kissen zu Hilfe, um den Kopf abzulegen. Wenn die Dehnung in den Rückseiten der Beine zu stark wird und du aufgrund dessen nicht in der Ruhe verweilen kannst, hebe die Knie etwas an und unterstütze sie, indem du ein Kissen unter die Knie legst.

Atmung

Auf der geistigen Ebene fördert und entwickelt diese Asana Geduld, Hingabe, Demut, Gelassenheit und Ausdauer. Verstärken kannst du die Wirkung mit den Affirmationen »Ich lasse alles los« oder »Ich erreiche mein Ziel in aller Bescheidenheit«, während du ausatmest, oder mit den Gedanken »Mit voller Hingabe zur Gelassenheit«, während du einatmest. Zusätzlich kann der Geist zu mehr Ruhe geführt werden, wenn du deine Zungenspitze nach oben und hinten führst zum weichen Teil des Gaumens. Durch das sanfte Pressen verbindest du zwei wichtige Energiepunkte (Marmas) im Bereich der Zungenspitze und Gaumenhöhle.

Beenden

Beim Einatmen richte dich mit etwas Bauchspannung und mit gestrecktem Rücken wieder langsam auf. Stütze dabei beide Hände neben den Oberschenkeln mit Druck auf, um den Rücken zu entlasten. Wenn du wieder aufrecht sitzt, schließe die Augen, atme ein paar Mal tief ein und aus und spüre der Wirkung nach.

Wirkung

Aufgrund der Dehnung der feinstofflichen Nervenbahnen (Meridiane oder Nadis) in den Beinen und des unteren Rückens, kann in dieser Stellung die Lebensenergie (Prana, Chi) ungehindert vom Beckenbereich die Wirbelsäule hinauffließen. Dadurch können Rücken- und Kopfschmerzen gelindert werden. Sie beruhigt den Geist, verbessert die Konzentrationsfähigkeit und baut Stress ab. Die Organe des Bauchraumes werden massiert und dadurch der Verdauungsprozess angeregt, so dass Magenschmerzen gelindert werden können.

Organe/Muskeln

• dehnt und entspannt die ganze Wirbelsäulenmuskulatur.

• dehnt und entspannt die Rückseite der Beine (hinterer Oberschenkel, Waden, Achillessehne und Kniekehle).

• während der Durchführung werden Bauch sowie Beckenorgane sanft zusammen gedrückt und durch die Atmung massiert. Dies aktiviert das Verdauungsfeuer auf der Höhe des Bauchnabels (Agni). Der Stoffwechsel wird dadurch angeregt und Fettablagerungen im Bereich des Bauches können reduziert werden.

Hinweis

• Falls du unter einem akuten Bandscheibenvorfall oder Problemen mit dem Ischias leidest, solltest du diese Asana auf keinen Fall praktizieren.

• Falls du Einschränkungen in der Hüfte hast, lege dir eine gefaltete Decke unter das Gesäß und beuge die Knie, so dass du dich besser mit dem Oberkörper nach vorne beugen kannst.

• Variationen der Paschimottanasana sind Janu Shirshasana und Triang Mukhaikapada Pashchimottanasana.

Paschimottanasana

Die sitzende Vorwärtsbeuge

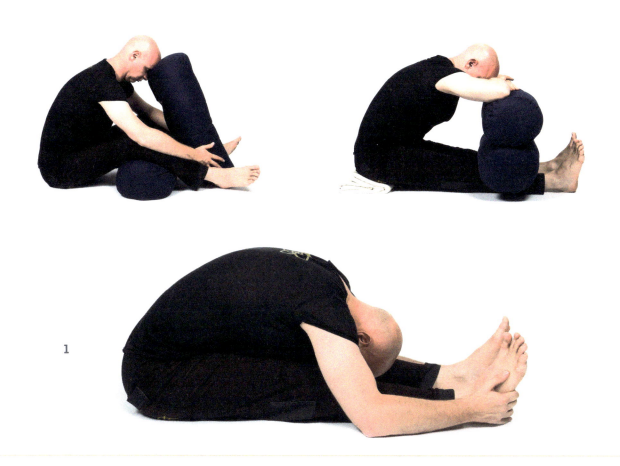

1

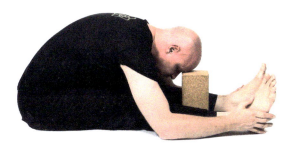
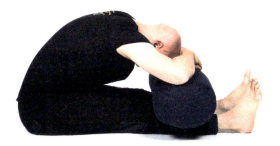

Ausführung

1 Setze dich mit ausgetreckten Beinen auf den Boden.
Schiebe die Gesäßmuskeln zurück, indem du das Becken
wie einen Schaukelstuhl seitlich hin und her bewegst.
Das linke Bein ist gestreckt und das rechte angewinkelt,
wobei die Sohle des rechten Fußes am Oberschenkel
des linken Beins ruht. Beuge dich jetzt ganz leicht, aus
dem Becken heraus mit einem runden Rücken, über das
gestreckte Bein nach vorne und lass den Kopf so tief
wie möglich in Richtung des Knies sinken. Es ist auch
möglich, sich mittig nach vorne zu beugen. Du schützt
deinen Rücken vor Überlastung und unterstützt ihn,
indem du für eine tiefe Atmung sorgst. Die Arme ruhen
dabei die ganze Zeit entspannt neben den Beinen auf
dem Boden. Mit jedem Ausatmen sinkt der Kopf ein wenig weiter in Richtung Knie bzw. nach unten, aber nur
soweit wie es angenehm ist. Wenn du die für dich am
heutigen Tag maximal erreichbare Position erreicht hast,
verweile in Ruhe und höre in dich hinein.

2 Wenn du das gebeugte Knie nicht auf dem Boden ablegen kannst, unterstütze es mit einem Kissen oder
Block.

3 Falls es mit der Zeit zu einem unangenehmen Ziehen
oder Verkrampfen im Nacken kommen sollte, dann nimm
einen Block, die Hände oder ein Kissen zu Hilfe, auf dem
du den Kopf ablegen kannst.

Falls die Dehnung im Oberschenkel des gestreckten Beines
zu stark wird und du aufgrund dessen nicht in der Ruhe
verweilen kannst, hebe das Knie etwas an und unterstütze
es, indem du ein Kissen unterlegst.

Atmung

Auf der mentaler Ebene fördert und entwickelt diese Asana
Geduld, Hingabe, Demut, Gelassenheit und Ausdauer.
Verstärken kannst du die Wirkung beim Ausatmen mit den
Affirmationen »Ich lasse alles los«. Und beim Einatmen mit
»Mit voller Hingabe zur Gelassenheit«. Mit dem nächsten
Ausatmen sage dir dann »Erreiche ich mein Ziel in aller
Bescheidenheit«. Zusätzlich kann der Geist in noch mehr
in die Ruhe geführt werden, wenn du deine Zungenspit-
ze nach oben und hinten zum weichen Teil des Gaumens
führst und durch sanftes Pressen gegen den Gaumen damit
zwei wichtige Energiepunkte (Marmas) im Bereich der Zungenspitze und der Gaumenhöhle verbindest.

Beenden

Atme ein und richte dich mit etwas Bauchspannung und
gestreckten Oberkörper langsam auf. Stütze dabei die Hände
neben den Oberschenkeln auf, um den Rücken zu entlasten.
Sobald du wieder in einer aufrechten Position sitzt, strecke
das angewinkelte Bein aus. Schließe die Augen und spüre der
Wirkung nach. Danach wechselst du die Seite.

Wirkung

Die Asana kann bei Rückenschmerzen im Zusammenhang mit
Verkürzungen/Verhärtungen im Lendenbereich helfen und
verbessert die Flexibilität in der Hüfte und der rückwärtigen
Oberschenkelmuskulatur. Die Kniesehnen werden bei re-
gelmäßiger Praxis geschmeidiger. Gleichzeitig werden die
Fußgelenke sanft gedehnt.

Organe/Muskeln

• intensive asymetrische Dehnung der geraden Rückenmuskulatur und der rückseitigen Muskeln des gestreckten Beines

• Die Asymetrie der Haltung läßt einseitige Haltungsmuster
und Spannungsunterschiede der Rückenmuskulatur, des
Beckens und der Iliosacralgelenke erkennen und ausgleichen.

• Reguliert die Verdauung durch eine sanfte Kompression der
Verdauungsorgane. Wichtig: beuge dich zuerst zum rechten
Bein um der Peristaltik (Muskeltätigkeit von rechts nach
links) deines Darms zu entsprechen.

Hinweis

• Nicht praktizieren falls du unter einem akuten Bandscheibenvorfall oder Problemen mit dem Ischias leidest.

• Bei akuten ISG-Beschwerden nur sehr behutsam üben und
darauf achten, dass die Beckenschaufeln auf einer Linie
ausgerichtet bleiben (Sitzbeinhöcker unbeweglich, in den
Boden verankern beim Vorbeugen). Keine ruckartigen
Bewegungen! Halte vorher Rücksprache mit deinem Arzt.

• Falls deine Hüfte Einschränkungen hat, lege dir eine gefaltete Decke unter das Gesäß und beuge die Knie. Du kannst
auch unter das Knie eine Decke oder ein kleines Kissen legen.

• Überreizung/Sehnenentzündungen an den Sitzbeinhöckern –
Vorsicht, das gestreckte Bein am Knie unterlagern (Polster
oder Block) um die Spannung aus dem Ischias zu nehmen.

Asanas

Janu-Shirshasana

Kopf zu Knie

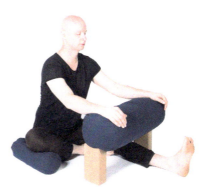

2

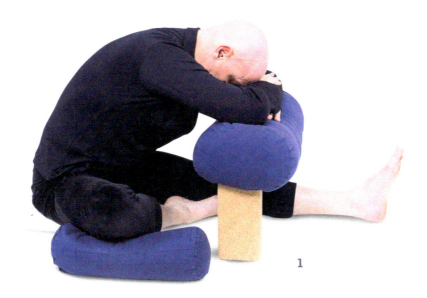

1

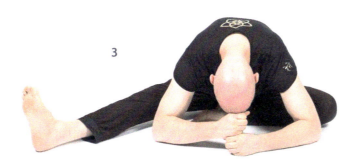

3

217

Ausführung

1 Setze dich mit ausgetreckten Beinen auf den Boden. Schiebe die Gesäßmuskeln zusammen, indem du das Becken wie einen Schaukelstuhl seitlich hin und her bewegst. Das linke Bein ist gestreckt und das rechte ist angewinkelt, so dass der rechte Fuß mit dem Fußrücken neben dem rechten Gesäß liegt. Beuge dich jetzt ganz leicht, mit einem runden Rücken, aus dem Becken heraus über das gestreckte Bein nach vorne und lass den Kopf so tief wie möglich zum linken Knie sinken. Du schützt deinen Rücken vor Überlastung und unterstützt ihn, indem du dabei für eine tiefe Atmung sorgst. Die Arme ruhen entspannt neben den Beinen auf dem Boden. Mit jedem Ausatmen sinkt der Kopf ein wenig weiter Richtung Knie, aber nur soweit wie es angenehm ist. Wenn du die für dich am heutigen Tag maximal erreichbare Position erreicht hast, verweile in Ruhe und höre in dich hinein.

2 Wenn du mit dem Gesäß nicht gleichmäßig auf der Matte sitzen kannst, nimm einen Block unter das Gesäß.

Falls die Dehnung im gestreckten Oberschenkel zu stark wird und du aufgrund dessen nicht in der Ruhe verweilen kannst, dann hebe das linke Knie etwas an und unterstütze es, indem du ein Kissen unterlegst.

Falls es mit der Zeit zu einem unangenehmen Ziehen oder Verkrampfen im Nacken kommen sollte, dann nimm einen Block oder ein Kissen zu Hilfe, auf dem du den Kopf ablegen kannst.

Beenden

Beim Einatmen richte dich mit etwas Bauchspannung und einem gestreckten Rücken langsam wieder auf. Stütze dabei beide Hände neben den Oberschenkeln mit Druck auf dem Boden auf, um den Rücken beim Aufrichten zu entlasten. Wenn du wieder aufrecht sitzt, strecke das gebeugte Bein, schließe die Augen und atme ein paar Mal tief ein und aus und spüre der Wirkung nach. Dann wechsle die Seite.

Wirkung

Die Triang-Mukhaikapada-Pashchimottanasana hat die gleiche Wirkung auf uns wie die Janu-Shirshasana und Paschimottanasana. Das bedeutet, sie kann bei Rückenschmerzen im Zusammenhang mit Verkürzungen/Verhärtungen im Lendenbereich helfen und verbessert die Flexibilität in der Hüfte und der rückwärtigen Oberschenkelmuskulatur. Die Kniesehnen werden bei regelmäßiger Praxis geschmeidiger. Gleichzeitig werden die Fußgelenke sanft gedehnt. Aufgrund der Dehnung der feinstofflichen Nervenbahnen (Meridiane oder Nadis) in den Beinen und des unteren Rückens, kann in dieser Stellung die Lebensenergie (Prana, Chi) ungehindert vom Beckenbereich die Wirbelsäule hinauffließen. Dadurch können Rücken- und Kopfschmerzen gelindert werden. Sie beruhigt den Geist, verbessert die Konzentrationsfähigkeit und baut Stress ab. Die Organe des Bauchraumes werden massiert und dadurch der Verdauungsprozess angeregt, so dass Magenschmerzen gelindert werden können.

Organe/Muskeln

• Dehnung der gesamten Rückenbereichs

• Anregung und sanfte Massage der Verdauungsorgane über eine vertiefte, vollständige Atmung

• beruhigt das vegetative Nervensystem

• bewirkt eine Dehnung in der hinteren Oberschenkelmuskulatur

• Dehnung beim angewinkelten Bein in der vorderen Oberschenkelmuskel, Kniesehne, Schienbein, Fußrücken, und Zehen

• kann Rückenschmerzen im Zusammenhang mit Verkürzungen oder Verhärtungen im Lendenbereich auflösen, wenn man vorsichtig und angepasst übt.

Hinweis

• Die Haltung nur ausführen, wenn keinerlei Kniebeschwerden vorliegen.

• Bei zu intensiver Dehnung im unteren Rücken die Haltung anpassen: nicht so tief runter beugen, gestrecktes Bein anwinkeln.

Triang-Mukhaikapada-Paschhimottanasana

Die Drei Glieder Vorwärtsbeuge

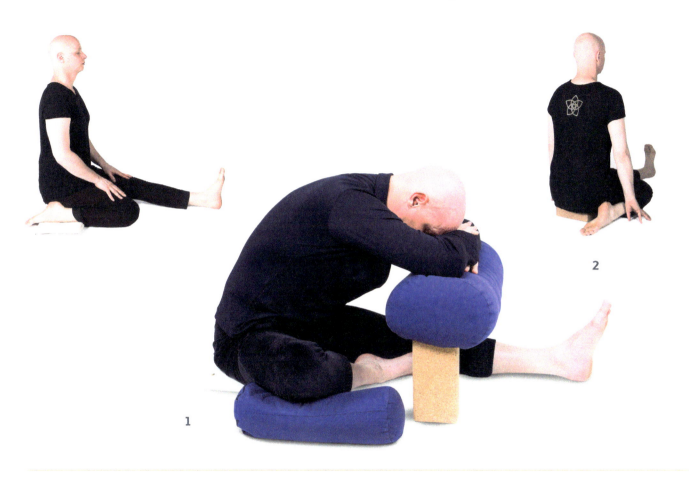

1

2

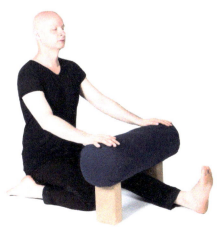

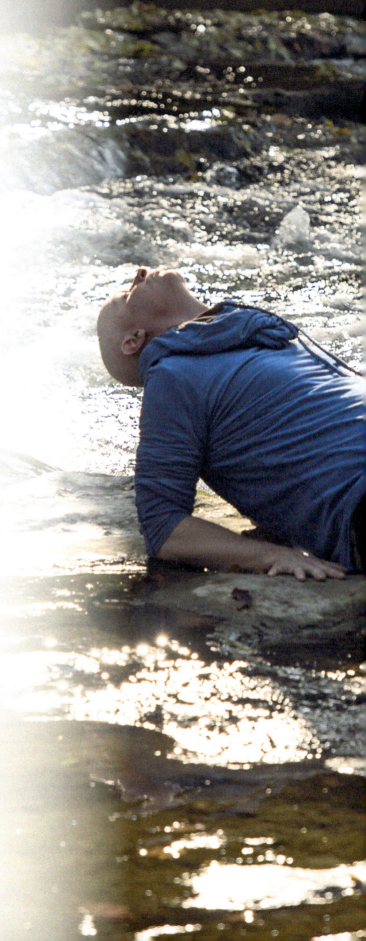

Schon seit langer Zeit baut der Mensch Brücken, um damit zwei durch einen Fluss getrennte Ufer miteinander zu verbinden und so die Möglichkeit zu schaffen, jederzeit von einem Ufer zum anderen hinüberwechseln zu können.

In vielen spirituellen Traditionen dieser Welt symbolisiert die Brücke eine Verbindung zwischen der menschlichen und der göttlichen Welt, die durch den Fluss des Lebens geteilt sind. Die Setu-Bandha-Sarvangasana, die sogenannte »Brückenstellung« der Asanas, ist Sinnbild dieser Lehre. Das »Bauen« und dann mentale Überqueren dieser Brücke auf der Yogamatte stellt einen gewissen Übergang dar, von der Hektik des Alltags in die Abgeschiedenheit der mentalen Ruhe. Je tiefer wir in diese Abgeschiedenheit, in diese mentale Ruhe eintreten, desto näher kommt unser Geist dem Reich der spirituellen Ewigkeit. Dort haben wir die Möglichkeit, unser eigentliches Wesen, unser »ICH« und wie wir wirklich sind, zu erkennen. Es liegt dann an uns, das zu akzeptieren, was wir erkannt haben.

Yoga wird übersetzt als »Vereinigung«. Schaut man sich die Menschen des westlichen Kulturkreises in der heutigen Zeit an, dann realisiert man recht schnell, dass die meisten das Bewusstsein dafür verloren haben, dass Körper und Geist eine Einheit bilden. Um ein glückliches und ausgeglichenes Leben führen zu können, müssen die Bedürfnisse von Körper und Geist vom Menschen erkannt und berücksichtigt werden. Genau diese Einheit praktiziert man, wenn man auf der Matte ist und seine Yogaübungen macht. Man verbindet bewusst Körper und Geist. Durch das Praktizieren der Brückenstellung werden die Sinne geschärft und der Blick für das innerste Dasein gewinnt an Klarheit. Jetzt sind wir bereit, über die Brücke zu gehen, um in eine neue für viele von uns im ersten Augenblick unbekannte Dimension einzutreten. Dies ist der Übertritt in die Welt unseres spirituellen Selbst, das Neuentdecken des »SEINS« und das bewusste Zurücklassen des alten Selbst mit all seinen antrainierten Gewohnheiten.

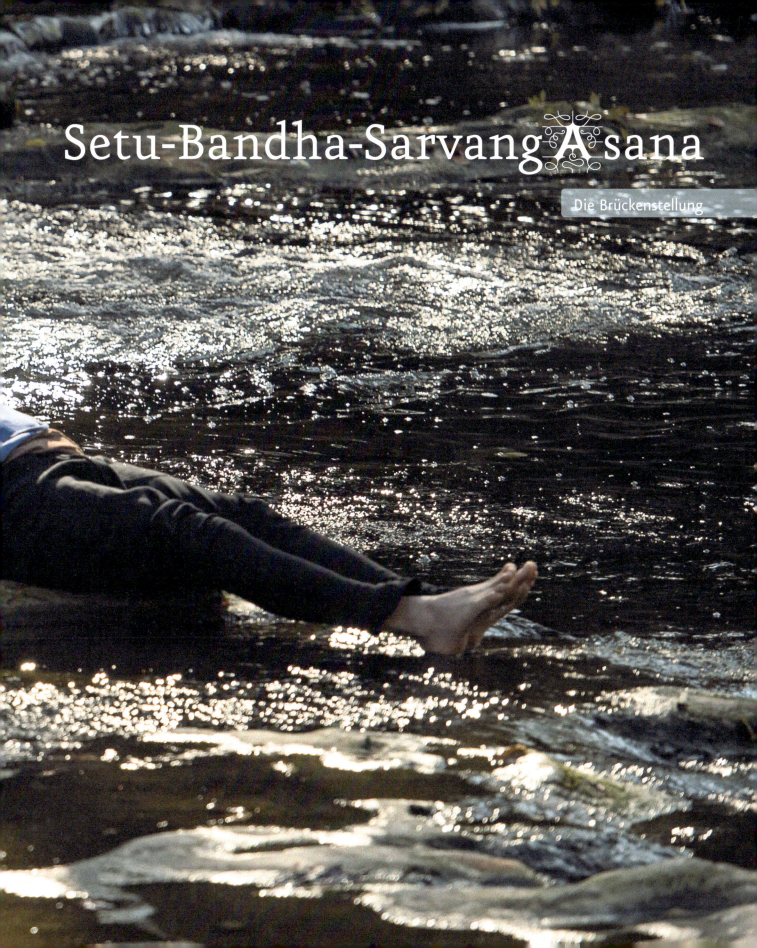

Setu-Bandha-SarvangAsana

Die Brückenstellung

Ausführung

1 Nimm zwei Kissen und lege sie längs hintereinander auf die Yogamatte. Leg dich jetzt so auf die Kissen, dass du mit den Schultern den Boden berührst. Achte darauf, dass du dich langsam und schrittweise hinlegst. Falls du durch die ausgeführte Rückbeuge jetzt ein unangenehmes Ziehen im Rücken verspüren solltest, kannst du dir eine gefaltete Decke unter die Schultern legen, um die passende angenehme Höhe zu erreichen und besser Loslassen zu können. Danach lass alles los und entspann dich.

2 Falls du durch die ausgeführte Rückbeuge jetzt ein unangenehmes Ziehen im Rücken verspüren solltest, kannst du dir eine gefaltete Decke unter die Schultern legen, um die passende angenehme Höhe zu erreichen und besser zu entspannen zu können. Lege dir zusätzlich noch eine Decken unter den Kopf und ein Kissen unter die Knie.

3 Falls die Beine beim Entspannen der Oberschenkelmuskulatur jetzt zur Seite wegrollen sollten, kannst du die Oberschenkel, bzw. Fußgelenke mit einem Gurt zusammenbinden.

Atmung

Lenke deine Aufmerksamkeit auf deine Atmung und fühle bewusst die seitlichen Bewegungen der Lunge und Rippen bei jedem Ein- und Ausatmen. Fördere die Entspannung, indem du alle Gedanken ziehen lässt und dich auf die Energie in deinem Körper konzentrierst. Beobachte, wie sie sich immer mehr in ihm ausbreitet und langsam ein Gefühl des sich Öffnens in dir einstellt. Atme dabei tief und langsam in den Unterbauch und ins Becken.

Beenden

Um die Asana wieder aufzulösen, stelle beide Füße parallel neben den Kissen auf die Matte. Nimm das Becken hoch, entferne die Kissen, wobei du eins davon quer unter die Knie positionierst. Leg dein Becken auf dem Boden ab, mit den Beinen über dem Kissen liegend und verweile für ein paar Minuten in dieser Position. Danach roll zur rechten Seite hin weg, und richte dich mit gestrecktem Oberkörper wieder auf.

Wirkung

Da beim Praktizieren dieser Asana dein Herz über der Höhe deines Kopfes liegt, kann man sie neben der im Rücken gelagerten Rückbeuge auch als eine Umkehrhaltung bezeichnen. Die Ausführung ist weniger anstrengend als bei den üblichen Umkehrstellungen, wie z.B. dem Kopfstand oder Schulterstand. Trotzdem bietet sie die gleiche vorteilhafte Wirkung einer kompletten Umkehrhaltung: Mögliche Befreiung von Stress, Müdigkeit, Angst. Linderung von Rückenschmerzen, weil die Muskulatur und die Gewebe des Rückens angesprochen werden. Durch das passive Halten der Stellung stellt sich eine Beruhigung des zentralen Nervensystems ein. Da sie die Brust weitet, kann sie die Atemkapazität erhöhen und eignet sich hervorragend für Menschen mit Asthma und anderen Atemwegseinschränkungen.

Organe/Muskeln

- dehnt Halsmuskulatur, Brust, sowie den Übergang vom Becken in die Oberschenkelmuskulatur (Hüftbeuger)

- Entlastung der Bauchorgane, durch die umgekehrte Stellung des Beckens. Die Organe können sanft in die Bauchhöhle zurücksinken. Dies führt zur einem Entspannen der die Organe umhüllenden Faszien sowie der einzelnen Schichten der Beckenbodenmuskulatur

Hinweis

- Vermeide eine Überdehnung im Bereich der Halswirbelsäule und zu starke Kompressionen der Lendenwirbelsäule.

- Diese Asansa ist eine gute Entspannungsstellung und aufgrund der Entstehung eines ruhigen Gedankenstroms beim Praktizieren eine gute Vorbereitung auf die Savasana.

- Falls du eine Hals- oder Rückenverletzung hast, solltest du diese Asana nicht praktizieren.

Setu-Bandha-Sarvangasana

Die Brückenstellung

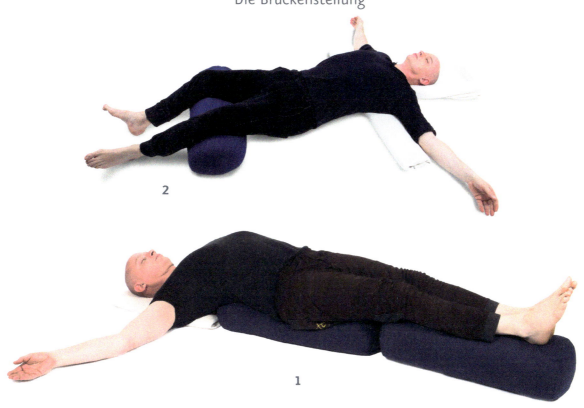

2

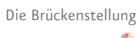

1

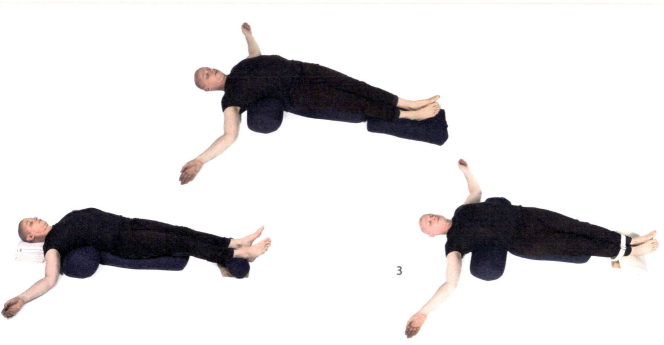

3

Yoga zu praktizieren bedeutet nicht, sich nur auf die Körperarbeit, die es zwangsläufig mit sich bringt, zu konzentrieren, sondern auch die Arbeit mit seinem Geist nicht zu vernachlässigen. Eine Balance zwischen der grobstofflichen körperlichen und der feinstofflichen geistigen Ebene zu schaffen ist hier sehr wichtig, um den vollen Nutzen des Yoga zu erfahren. Den meisten Menschen leuchtet der Nutzen einer Yoga-Praxis auf der grobstofflichen Ebene wahrscheinlich sofort ein. Es ist für sie auch leichter zu erfahren, da er sich klarer bemerkbar macht, zum Beispiel mit mehr Muskelspannung oder einer Dehnung in verspannten Strukturen. Diese Erfahrung auf der feinstofflichen Ebene zu machen, ist da schon wesentlich herausfordernder.

Wenn du die Bananasana praktizierst, konzentriere dich auf die feinstoffliche Ebene der Sinne. Fokussiere dich auf deine Innenwelt und deine Emotionen. Stimme dich in deine Energie ein. Spüre, wie sie wie Wasser ständig fließt, mit dem Verständnis, dass der menschliche Körper zum größten Teil aus Wasser besteht. Schließe die Augen und stelle dir vor, wie sich vor deinem geistigen Auge ein friedlicher, ruhiger See ausbreitet. Dieser See geht in einen Wasserfall über und fällt über eine Klippe in die Tiefe. Und so, wie das Wasser fällt, lass auch du alles los, was dich bewegt und niederdrückt. Alle schweren Gedanken und Sorgen haben in diesem Moment hier nichts zu suchen und werden von dir mit dem Wasser losgelassen. Sieh vor deinem geistigen Auge, wie das Wasser über deine Wirbelsäule und das Steißbein bis hinunter ins Becken rauscht, wo es aufgefangen wird. Dort kommt es wieder zur Ruhe. Konzentriere dich auf deine Wirbelsäule, spüre und betrachte sie voller Achtsamkeit und Aufmerksamkeit. Stelle dir vor mit welcher Kraft und Energie das Wasser an ihr hinunter fließt – nimm diese Energie und Kraft in dir auf. Wenn du mental dem Wasser gleich in der Schale deines Beckens angekommen bist, dann spüre die Ruhe, die über dem See dort unten liegt. Nimm dieses Gefühl der Ruhe in dir auf und registriere die Gelassenheit, die sich in dir ausbreitet. Erschaffe dir einen inneren Raum der Ruhe und betrete ihn. Jetzt erkenne deine wahre Identität und werde mit ihr eins.

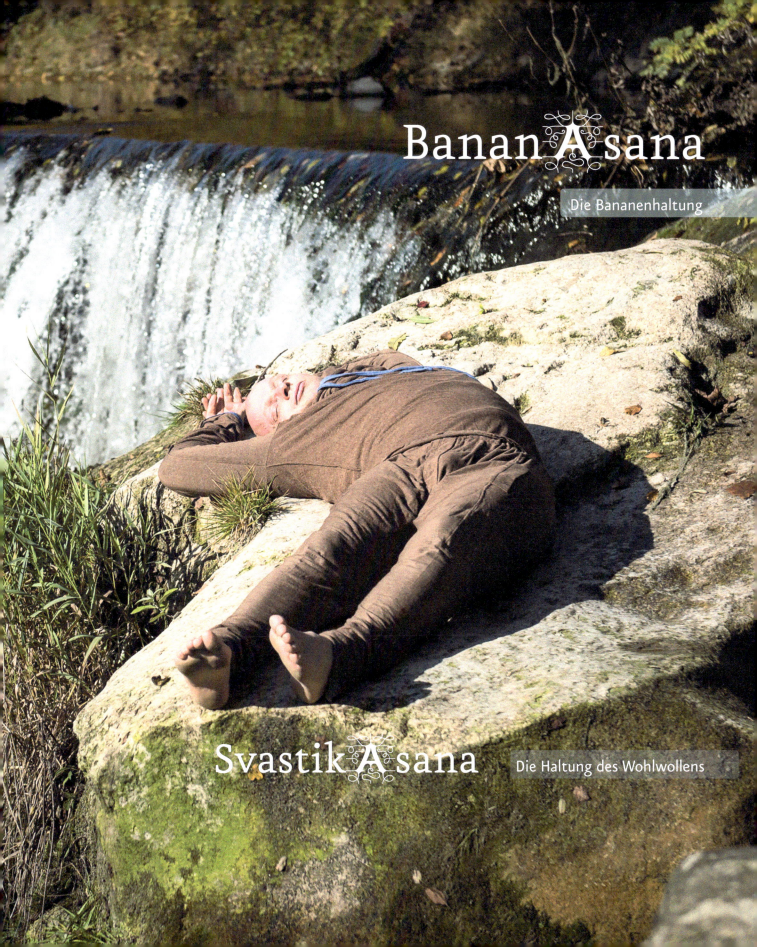

BananAsana

Die Bananenhaltung

SvastikAsana

Die Haltung des Wohlwollens

Ausführung

1 Leg dich mit dem Rücken auf die Matte, beide Beine geschlossen und gestreckt. Die Arme nimmst du ausgestreckt über den Kopf und verschränkst die Hände, das Gesäß liegt fest auf der Matte. Bewege zuerst deine Beine und dann deinen Oberkörper nach rechts und bring deinen Körper in eine Sichelmondform. Achte darauf, das Gesäß auf der Matte aufliegen zu lassen und nicht zu stark in die Biegung zu gehen – nur soweit, wie es gerade noch angenehm ist. Wenn der Körper sich mit der Zeit mehr entspannt, dann kannst du die Biegung wieder ein bisschen verstärken, indem du dich mit Oberkörper und Füßen weiter nach rechts bewegst. Danach machst du das gleiche mit der linken Seite.

Atmung

Achte die ganze Zeit auf deine Atmung, so dass du spürst, wie sich die Häutchen zwischen den Rippen weiten – wie ein Fächer, der sich öffnet und schließt. Beim Ausatmen lenkst du das Gefühl der Entspannung in den Teil deiner Seite, indem du eine Dehnung oder ein Ziehen verspürst. Beobachte dabei, welche Veränderung in dir vonstattengeht.

Beenden

Bewege deine Beine sowie deinen Oberkörper langsam zurück in die Ausgangsposition. Gib dir einen Moment Zeit und höre in dich hinein – geh in deine Wahrnehmung. Praktiziere dann die Asana auf der anderen Seite.

Wirkung

Durch das einseitige Strecken und Dehnen der Rippenmuskulatur und der Brustmuskulatur verbessert die Bananasana die Durchblutung in diesem Bereich. Auf der geweiteten Seite gibt es mehr Raum für die Lunge.

Organe/Muskeln

• Dehnung der schrägen Bauchmuskulatur

• bewegt die Wirbelsäule und den Brustkorb in einer lateralen Flexion (Seitneige)

• dehnt und entspannt den Halsmuskel

• dehnt und streckt die Brustmuskulatur sowie die Bauchmuskulatur einseitig

• dehnt einseitig den Darmbereich und presst auf der Gegenseite die Organe sanft zusammen, was eine Aktivierung der Stoffwechseltätigkeit begünstigt

Hinweis

• Bei Beschwerden im oberen Rücken lege eine gefaltete Decke unter ihn (2).

• Überprüfe genau, ob du die Intensität der Praxis gut gewählt hast und nicht über deine eigene Körpergrenze hinausgehst.

• Bei starken oder immer wieder auftretenden Schmerzen im Rücken praktiziere eine Alternative.

• Falls du ein Kribbeln in den Händen verspürst, lege ein Polster unter die Arme oder ziehe sie etwas seitlich nach unten zur Seite, so dass sie entspannt liegen können.

Bananasana

Die Bananenhaltung

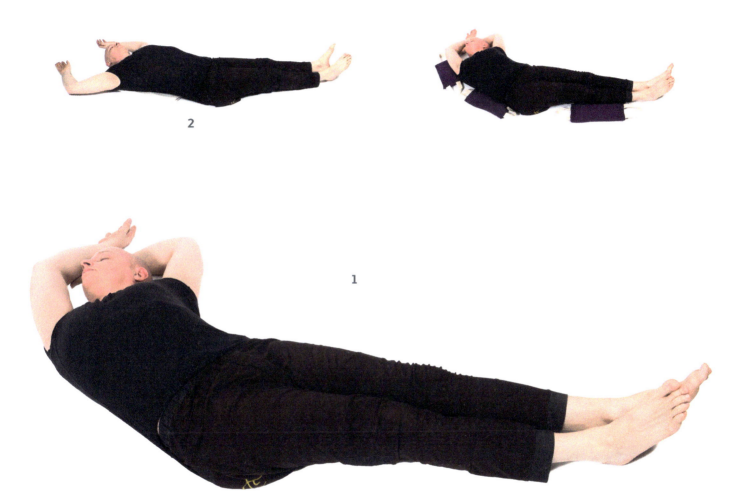

2

1

<image name="header" text="Svastikasana"></image>

Ausführung

1 Lege dich auf den Bauch und breite deine Arme in Höhe
der Schultern aus. Drehe dich dann auf die rechte Seite,
ohne dass du den rechten Arm bewegst. Die Beine winkelst du im rechten Winkel ab, ebenso die Knie (siehe
Bild). Lege eine gefaltete Decke unter den Kopf, damit
er sich waagerecht in der Verlängerung der Wirbelsäule
befindet. Stütze mit einem kleinen Kissen den Oberkörper ab, indem du es vor ihn legst. Der linke Arm ruht auf
der Körperseite und dem Becken.

Atmung

Mit jedem Ausatmen verlängerst du den Atemstrom, bis
du eine tiefe Bauchatmung erreicht hast. Das Einatmen
lässt du ganz natürlich kommen, ohne dass du es bewusst
steuerst.

Beenden

Strecke die Beine wieder aus und roll zurück in die Bauchlage. Verweile für ein paar Atemzüge und wechsle dann die
Seite.

Wirkung

Die Svastikasana kann dazu beitragen, die Steifheit in
oberen Rücken, Nacken und Schultern aufzulösen. Sie
entspannt die Schultermuskeln, dehnt die Brustmuskulatur,
vertieft die Atmung und verbessert dadurch die Haltung
des gesamten Oberkörpers.

Muskeln

• dehnt die Brust-, Ober-, und Unterarm-Muskulatur des
nach hinten abgelegten Arms

Hinweis

• Falls du eine Schulterverletzung hast, solltest du diese
Asana nicht praktizieren. Auch bei chronischen Schulterbeschwerden ist diese Stellung sehr vorsichtig und
achtsam einzunehmen. Am besten sprichst du vorher mit
deinem Therapeute/Yogalehrer ob du sie praktizieren
solltest.

• Ein Kribbeln in den Fingern der nach hinten abgelegten
Hand ist der Hinweis, die Stellung aufzulösen bzw. sanfter zu gestalten. Lege den Arm dann tiefer (2).

Svastikasana

Die Haltung des Wohlwollens

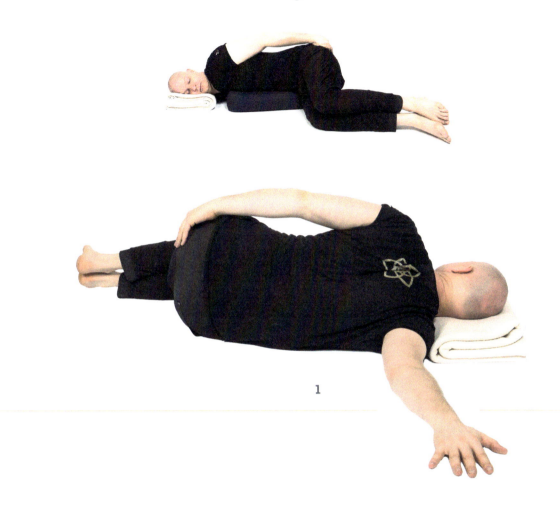

1

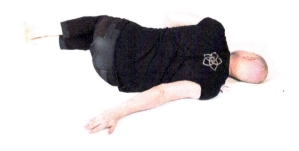

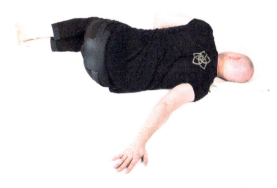

2

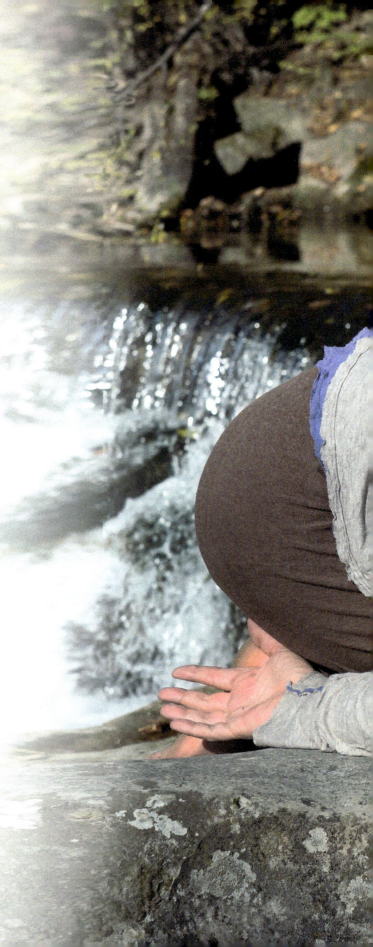

Yoga ist nicht nur ein System von Übungen und Techniken, die uns helfen können, in einen harmonischen, glücklichen und entspannten Zustand zu gelangen. Durch regelmäßiges Yoga können wir auch in einen Modus der außergewöhnlichen Wahrnehmung kommen. Im vedischen Weltbild ist der Mensch ein Abbild des Universums, das mit einer Vielzahl von Kräften und Energien auf ihn einwirkt. Er kann sich diesen Einflüssen nicht entziehen, da er als Bestandteil der Natur von ihnen abhängig ist. Doch nicht nur diese universellen Kräfte und Energien haben einen Einfluss auf den Menschen, sondern auch seine Emotionen spielen eine wesentliche Rolle, wenn er den oben beschriebenen Zustand erreichen will.

Wer kennt ihn nicht, den von vielen gefürchteten Wutausbruch, dieses sich völlig unkontrollierte Hingeben einer Emotion, das uns manchmal sogar die Kontrolle über uns und unsere Worte verlieren lässt. Es dauert nur eine Sekunde, um bloße Wut zu empfinden, aber sich wieder zu beruhigen und seine innere Ruhe zurück zu gewinnen, dazu braucht es dann meistens doch sehr viel länger. Das physische Nebenprodukt dieser emotionalen »Störung« ist übrigens eine Über-Stimulation der Nebennieren. Diese beiden Drüsen injizieren in so einem Fall Adrenalin direkt in den Blutstrom, welches wiederum eine erhöhte Aktivität der Körperfunktionen zur Folge hat und dadurch Stress auslöst. Das heißt, ein Wutausbruch hat nicht nur mentale, sondern auch physische Folgen auf unser Wohlbefinden.

Um dein emotionales Gleichgewicht wieder zu erlangen und dich wieder zu beruhigen, kann dir eine tiefe und langsame Atmung helfen. Die Balasana unterstützt diesen Prozess und bringt schnelle Entspannung, wobei die Technik des bewussten und tiefen Atmens genutzt wird, um eine gewisse Distanz zu unseren wutauslösenden Gedanken zu schaffen. Das bedeutet, wann immer du emotional belastende Situationen erlebt hast, die in dir Ärger, Wut oder andere negative Gefühle ausgelöst haben, kannst du die Balasana nutzen, um zu entspannen, loszulassen und wieder zur Ruhe zu kommen. Die positive Wirkung dieser Haltung auf deinen Körper und Geist kannst du aber auch nutzen, wenn du von »kopflastiger« Arbeit erschöpft bist oder den Körper zu sehr gefordert und überanstrengt hast.

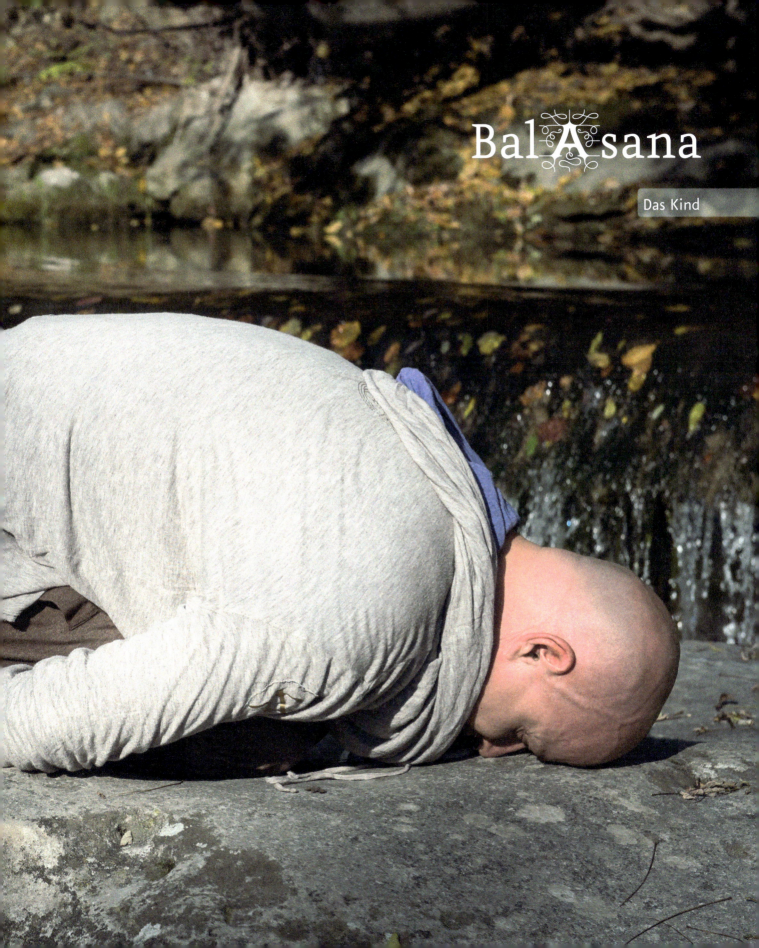

BalÂsana

Das Kind

Ausführung

1 Begib dich in den Fersensitz und atme ein paar Mal tief ein und aus. Beuge dich nach vorne und lege deinen Oberkörper auf deinen Oberschenkeln ab. Verweile mit geschlossenen Augen und entspanne dabei den Schulterbereich und das Steißbein, indem du beide Richtung Boden sinken lässt und den unteren Rücken dabei vollkommen entspannst. Lass alles los, was dich beschäftigt oder belastet. Entspanne den Geist und gib dir den Raum und die Zeit, einfach nur zu »SEIN«. Falls du im unteren Rücken eine Spannung verspürst und diese lösen möchtest, atme langsam und bewusst in diesen Körperbereich ein und nimm die wohltuende Weite wahr, die dadurch entsteht. Stelle dir vor, wie mit der Ausatmung tiefe Entspannung in den gesamten Beckenbereich und die vordere Bauchdecke fließt. Genieße diesen Moment und beobachte in den nächsten Minuten, was nun in deinem Körper passiert. Wie fühlen sich deine Muskeln und deine Sehnen jetzt an?! Vergiss dabei aber nicht, dich trotzdem immer auf deine Atmung zu fokussieren.

Wenn du ein Kissen als Hilfsmittel benutzt, lege den Oberkörper auf dem Kissen ab. Der Kopf liegt seitlich auf dem Kissen, wobei die Ausrichtung nach links und nach rechts in regelmäßigen Abständen gewechselt werden sollte.

Atmung

Stell dir bei jedem Einatmen vor, wie der Rücken sich in Richtung Decke hebt und dabei deine Wirbelsäule verlängert und sanft gestreckt wird. Beim Ausatmen verteilst du die Entspannung, die du dabei wahrnimmst über alle Wirbel und den gesamten Beckenbereich. Wenn eine tiefe Atmung in den Rücken für dich zu anstrengend ist, dann atme in die seitlichen Rippen ein und über den Bauch ganz entspannt aus.

Beenden

Bevor du die Asana beendest, vergewissere dich, dass dein Kopf auf beiden Seiten gleich lang entspannt gelegen hat. Öffne deine Augen und lege die Handflächen auf Höhe deiner Schultern auf den Boden. Drücke deine Hände in den Boden, atme tief ein und setze dich langsam wieder auf in den Fersensitz. Spüre einen Moment nach und bring dann langsam ein Bein nach dem anderen vor den Oberkörper. Beobachte dabei, wie die Kniekehlen wieder langsam durchblutet werden und wie sich das anfühlt.

Wirkung

Balasana entspannt die Körpervorderseite. Die Organe werden durch das Zwerchfell massiert, da man in diesen Körperbereich »hineinatmet«. Durch die Dehnung der Rückenmuskulatur saugen sich die Bandscheiben wie ein Schwamm mit frischem Blut und Wasser voll. Der gesamte Bereich wird entschlackt. Das lindert nicht nur Verspannungen und Schmerzen im Rücken, sondern sie können unter Umständen sogar wieder ganz aufgelöst werden. Mental und emotional entspannt diese Übung Körper und Geist.

Organe/Muskeln

• massiert mit der Atmung die Organe des Beckens, wie Blase, Uterus und Bauchraum

• entspannt und regeneriert Schultern und Nackenmuskulatur, Lenden- und Rückenmuskulatur, alle wichtigen Spinalnerven sowie den Ischias-Nerv

• dehnt die vordere und hintere Oberschenkelmuskulatur, Waden und Fußgelenke, streckt das vordere Kreuzband im Knie

Hinweis

• Eine tiefe Atmung in der endgültigen Position gibt den Bauchorganen eine sanfte und dennoch kraftvolle Massage, was vorbeugend bei verschiedenen Unterleibsbeschwerden wie Verstopfung und Verdauungsstörungen wirken kann.

• Die Asana bewirkt eine große Linderung für Menschen mit chronischen Rückenbeschwerden, denn sie bringt die Lendenregion in eine heilsame Dehnung.

• Bei Rumpf-, Knie- oder Oberschenkelproblemen sowie einem unbeweglichen Rücken benutze Decken oder Polster zwischen den Beinen.

• Bei Schmerzen im Fußgelenk oder dem Fußrücken legst du eine zusammengerollte Decke entweder unter den Fußrücken oder unterlagerst das Fußgelenk. Probiere selber aus, welche Variante für dich am bequemsten ist.

• Schmerzhafter Druck oder Zug auf die Bänder der äußeren Knöchel, Knie oder Zehen sollte vermieden werden.

Balasana

Das Kind

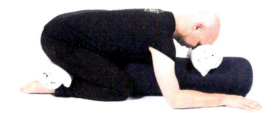

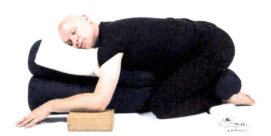

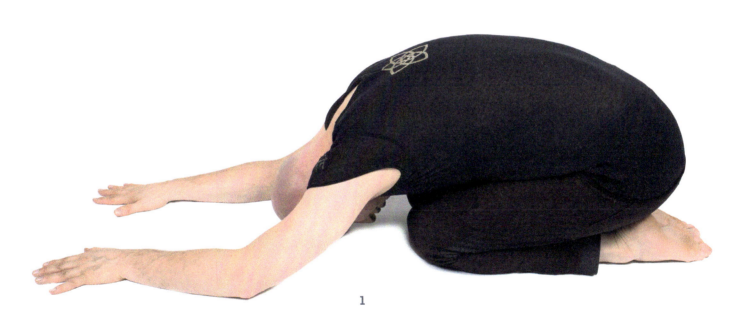

1

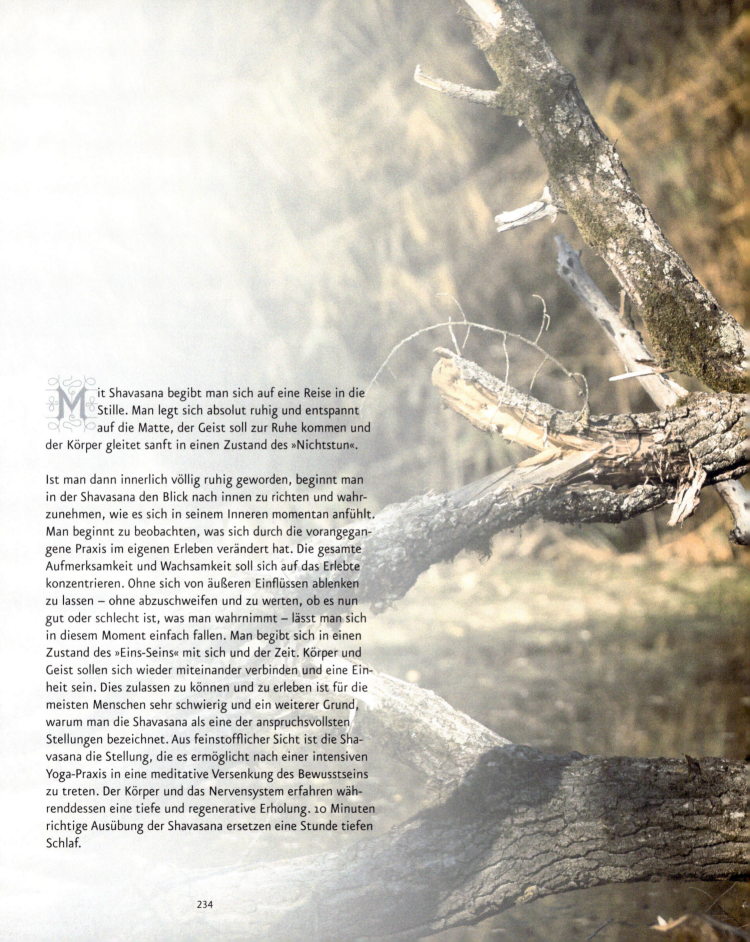

Mit Shavasana begibt man sich auf eine Reise in die Stille. Man legt sich absolut ruhig und entspannt auf die Matte, der Geist soll zur Ruhe kommen und der Körper gleitet sanft in einen Zustand des »Nichtstun«.

Ist man dann innerlich völlig ruhig geworden, beginnt man in der Shavasana den Blick nach innen zu richten und wahrzunehmen, wie es sich in seinem Inneren momentan anfühlt. Man beginnt zu beobachten, was sich durch die vorangegangene Praxis im eigenen Erleben verändert hat. Die gesamte Aufmerksamkeit und Wachsamkeit soll sich auf das Erlebte konzentrieren. Ohne sich von äußeren Einflüssen ablenken zu lassen – ohne abzuschweifen und zu werten, ob es nun gut oder schlecht ist, was man wahrnimmt – lässt man sich in diesem Moment einfach fallen. Man begibt sich in einen Zustand des »Eins-Seins« mit sich und der Zeit. Körper und Geist sollen sich wieder miteinander verbinden und eine Einheit sein. Dies zulassen zu können und zu erleben ist für die meisten Menschen sehr schwierig und ein weiterer Grund, warum man die Shavasana als eine der anspruchsvollsten Stellungen bezeichnet. Aus feinstofflicher Sicht ist die Shavasana die Stellung, die es ermöglicht nach einer intensiven Yoga-Praxis in eine meditative Versenkung des Bewusstseins zu treten. Der Körper und das Nervensystem erfahren währenddessen eine tiefe und regenerative Erholung. 10 Minuten richtige Ausübung der Shavasana ersetzen eine Stunde tiefen Schlaf.

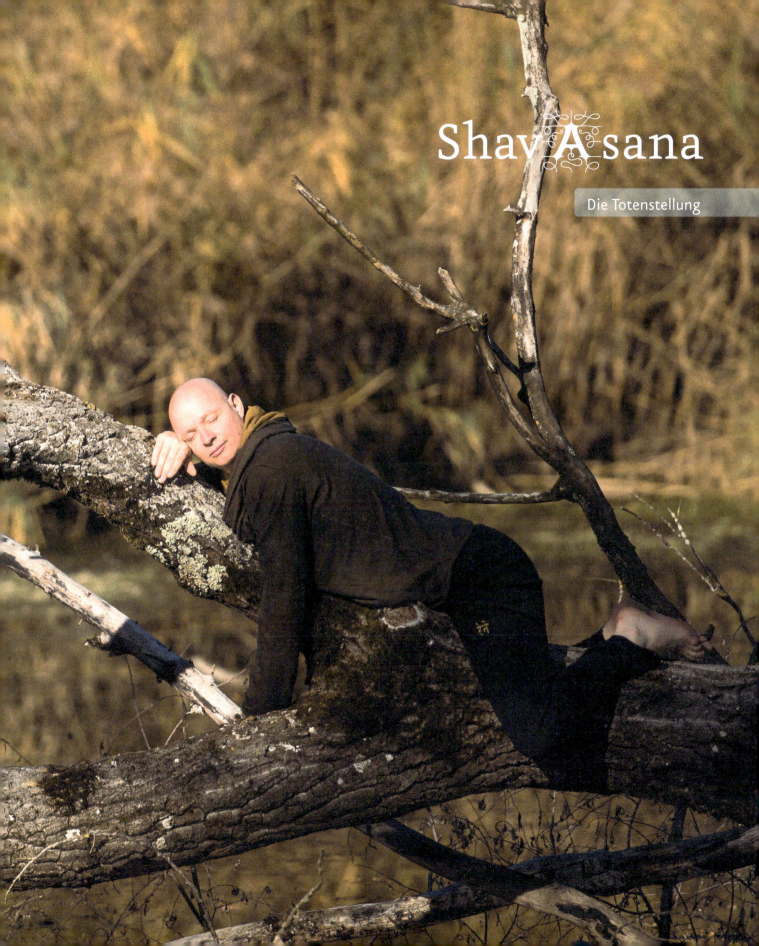

Shav Asana

Ausführung

In den neben stehenden Bildern zeige ich dir einige Variante der Shavasana. Suche dir diejenige aus, die für dich
am bequemsten ist und in der du am besten entspannen
kannst. Achte darauf, dass es dir mit der Zeit nicht zu kalt
wird – ich empfehle dir, dich mit einer Decke zuzudecken.
Lege dich auf den Rücken, die Arme neben den Körper.
Ohne irgendetwas zu korrigieren, nimmst du die Position
an, die dein Körper zufällig findet.

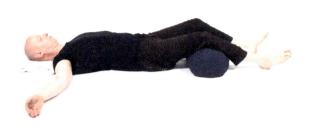

Beenden

Die Shavasana wird beendet, indem du dich zur Seite rollst,
die obere Hand vor dir auf den Boden stützt, Druck darauf
gibst und mit einer Einatmung langsam in einen aufrechten Sitz hoch kommst. So können sich das Erlebte und die
neuen Erkenntnisse in dir festigen. Wichtig ist, dass du dir
dabei genügend Zeit gibst und nicht gleich von der Matte
aufspringst.

Wirkung

Die Shavasana gleicht die gesetzten Impulse der Yoga-Praxis
nährend im ganzen Körper aus.

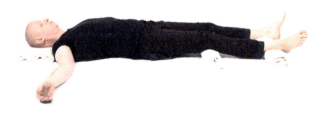

Sie kann Stress reduzieren, bei Schlafproblemen oder
Nervosität helfen und reduziert die Müdigkeit.

Hinweis

Falls es dir schwerfällt, in der Shavasana zur Ruhe zu kommen, dann kann dir dein Atem dabei helfen. Beobachte,
wie er kommt und wieder geht, ohne dass du Einfluss auf
ihn nimmst oder steuerst. Konzentriere dich auf ihn und
nimm wahr, wie du innerlich ruhiger wirst und so automatisch in einen Zustand der tieferen Wahrnehmung gelangst.

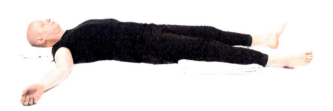

Falls es dir schwer fällt in der Meditation längere Zeit zu
sitzen, dann kann die Shavasana eine gute Alternative dazu
sein. Die Schwierigkeit ist, dabei nicht einzuschlafen, sondern wach und präsent zu bleiben für das Hier und Jetzt.

Shavasana

Die Totenstellung

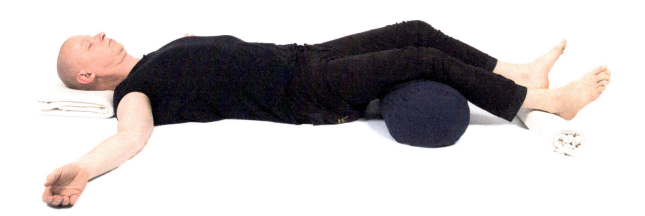

Mit Shavasana explizit für die Regeneration des Nackens kannst du dir selbst ganz einfach etwas Gutes tun. Sie wirkt fast wie eine Cranio-Sacral-Therapie, bei der die Hände den Kopf tragen und die Fingerkuppen hinter dem Occiput (Hinterhauptbein) liegen. Die Nacken-Shavasana ersetzt natürlich keine Cranio-Sacral-Therapie.
Du kannst dich in dieser Haltung jedoch wunderbar von falschen Liegepositionen, extremer Innenrotation oder sonstigen Nackenverspannungen erholen und regenerieren.

Durch die tiefe Entspannung aktivierst du zudem deine körpereigenen Heilungskräfte.

Ausführung

Die Decke liegt unter dem Occiput – dem Teil deines Schädels, der in den Hals übergeht. Rolle die Decke um den Hals so ein, dass der Kopf, die verschiedenen Schädelknochen sowie die Halsmuskulatur gestützt und getragen sind. Für den Venenfluss und um ein Hohlkreuz zu vermeiden, lege dir eine gerollte Decke oder ein kleines Kissen unter die Kniekehlen.

Beenden

Die Shavasana wird beendet, indem du dich zur Seite rollst, die obere Hand vor dir auf den Boden stützt, Druck darauf gibst und mit einer Einatmung langsam in einen aufrechten Sitz hoch kommst. So können sich das Erlebte und die neuen Erkenntnisse in dir festigen. Wichtig ist, dass du dir dabei genügend Zeit gibst und nicht gleich von der Matte aufspringst.

Wirkung

- Stimuliert das vegetative Nervensystem
- Kann Kopfschmerzen, Nervenschmerzen, Schwindel und allgemeine Muskelverspannungen lindern und lösen
- Entspannt den Unterkiefer
- Löst allgemeine Verspannungen im Nacken und Schultergürtelbereich
- Stimuliert den Vagus-Nerv
- Löst Verspannungen im Becken und unteren Rücken auf

Hinweis

- Für eine tiefere Atmung lege dir eine Decke um den Bauch, das entspannt zusätzlich dein Nervensystem und den unteren Rücken.
- Eine gerollte Decke unter den Achillessehnen bringt noch mehr Entspannung in die Beine und den Beckenboden.
- Der Nacken ist die Widerspiegelung des unteren Rückens.

Tipp:

Einen Apfel bewusst zu kauen, entspannt den Unterkiefer und löst Verspannungen im Nackenbereich.

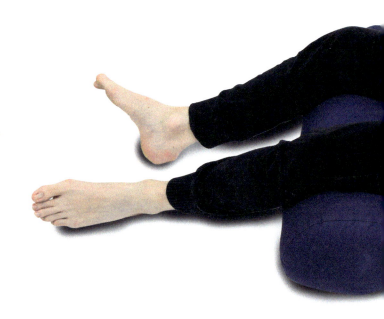

Nacken-Shavasana

Occiput-Shavasana

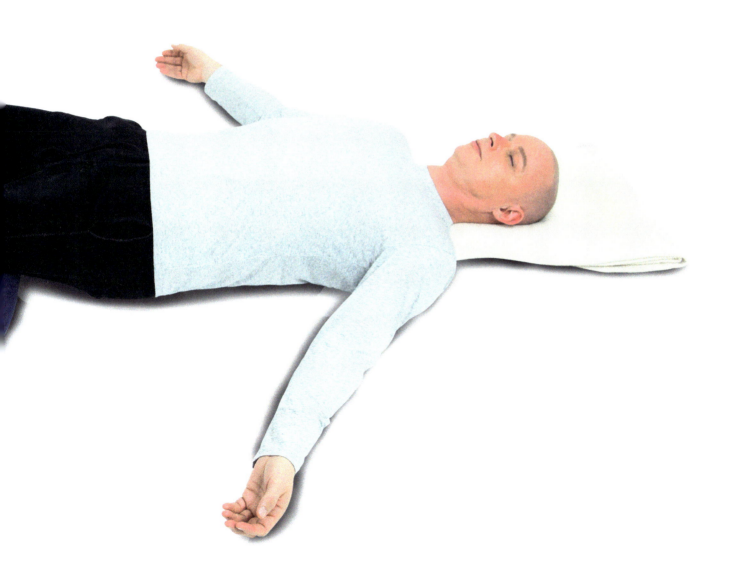

Durch die Decke bei der Rücken-Shavasana, können sich die einzelnen Wirbel entspannen. Die Wirbelsäule wird ganz leicht gestreckt und das Nervensystem kann sich von den täglichen Strapazen wie langem Stehen oder Sitzen, Dinge anheben oder zu viel Aktivität, entspannen. Jedoch ersetzt eine Rücken-Shavasana keine Hände und keine osteopathische Behandlung.

Die Osteopathie zählt zu den manuellen Therapiemethoden und versucht bei Menschen mit Rückenschmerzen, Bewegungseinschränkungen und -blockaden aufzuspüren und zu beseitigen. Der Therapeut erwirkt dabei nicht direkt eine Heilung, sondern regt die Selbstheilungskräfte des Körpers an. Verspanntes Gewebe und eventuelle Funktionsstörungen werden ertastet und mit manuellen Techniken behandelt.

Ausführung

Falte deine Decke so, dass sie einen Meter lang und 10 cm breit ist. Platziere sie vom Steißbein bis zum Hinterkopf unter deine Wirbelsäule. Für den Venenfluss und um ein Hohlkreuz zu vermeiden, lege dir eine gerollte Decke oder ein kleines Kissen unter die Kniekehlen.

Beenden

Die Shavasana wird beendet, indem du dich zur Seite rollst, die obere Hand vor dir auf den Boden stützt, Druck darauf gibst und mit einer Einatmung langsam in einen aufrechten Sitz hoch kommst. So können sich das Erlebte und die neuen Erkenntnisse in dir festigen. Wichtig ist, dass du dir dabei genügend Zeit gibst und nicht gleich von der Matte aufspringst.

Wirkung

• Entspannt den Unterschulterblattmuskel (Subscapularis), der an der ventralen Seite des Schulterblattes liegt

• Dehnt ganz sanft den Brustmuskel, leichte Extension im Brustraum

• Löst Verspannungen im Schultergürtelbereich, unteren Rücken und Beckenboden

• Entspannt das Iliosakralgelenk und fördert die Durchblutung im Becken

Hinweis

• Für eine tiefere Atmung lege dir eine Decke um den Bauch, dies entspannt zusätzlich das Nervensystem und den unteren Rücken.

• Eine zusätzliche gerollte Decke unter den Achillessehnen, sorgt für noch mehr Entspannung in den Beinen und im Beckenboden.

• Wenn der Kopf zu stark zurückfällt, lege dir eine Decke unter den Kopf, damit er in der Verlängerung der Halswirbelsäule aufliegt.

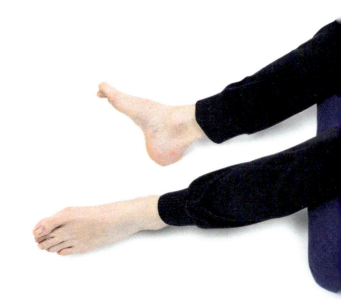

Rücken-Shavasana

Vertebra Shavasana

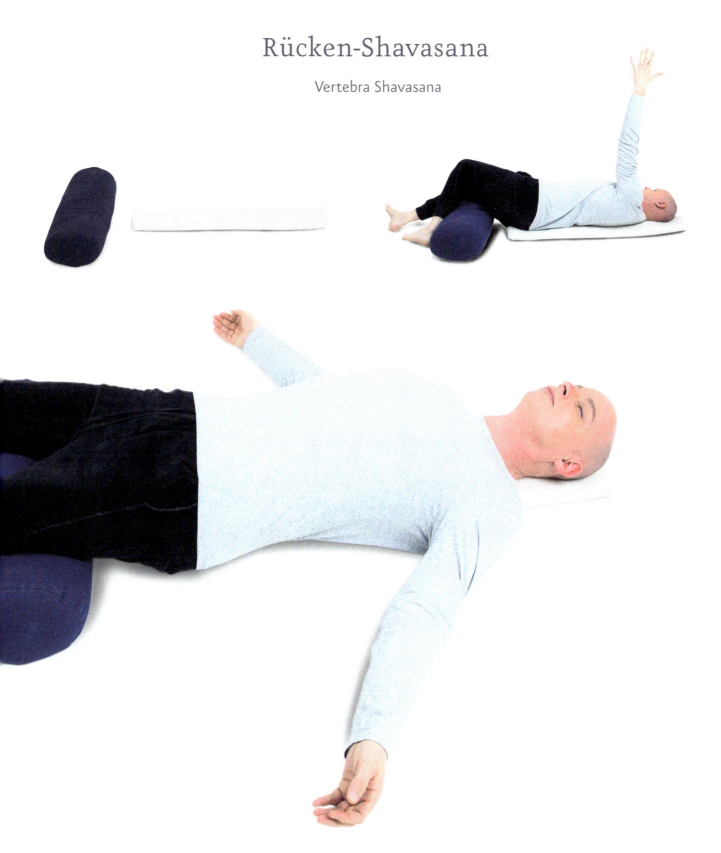

Der Beckenboden beherbergt die beiden wichtigsten Schleusen des Körpers zur Außenwelt. Jede Art von Störungen und Blockaden haben negative Folgen für die körperliche und psychische Innenwelt. Da die Beckenbodenmuskeln am Kreuzbein und Steißbein ansetzen, ziehen sie in der Bewegung vom Sitzen und Stehen ständig an diesen knöchernen Strukturen und verändern deren Positionen. Auch die Muskeln werden in eine andere Position gebracht, was zu Schmerzen und Verspannungen führen kann.

Durch die Decke bei der Becken-Shavasana senkt sich der untere Rücken, wird leicht gedehnt und entspannt. Die Struktur im Becken darf sich wieder regenerieren. Das Becken darf wie ein kleines Schiff im offenen Meer geschaukelt werden.

Ausführung

Die Decke liegt am Ende des Steißbeins, zwischen den Beinen, die hüftschmal auf der Matte liegen. Lege dir noch ein Kissen unter die Kniekehlen, damit sich der untere Rücken total entspannen darf.

Beenden

Die Shavasana wird beendet, indem du dich zur Seite rollst, die obere Hand vor dir auf den Boden stützt, Druck darauf gibst und mit einer Einatmung langsam in einen aufrechten Sitz hoch kommst. So können sich das Erlebte und die neuen Erkenntnisse in dir festigen. Wichtig ist, dass du dir dabei genügend Zeit gibst und nicht gleich von der Matte aufspringst.

Wirkung

- Das Becken kippt nach hinten, so dass sich der untere Rücken und das Kreuzbein entspannen können
- Wenn sich die Lendenwirbel entspannen, wird die Atmung tiefer
- Die Leiste entspannt sich
- Entstaut den kleinen Beckenboden
- Der Enddarm entspannt sich
- Darm, Blase und der ganze Unterleib dürfen sich entspannen

Hinweis

- Eine zusätzliche Decke unter dem Kopf entspannt und entlastet noch mehr den unteren Rücken und auch die Halsmuskulatur.

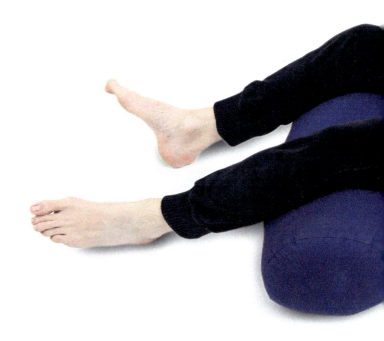

Becken-Shavasana

Sacrum Shavasana

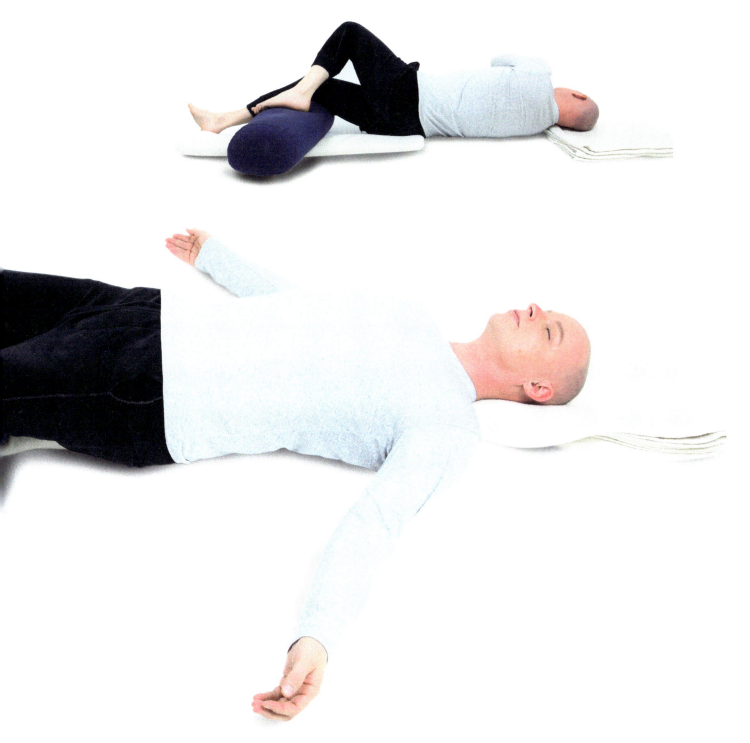

Apana Vayu Mudra

Mudra des Herzens

Dieses Mudra ist eine Kombination aus zwei Mudras: Apana Vayu Mudra und Mrit Sanjeevani Mudra. Es ist eines der wichtigsten Mudras für die Heilung des Herzens.

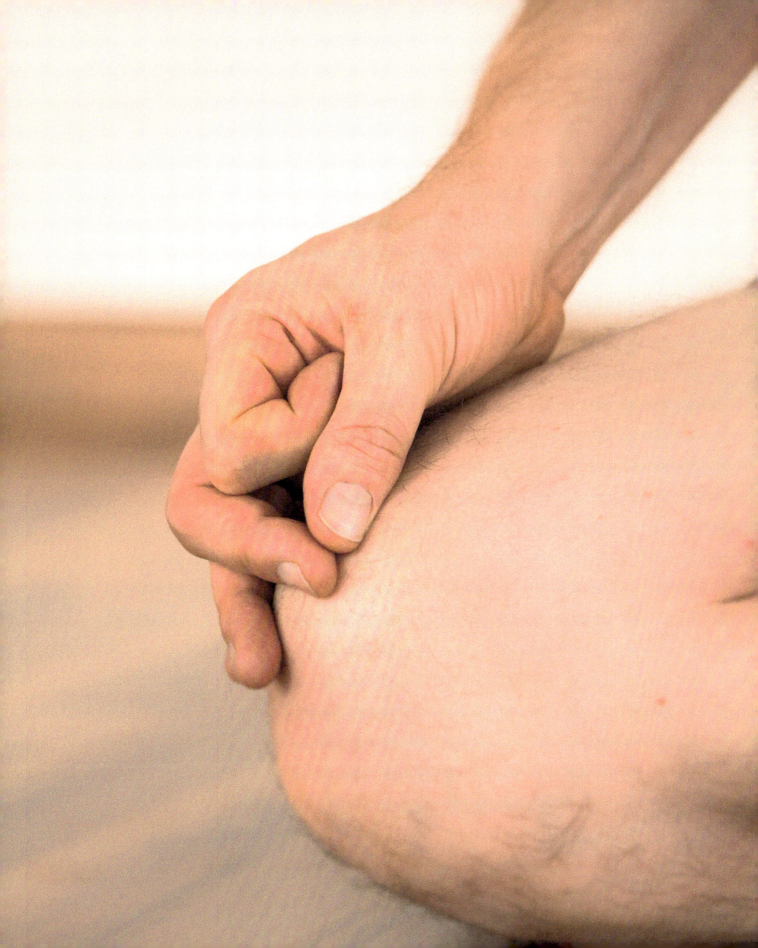

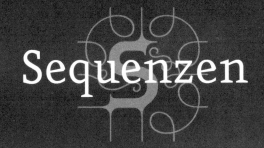

Sequenzen

*Die Liebe lebt von
liebenswürdigen Kleinigkeiten.*

Theodor Fontane

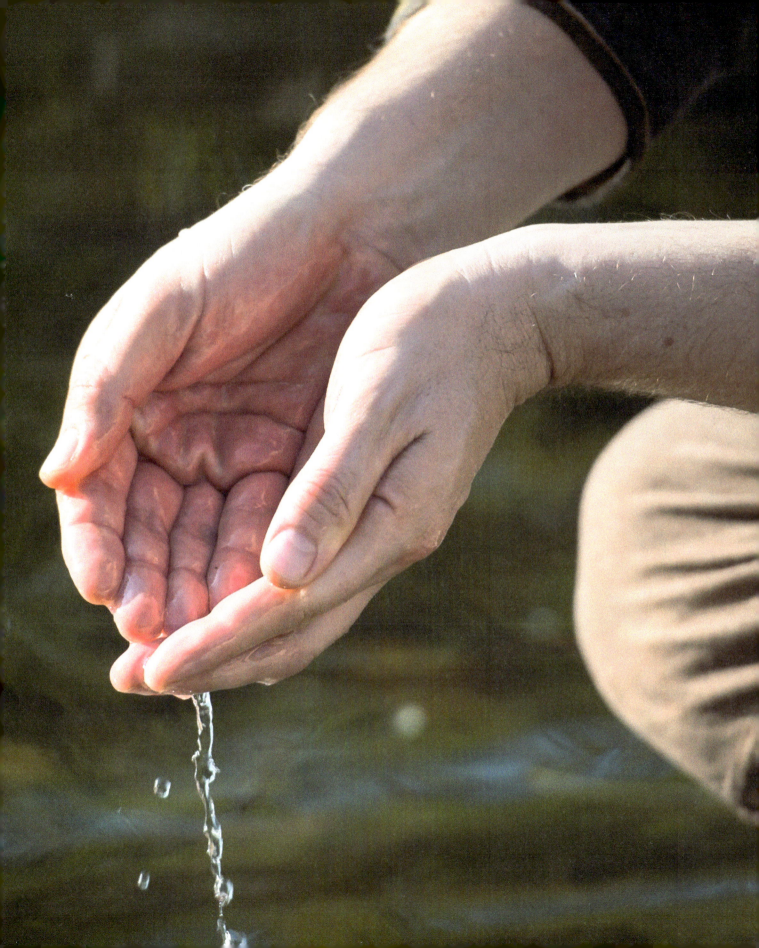

Sequenzen

Vor jeder der folgenden Beispielsequenzen beginnst du mit einer Atemübung oder Meditation, um dich quasi selber auf der Matte zu begrüßen und dir Zeit zum Ankommen zu geben – vorausgesetzt, du hast an diesem Tag die Zeit dafür und möchtest nicht nur für eine kleine Weile praktizieren. Im Idealfall nimmst du dir natürlich genügend Zeit, um deine innere Welt zuerst einmal bewusst wahrzunehmen und dich dafür zu sensibilisieren, wie es dir heute geht. Darüber hinaus sollst du dich von den Ablenkungen der »Außenwelt« lösen, bevor du mit der Sequenz beginnst. Allerdings, auch eine verkürzte Yoga-Praxis für nur ein paar Minuten am Tag ist besser als gar keine. Sei nicht enttäuscht, wenn es nicht gleich so klappt, wie ich es hier beschreibe oder du dir das vorstellst. Geh einfach ganz entspannt an die Sache heran, lass dich nicht entmutigen und übe konsequent und regelmäßig weiter.

Es wird vorkommen, dass gewisse Haltungen am Anfang noch zu schwierig sind. In diesem Fall nimmst du dir einfach genügend Hilfsmittel, um sie gemäß deinen Bedürfnissen und momentanen Fähigkeiten anzupassen. Die Bilder geben dir genügend Alternativen vor. Aber denke bitte daran, was ich im Kapitel über die Haltungen geschrieben habe. Achte darauf, dass du dich langsam mit der Zeit steigerst, bis du eines Tages weniger oder vielleicht sogar gar keine Hilfsmittel mehr brauchst. Auf jeden Fall sollen dich deine momentanen Fähigkeiten nicht entmutigen zu üben. Sei geduldig mit dir selbst und pass auf, dass du am Anfang nicht zu viel möchtest.

Die Sequenzen sind so aufgebaut, dass sie eine bestimmte physiologische oder emotionale Wirkung auf dich haben werden. Umso wichtiger ist es, dass du zu Anfang immer genügend Hilfsmittel nimmst, um dich in den Haltungen in eine angenehme Position zu bringen. Auf diese Weise fokussierst du dich mehr auf dein Inneres und auf das Loslassen und weniger auf auftretende Dehnungsschmerzen, die ohne Hilfsmittel beim weniger geübten Yogi durchaus auftreten können.

Bei bestehenden körperlichen Beschwerden, z.B. im Rücken, den Bandscheiben, Schultern oder im Nacken oder auch bei anderen medizinischen Vorgeschichten und wenn du dir unsicher bist, ob du eine Asana machen kannst, besprich die Sequenzen zuerst mit deinem Arzt oder Therapeuten. Nimm das Buch mit und besprich mit ihnen, welche Übungen du machen möchtest. Es haben sich in der Vergangenheit leider schon viel zu viele Menschen durch permanente Überforderung beim Yoga verletzt, weil sie sich nicht in Achtsamkeit sich selbst und ihrem Körper gegenüber geübt haben. Ich rate auch davon ab zu praktizieren, wenn du Fieber oder eine Entzündung hast. In diesem Fall solltest du dich zuerst darauf konzentrieren, wieder gesund zu werden und deinem Körper die notwendige Ruhe zu geben. Dies gilt auch ganz besonders nach überstandenen Operationen oder größeren medizinischen Eingriffen.

Beim Aussuchen der passenden Sequenz höre auf dein HARA – dein Bauchgefühl. Auf diese Weise suchst du die passende Übung aus, die dir das gibt, was dein Körper und Geist für genau diesen Tag brauchen. In jeder Sequenz hält man die Asana für die minimal oder maximal empfohlene Zeit, gerade so, wie es heute für deinen Körper stimmt. Deshalb ist es so wichtig, dass du lernst, auf deinen Körper zu hören und achtsam mit dir umzugehen. Es bleibt immer deine Entscheidung und deine Yoga-Praxis, also lass dich einfach inspirieren.

Kurze Sequenzen sollten etwa 10 bis 30 Minuten, lange Sequenzen können durchaus auch einmal bis zu zwei Stunden dauern. Selbstverständlich brauchst du auch ein bisschen Zeit, um von einer in die nächste Position zu wechseln. Also hetz dich nicht und fang nicht an, die Minuten in den Sequenzen zu zählen. Du nimmst dir so viel Zeit, wie du brauchst. Praktiziere so lange, wie du dir selber Zeit schenken möchtest bzw. an diesem Tag zur Verfügung hast.

Mach so viel, wie du kannst und beende jeweils die Praxis mit einer 5- bis 10-minütigen Shavasana.

Jetzt musst du nur noch die für dich passende Tageszeit finden, um zu praktizieren. Ob morgens, mittags, oder abends kommt dabei immer auf die individuellen Vorlieben und den entsprechenden Tagesablauf an. Wichtig dabei ist einfach nur, dass du dich vor lauter Freude und Euphorie zu Anfang nicht überforderst und erst einmal mit 2 bis 3 Mal Yoga-Praxis pro Woche beginnst. Halte deine Sequenzen dabei bei ca. 30 Minuten und steigere dich langsam mit zunehmender Erfahrung.

Freue dich auch über kleine Fortschritte und schätze deine Bemühungen. Bedanke dich immer zum Schluss der Yoga-Praxis bei dir selbst und den Mächten des Universums. Übe mit Freude und Leichtigkeit und respektiere die Grenzen deines Körpers. Und noch einmal, sei geduldig mit dir selbst.

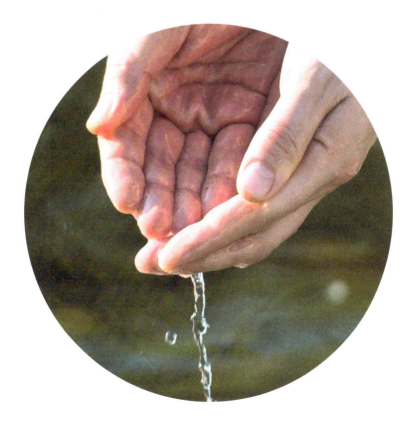

Der Beginn

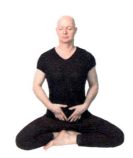

Rippenbogen-Massage
und Bauchatmung S. 66–69

1 je Seite zwei Minuten

2 zwei Minuten

3 je Seite zwei Minuten

Abschluss
vier Minuten Shavasana

Rippenbogen-Massage
und Bauchatmung S. 66–69

1 je Seite drei bis fünf Minuten

2 drei bis fünf Minuten

3 je Seite zwei Minuten

4 je Seite drei bis fünf Minuten

5 je zwei Minuten

6 drei bis fünf Minuten

7 drei bis fünf Minuten

8 je Seite drei bis fünf Minutenn

Abschluss
fünf bis zehn Minuten Shavasana

Rippenbogen-Massage
und Bauchatmung S. 66–69

1 je Seite zwei Minuten

2 zwei Minuten

3 je Seite zwei Minuten

4 je Seite zwei Minuten

5 je zwei Minuten

Abschluss
fünf Minuten Shavasana

S. 238

Nacken-Shavasana

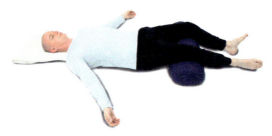

250

S. 168

Eka Pada Rajakapotasana
(Variante) | Variante der Taube

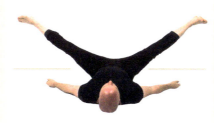

1

S. 188

Upavistha Konasana |
Der offene Winkel an der Wand

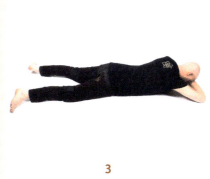

2

S. 182

Bhunjangasana | Die Kobra

3

S. 230

Balasana | Das Kind
(mit Kopf zur Seite)

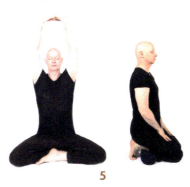

4

S. 142/144

Handgelenkdehnung & Zehensitz

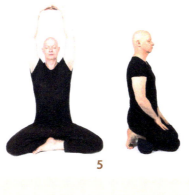

5

S. 208

Supta Virasana | Der liegende Held

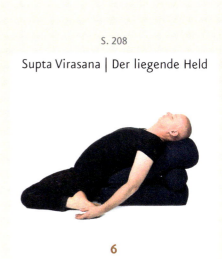

6

S. 194

Salamba Bharadvajasana |
Die liegende Drehung

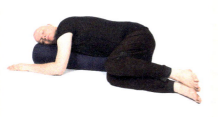

7

S. 224

Bananasana | Die Bananenhaltung

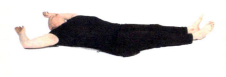

8

Anregung des Parasympathikus

1 vier Minuten

2 je Seite drei Minuten

Abschluss
fünf Minuten Shavasana

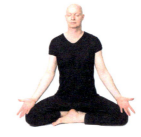

Meditation »Abgeben und frei sein«
S. 100 zehn Minuten

Atemübung »Shanta – Stille«
S. 74 fünf Minuten

1 zehn Minuten

2 je Seite zehn Minuten

3 zehn Minuten

4 je Seite fünf Minuten

5 fünf Minuten

6 ein bis zwei Minuten

7 zehn# Minuten

8 je Seite zehn Minuten

Abschluss
zehn Minuten Shavasana

1 zehn Minuten

2 je Seite fünf Minuten

Abschluss
fünf Minuten Shavasana

1 fünf bis acht Minuten

2 je Seite fünf bis acht Minuten

3 fünf bis acht Minuten

4 je Seite fünf bis acht Minuten

Abschluss
zehn Minuten Shavasana

S. 240

Rücken-Shavasana

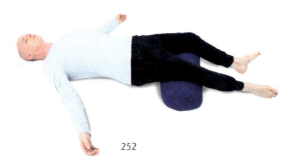

S. 176

Supta-Badha-Konasana |
Der liegende Winkel
(unterer Rücken flach auf dem Boden)

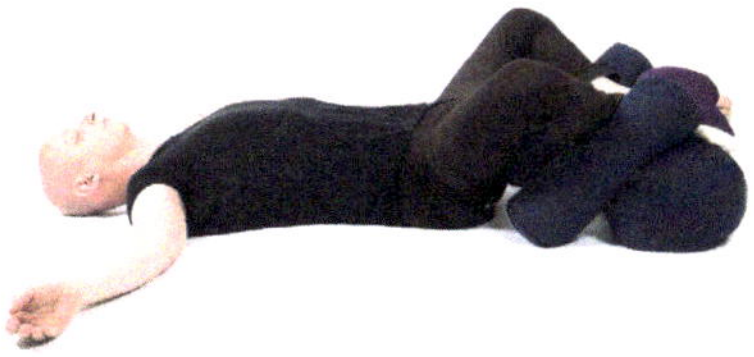

1

S. 230

Balasana | Das Kind
(mit Kopf zur Seite)

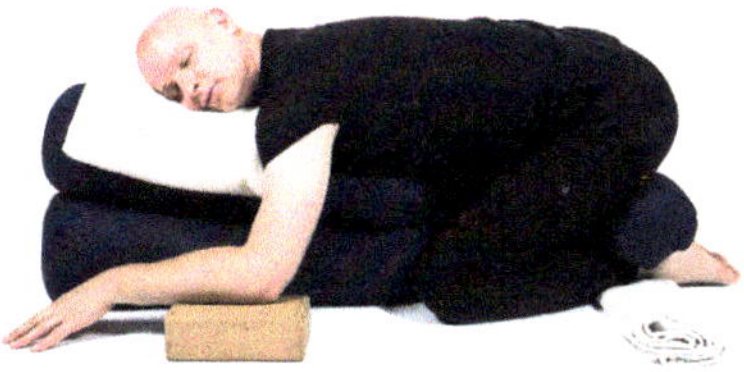

2

S. 180

Mandukasana | Der Frosch

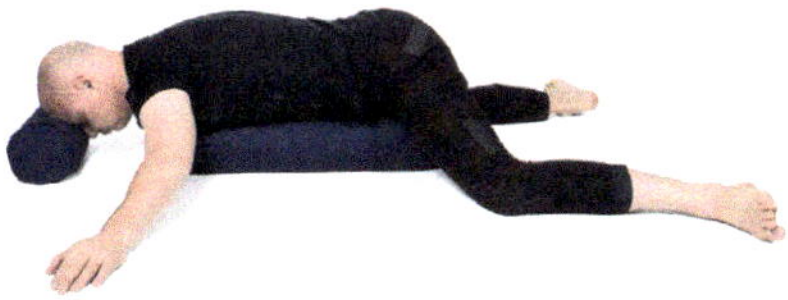

3

S. 194

Salamba Bharadvajasana |
Die liegende Drehung

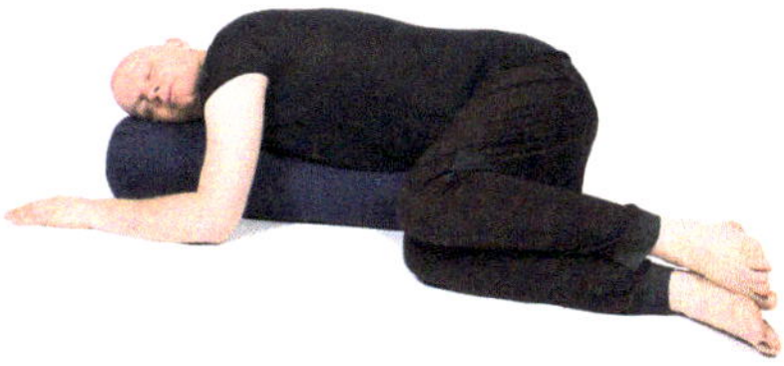

4

S. 212

Paschimottanasana |
Die sitzende Vorwärtsbeuge

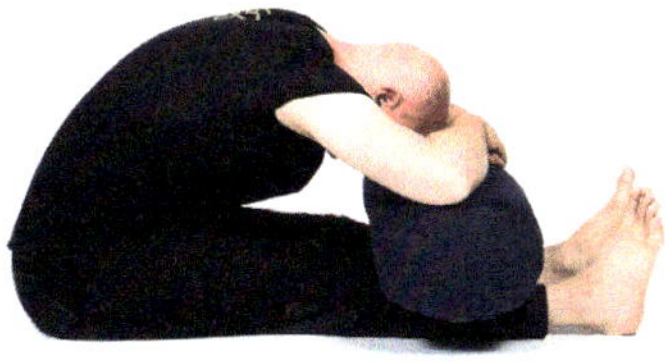

5

S. 142

Handgelenkdehnung

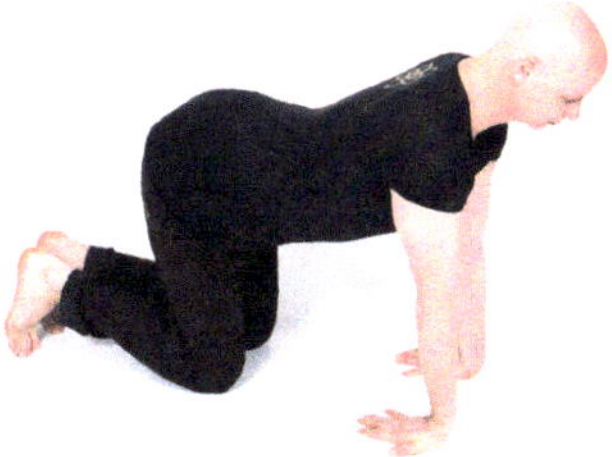

6

S. 220

Setu-Bandha-Sarvangasana |
Die Brückenstellung

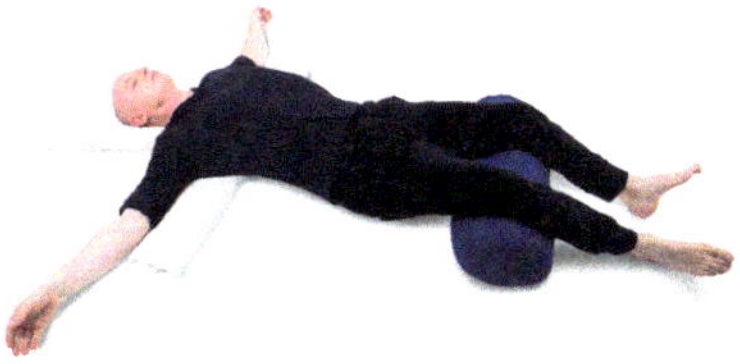

7

S. 198

Jathara Parivatanasana |
Die Drehung

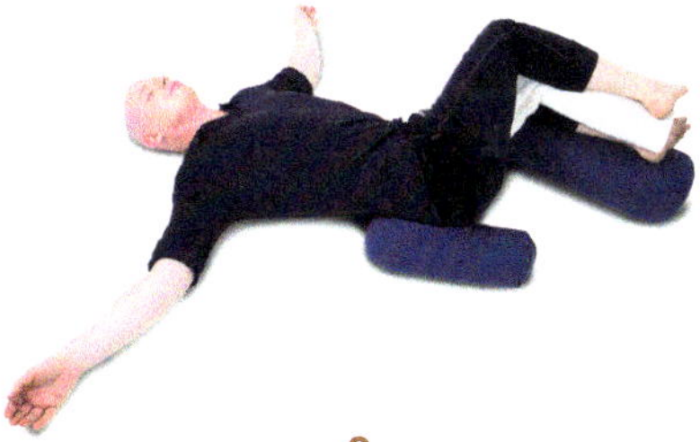

8

Entgiftung

1 je Seite drei Minuten

2 vier Minuten

Abschluss
fünf Minuten Shavasana

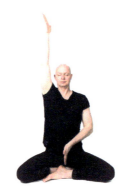

Meditation »Momentaufnahme«
S. 114 zehn Minuten

Rippenbogen-Massage, 8mal S. 66

Atemübung »Pavana«
S. 82 fünf Minuten

1 je Seite fünf Minuten

2 fünf Minuten

3 je Seite zehn Minuten

4 zehn Minuten

5 je Seite fünf Minuten

6 je Seite fünf Minuten

7 je Seite drei Minuten

8 zehn Minuten

Abschluss
zehn Minuten Shavasana

1 je Seite zwei Minuten

2 drei Minuten

3 je Seite vier Minuten

Abschluss
fünf Minuten Shavasana

1 je Seite fünf bis acht Minuten

2 fünf bis acht Minuten

3 je Seite fünf bis acht Minuten

4 fünf Minuten

Abschluss
sieben bis zehn Minuten Shavasana

S. 240

Rücken-Shavasana

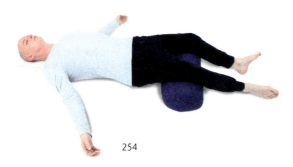

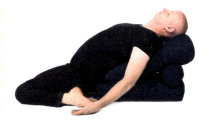
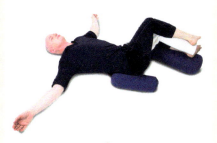
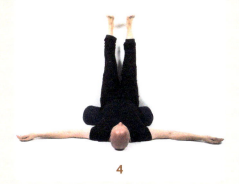
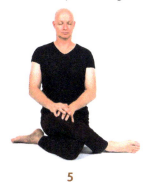
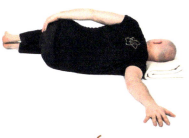
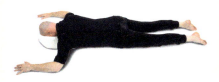
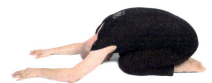

Hüfte und unterer Rücken

1 fünf Minuten

2 je Seite drei Minuten

Abschluss
fünf Minuten Shavasana

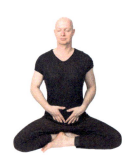

Meditation »Bewegung aus dem Herzen«
S. 94 zehn Minuten

Atemübung »Bauchatmung«
S. 68 fünf Minuten

1 zehn Minuten

2 je Seite fünf Minuten

3 je Seite fünf Minuten

1 fünf Minuten

2 je Seite drei Minuten

3 je Seite vier Minuten

Abschluss
fünf Minuten Shavasana

4 je Seite zehn Minuten

5 je Seite fünf Minuten

6 je Seite fünf Minuten

7 zehn Minuten

8 fünf Minuten

Abschluss
zehn Minuten Shavasana

1 fünf Minuten

2 je Seite fünf Minuten

3 je Seite fünf Minuten

4 je Seite fünf Minuten

5 je Seite fünf Minuten

6 je Seite fünf Minuten

Abschluss
sieben bis zehn Minuten Shavasana

S. 242
Becken-Shavasana

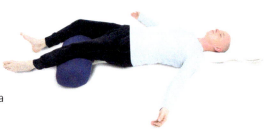

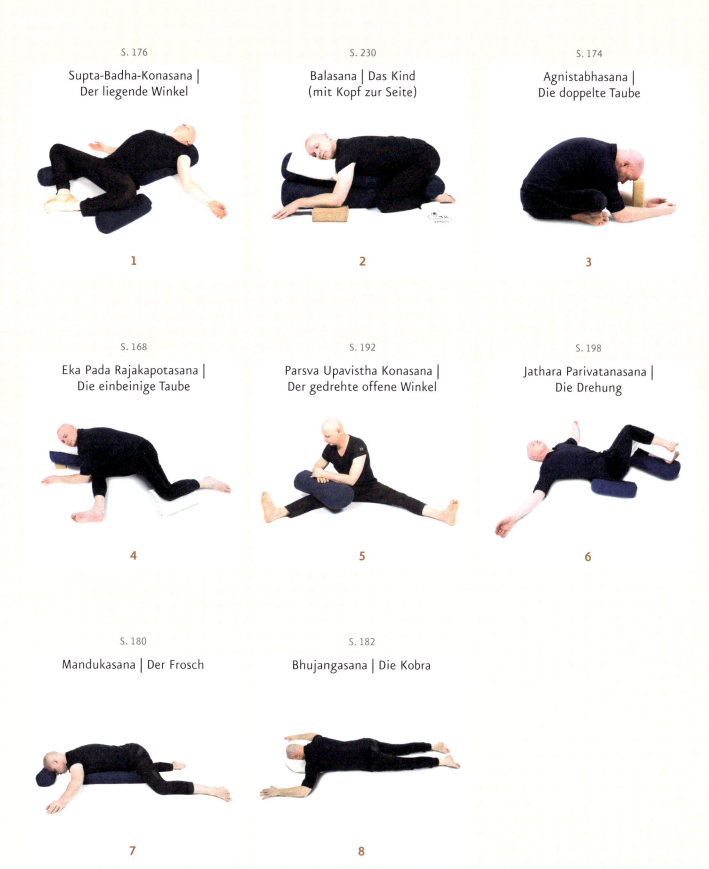

S. 176

Supta-Badha-Konasana |
Der liegende Winkel

1

S. 230

Balasana | Das Kind
(mit Kopf zur Seite)

2

S. 174

Agnistabhasana |
Die doppelte Taube

3

S. 168

Eka Pada Rajakapotasana |
Die einbeinige Taube

4

S. 192

Parsva Upavistha Konasana |
Der gedrehte offene Winkel

5

S. 198

Jathara Parivatanasana |
Die Drehung

6

S. 180

Mandukasana | Der Frosch

7

S. 182

Bhujangasana | Die Kobra

8

Neuen Raum einnehmen

1 fünf Minuten

2 je Seite drei Minuten

Abschluss
fünf Minuten Shavasana

1 fünf Minuten

2 je Seite fünf Minuten

3 je Seite fünf Minuten

Abschluss
fünf Minuten Shavasana

1 sieben bis zehn Minuten

2 je Seite fünf Minuten

3 fünf Minuten

4 je Seite fünf Minuten

5 je Seite drei bis fünf Minuten

6 je Seite zwei bis drei Minuten

7 fünf Minuten

Abschluss
zehn Minuten Shavasana

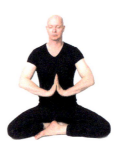

Meditation »Das Tor zur Seele«
S. 106 zehn Minuten

Atemübung »Vibhu – Gib dir Raum«
S. 72 fünf Minuten

1 zehn Minuten

2 je Seite fünf Minuten

3 zehn Minuten

4 je Seite zehn Minuten

5 je Seite fünf Minuten

6 je Seite drei bis fünf Minuten

7 fünf Minuten

8 zehn Minuten

Abschluss
zehn Minuten Shavasana

S. 237

Shavasana

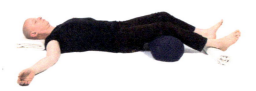

258

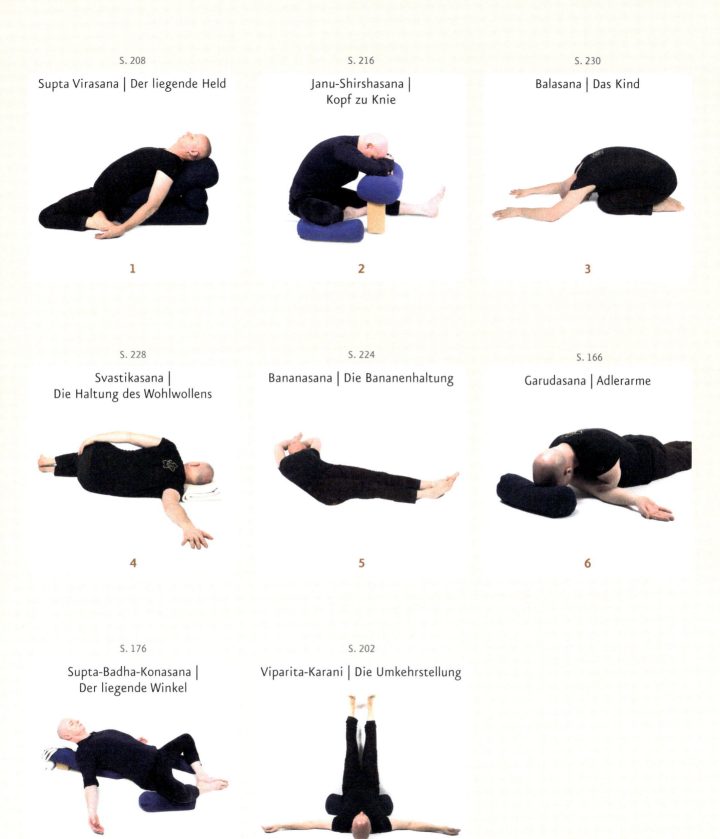

S. 208
Supta Virasana | Der liegende Held
1

S. 216
Janu-Shirshasana |
Kopf zu Knie
2

S. 230
Balasana | Das Kind
3

S. 228
Svastikasana |
Die Haltung des Wohlwollens
4

S. 224
Bananasana | Die Bananenhaltung
5

S. 166
Garudasana | Adlerarme
6

S. 176
Supta-Badha-Konasana |
Der liegende Winkel
7

S. 202
Viparita-Karani | Die Umkehrstellung
8

Entspannen

1 Zehn Minuten Shavasana mit Augenbinde

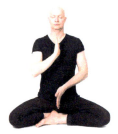

Meditation »Es werde Licht«
S. 112 zehn Minuten

Atemübung »Puja – Zentrierung«
S. 80 fünf Minuten

2 fünf Minuten

3 fünf Minuten

Abschluss
zehn Minuten Shavasana mit Augenbinde

2 zehn Minuten

3 zehn Minuten

4 zehn Minuten

5 je Seite fünf Minuten

6 je Seite zehn Minuten

7 zehn Minuten

8 je Seite zehn Minuten

Abschluss
fünfzehn Minuten Shavasana mit Augenbinde

2 zehn Minuten

3 fünf Minuten

4 zehn Minuten

5 je Seite fünf Minuten

6 zehn Minuten

Abschluss
zehn Minuten Shavasana mit Augen

S. 240

Rücken-Shavasana

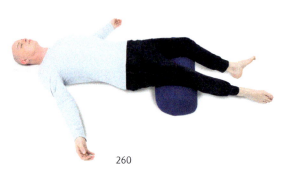

S. 234

Shavansana |
Die Totenstellung

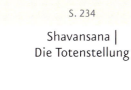

1

S. 202

Viparita-Karani | Die Umkehrstellung

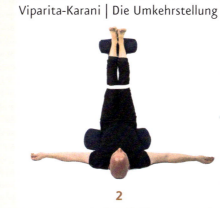

2

S. 176

Supta-Badha-Konasana |
Der liegende Winkel

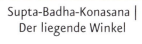
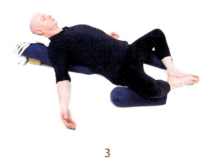

3

S. 220

Setu-Bandha-Sarvangasana |
Die Brückenstellung

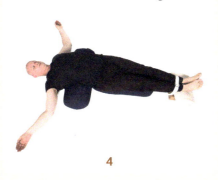

4

S. 173

Eka Pada Rajakapotasana |
Variante der Taube (an der Wand)

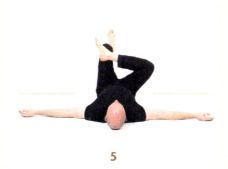

5

S. 198

Jathara Parivatanasana |
Die Drehung

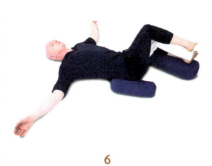

6

S. 180

Mandukasana | Der Frosch

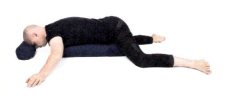

7

S. 230

Balasana | Das Kind
(mit Kopf zur Seite)

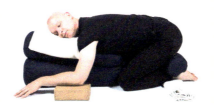

8

Nervliche Überbelastung

1 je Seite drei Minuten

2 fünf Minuten

Abschluss
fünf Minuten Shavasana mit Augenbinde

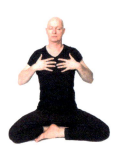

Meditation »Dein eigener bester Freund sein«
S. 104 zehn Minuten

Atemübung »Praketa – Wahrnehmung«
S. 70 fünf Minuten

1 je Seite fünf Minuten

2 fünf Minuten

3 je Seite fünf Minuten

Abschluss
fünf Minuten Shavasana mit Augenbinde

1 jede Seite zehn Minuten

2 zehn Minuten

3 je Seite zehn Minuten

4 zehn Minuten

5 je Seite fünf Minuten

6 fünf Minuten

7 fünf Minuten

8 zehn Minuten

Abschluss
fünfzehn Minuten Shavasana mit Augenbinde

1 jede Seite fünf Minuten

2 fünf Minuten

3 je Seite fünf Minuten

4 fünf Minuten

5 je Seite fünf Minuten

Abschluss
zehn Minuten Shavasana mit Augen

S. 240

Rücken-Shavasana

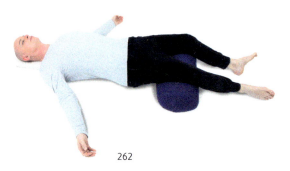

262

S. 230

Balasana | Das Kind
(mit Kopf zur Seite)

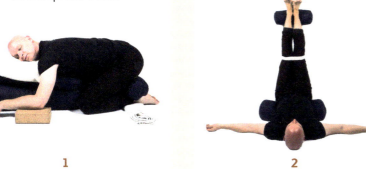

1

S. 202

Viparita-Karani | Die Umkehrstellung

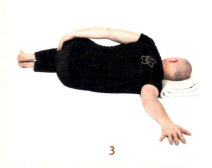

2

S. 228

Svastikasana |
Die Haltung des Wohlwollens

3

S. 184

Kurmasana | Die Schildkröte

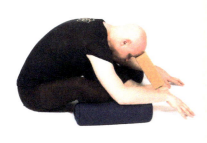

4

S. 194

Salamba Bharadvajasana |
Die liegende Drehung

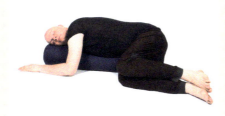

5

S. 220

Setu-Bandha-Sarvangasana |
Die Brückenstellung

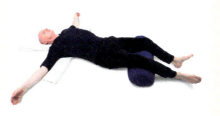

6

S. 180

Mandukasana | Der Frosch

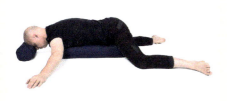

7

S. 176

Supta-Badha-Konasana |
Der liegende Winkel

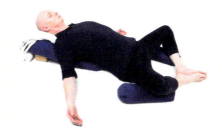

8

Ankommen nach einer Reise

1 1 Minute

2 zehn Minuten

Abschluss
fünf Minuten Shavasana
mit Augenbinde

1 eine Minute

2 zehn Minuten

3 je Seite fünf Minuten

Abschluss
fünf Minuten Shavasana mit
Augenbinde

1 eine Minute

2 zehn Minuten

3 je Seite fünf Minuten

4 je Seite fünf Minuten

5 je Seite fünf Minuten

6 fünf Minuten

Abschluss
zehn Minuten Shavasana mit Augen

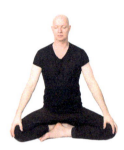

Meditation »Das zentrierte Juwel«
S. 98 zehn Minuten

Atemübung »HARA – Zentrierung«
S. 76 fünf Minuten

1 eine Minute

2 zehn Minuten

3 je Seite fünf Minuten

4 je Seite fünf Minuten

5 je Seite zehn Minuten

6 fünf Minuten

7 je Seite drei Minuten

8 je Seite fünf Minuten

Abschluss
zehn Minuten Shavasana mit Augenbinde

S. 240

Rücken-Shavasana

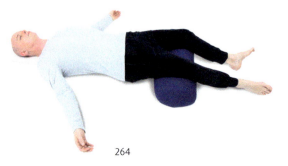

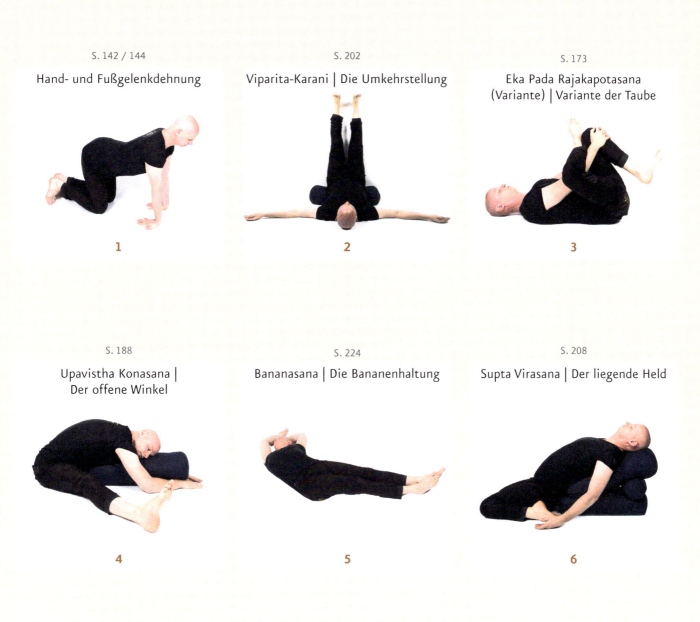

S. 142 / 144

Hand- und Fußgelenkdehnung

1

S. 202

Viparita-Karani | Die Umkehrstellung

2

S. 173

Eka Pada Rajakapotasana
(Variante) | Variante der Taube

3

S. 188

Upavistha Konasana |
Der offene Winkel

4

S. 224

Bananasana | Die Bananenhaltung

5

S. 208

Supta Virasana | Der liegende Held

6

S. 200

Bharadvajasana | Der Weise

7

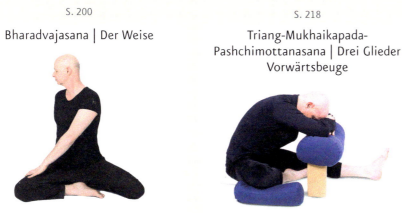

S. 218

Triang-Mukhaikapada-
Pashchimottanasana | Drei Glieder
Vorwärtsbeuge

8

Quelle des Daseins

1 vier Minuten

2 je Seite drei Minuten

Abschluss
fünf Minuten Shavasana

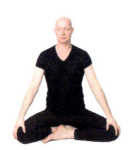

Meditation »HARA« S. 108 zehn Minuten

Rippenbogen-Massage S. 66 fünf Minuten

Atemübung »Ojas | Energie« S. 78 fünf Minuten

1 zehn Minuten

2 je Seite zehn Minuten

3 je Seite fünf Minuten

4 je Seite fünf Minuten

5 fünf Minuten

6 je Seite fünf Minuten

7 fünf Minuten

8 zehn Minuten

Abschluss
zehn Minuten Shavasana

1 fünf Minuten

2 je Seite vier Minuten

3 je Seite vier Minuten

Abschluss
fünf Minuten Shavasana

1 fünf Minuten

2 je Seite fünf Minuten

3 je Seite fünf Minuten

4 je Seite fünf Minuten

5 fünf Minuten

Abschluss
fünf bis zehn Minuten Shavasana

S. 242

Becken-Shavasana

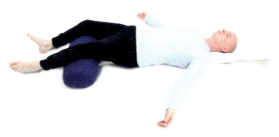

266

S. 230

Balasana | Das Kind

1

S. 194

Salamba Bharadvajasana |
Die liegende Drehung

2

S. 174

Agnistabhasana |
Die doppelte Taube

3

S. 192

Parsva Upavistha Konasana |
Der gedrehte offene Winkel

4

S. 180

Mandukasana | Der Frosch

5

S. 160

Gomukhasana | Das Kuhgesicht

6

S. 212

Paschimottanasana |
Die sitzende Vorwärtsbeuge

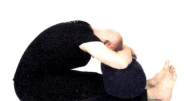

7

S. 202

Viparita-Karani | Die Umkehrstellung

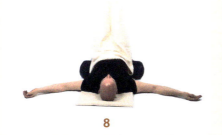

8

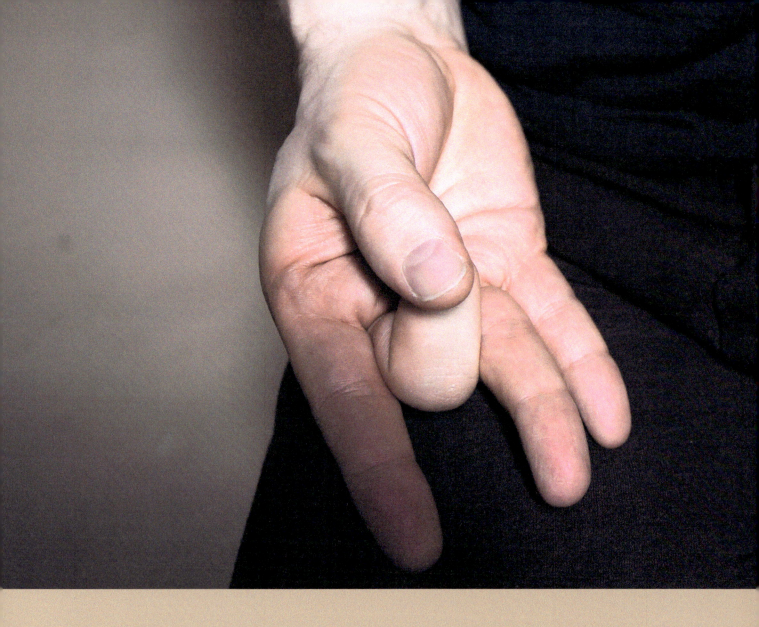

Shunya Mudra

In der Stille höre ich ganz
aufmerksam nur auf mich.

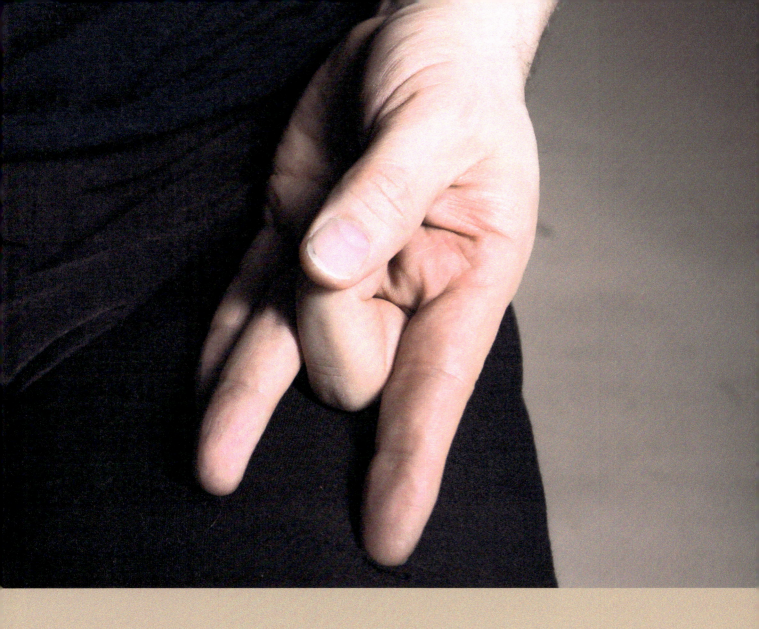

Die Stille ist das lauteste der Worte. | SIMA QIAN

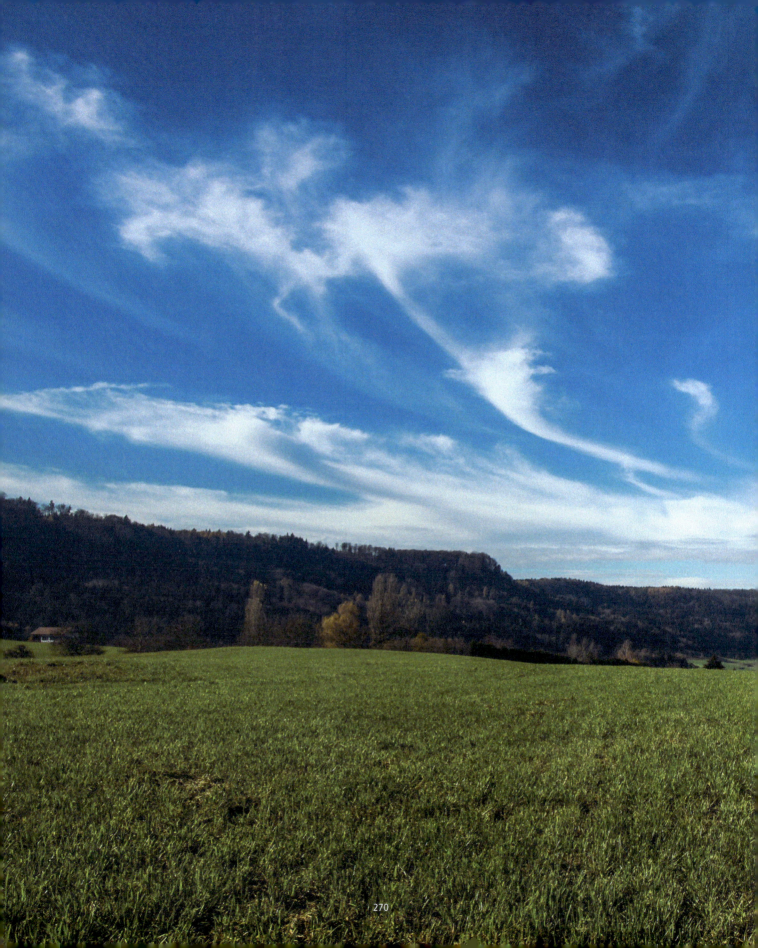

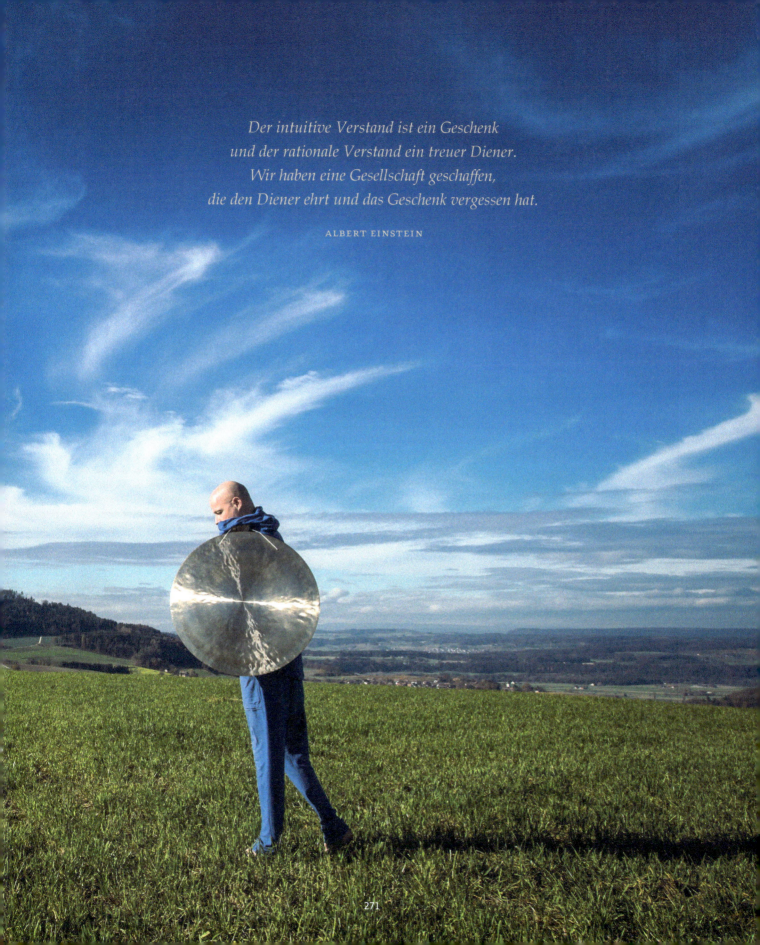

Der intuitive Verstand ist ein Geschenk
und der rationale Verstand ein treuer Diener.
Wir haben eine Gesellschaft geschaffen,
die den Diener ehrt und das Geschenk vergessen hat.

ALBERT EINSTEIN

Schlusswort

Yoga hat eine lange Tradition und eine reiche Geschichte, die wir alle in der heutigen Zeit mehr und mehr entdecken und erleben dürfen. Ich hoffe, dass wir niemals unsere Neugierde verlieren werden, diese Tradition und Geschichte erforschen zu wollen. Dass wir nie aufhören werden, zu lernen und unsere gewonnene Erkenntnis über den Sinn und Zweck des Yoga in unser Leben zu integrieren. Folge deinem Herzen, denn es gibt mehr zu erfahren als nur das Wissen darüber, wie die Haltungen korrekt ausgeführt werden. Studiere und praktiziere mit einem Lehrer, dem du vertraust. Betrachte deine Praxis als ein Experiment, das du mit Hilfe der feinsten »Instrumente«, die dir zur Verfügung stehen, durchführst, nämlich deinem Körper, deinem Atem und deinem Geist.

Immer öfter sieht man in der heutigen Zeit in den sozialen Netzwerken unter dem Stichwort »Yoga« Menschen in einarmigen Handständen oder sonstigen, unglaublich akrobatisch verrenkten Versionen der Asanas. Bei vielen Menschen erschafft das leider ein falsches »Idealbild« von Yoga. Sicherlich ist die körperliche Disziplin, die hinter einer solchen Praxis steckt, bemerkenswert. Aber Yoga kann meiner Meinung nach erst dann seine gesamte Wirkung auf uns entfalten und zu einer spirituellen Praxis werden, wenn es neben der körperlichen Leistungsfähigkeit auch das Bewusstsein für sich, seinen Körper und seinen Geist weckt. So wie es Karlfried Graf Dürckheim in seinem Buch »HARA – Die Erdmitte des Menschen« beschrieben hat:

»Natürlich kann ein Mensch, der sich Jahre oder Jahrzehnte um die Ausbildung irgendwelcher Fähigkeiten bemühte, am Ende Leistungen vollbringen, die dem Ungeübten wunderbar vorkommen. Aber die Frage ist: was für einen Wert haben solche Leistungen? Sind sie nur das Resultat einer mit zähem Ehrgeiz errungenen Technik, dann sind sie ohne allen menschlichen Belang. Nur wenn sie Zeugnis einer inneren Meisterschaft sind, haben sie Wert.«

Die Fähigkeit, sich zu entwickeln, sich selbst und andere jenseits von Konzepten und Bewertungen wahrzunehmen und zu spüren und die Erkenntnis, dass alles miteinander in Verbindung steht, führt zwar nicht unbedingt zur sofortigen »Erleuchtung«, aber in jedem Fall doch zu mehr Menschlichkeit. Konzentration auf Körper und Geist und das Eintauchen in die Stille während der Yoga-Praxis kann zu einem tiefen Gefühl der Ruhe, zu einem meditativen Bewusstsein und zu nachhaltiger Präsenz im Moment führen.

Ich schreibe zwar hier im Buch häufig von Entschleunigung, bewusstem Leben und von Lasten loslassen, aber ich muss zugeben, dass es auch mir manchmal schwerfällt, diese Prinzipien zu leben. Es gibt immer wieder mal Tage, an denen man einfach vom Alltag eingeholt wird. Und die Prüfungen, die uns mitunter im Leben gestellt werden, können sehr herausfordernd sein. Daher gelingt es auch mir nicht immer, auf solche Erlebnisse ruhig und gelassen zu reagieren. Doch wir sollten uns nicht entmutigen lassen und weiter auf unserem Weg zu innerer Ruhe und spiritueller Entwicklung vorangehen.

So nehme ich mir trotzdem jeden Tag Zeit für einen »Rückzug«, entweder über Mittag oder am Abend, um mich vom Alltag und seiner Flut von äußeren Reizen und Einflüssen zurückzuziehen. Wer dies regelmäßig tut, der wird durch *Yin Restorative Yoga* kombiniert mit der Praxis der Meditation und der im Buch beschriebenen Atemübungen schnell erfahren, wie schnell der Geist zur Ruhe findet.

All das, was hier in diesem Buch steht, hat mir selber sehr geholfen, den Alltag leichter und mein Leben einfacher zu gestalten. Dass ich diese Einsichten erlangen konnte, dafür danke ich all den »weisen« Menschen, die meinen Lebensweg kreuzten und mir halfen, diesen Weg zu gehen. Und die mir alle das Gleiche vermittelten, nämlich:
Geh in dich!

Nur wenn wir wahrhaftig in uns gehen, erkennen wir, wie unser Leben wirklich ist und was wir tun müssen, um es zu ändern, so dass wir zu mehr Klarheit, mehr Bewusstsein und mehr Achtsamkeit im Augenblick gelangen. Genau so sollten wir auch beginnen, Yoga zu praktizieren. Der Weg des Yogis sieht im Wesentlichen so aus, dass es ihm am Anfang oft nur darum geht, die schwierigsten und anspruchsvollsten Asanas zu erlenen. Er konzentriert sich quasi ausschließlich darauf, die »äußere« Technik zu erlernen. Doch beherrscht er dann endlich die äußeren Formen, beginnt die eigentliche Arbeit erst, nämlich die unermüdliche Arbeit an sich selbst – und das Tag für Tag!

Wenn du Yoga als deinen Weg gewählt hast oder es ein Teil deines Lebens geworden ist, kann das tägliche Üben mitunter eine Herausforderung werden. Wenn du nach Perfektion in deinen Asanas strebst, dann kann ich dir jetzt schon sagen, dass du dein ganzes Leben lang etwas zu tun haben wirst. Denn unweigerlich wird es auch Phasen im Leben geben, in denen du in deinem Fortschritt stagnierst, oder keine Lust hast und nicht vorwärts kommst. So kann es durchaus dein Üben beleben, dich ab und zu mit Asanas zu beschäftigen, die du noch nicht so gut ausführen kannst. Von meinem früheren Ziel, alle Asanas perfekt ausführen zu können, bin ich inzwischen abgekommen. Dennoch suche ich mir immer wieder eine Haltung aus, die ich nicht gut kann und übe sie. Selbst das gelungene Ausführen einer fortgeschrittenen Asana führt nicht zur »Erleuchtung«. Aber das Streben danach hilft, auf dem Weg zu bleiben und das innere Lächeln über sich selbst nicht zu verlernen.

Daher fühl dich von diesem Buch inspiriert und wende das darin enthaltene Wissen in deiner Praxis an. Wenn du selber unterrichtest, dann entwickle es weiter. Wenn du dich mit deinem Herzen und deinem »HARA« verbindest, dann wirst du wissen wie. Und ich würde mir wünschen, dass du deine eigenen Erkenntnisse dann mit jedem Atemzug und von ganzem Herzen an deine Schüler weiter gibst.

Jeder kennt es und jeder erlebt es, der Tag ist vorbei und wieder hatte man sich keine Zeit für seine Yoga-Praxis genommen. Es ist sicherlich nicht förderlich, wenn man täglich bis zur Erschöpfung den Körper trainiert oder ihn ohne Erholungsphasen ständig herausfordert. Auch wenn die meisten Menschen in der westlichen Welt so erzogen

wurden und ihr Leben so gestalten. Viele sehen es sogar als normal und selbstverständlich an, jeden Tag ihren Körper und Geist bis zur maximalen Leistungsfähigkeit zu belasten. All jenen würde ich gerne Folgendes mit auf den Weg geben:

Der Begriff Yoga hat, wie alle Sanskrit-Ausdrücke, mehr als nur eine Bedeutung. Eine davon ist »Verbinden«. So hält Yoga für uns die Einladung bereit, uns mit dem »Hier und Jetzt« zu verbinden und Vergangenheit und Zukunft für den Moment außen vor zu lassen.

Ich wünsche dir, dass du für dich einen Weg der Integration und des sich Verbindens finden kannst, um das »getrennt sein von deinem »SEIN« zu überwinden – einen Weg, um gute Beziehungen zu dir selbst und zu anderen Menschen zu etablieren. Einen Weg zur Selbsterkenntnis und zu mehr Mitgefühl, für dich selbst, aber auch für deine Mitmenschen. Einen Weg, dein Leben mit Leidenschaft zu leben. Auch das gehört zu Yoga und nicht nur die körperliche Praxis.

Wenn du das erkannt und geschafft hast, dann wird dir bewusst werden, dass es keinen Tag gibt, an dem du das Gefühl hast, du hättest kein Yoga praktiziert. Denn diese Dinge gehören auch zu Yoga. Ich selber habe zu lange anders gelebt und es dauerte eine ganze Weile, bis ich zu der Erkenntnis gelangte, dass wir nicht von unserem HARA – unserer »Quelle des Daseins« – getrennt sein dürfen. Und dafür bin ich von ganzem Herzen dankbar.

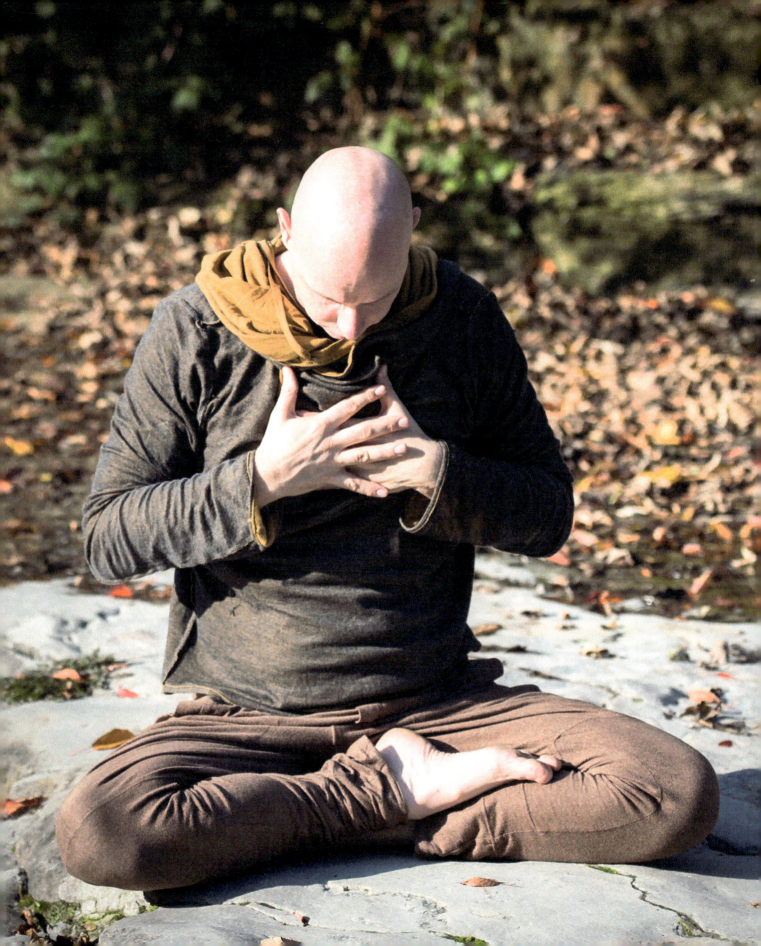

Danke

Dieses Buch schreiben zu dürfen und Stück für Stück seine Entstehung mit anzusehen, war für mich eine große und wunderbare Erfahrung. Ich bin von ganzem Herzen dankbar für all die Menschen, die mich dabei unterstützt haben, ihre Expertise und ihr Wissen dazu beigesteuert und so meinen Traum haben Wirklichkeit werden lassen.

Während all der vielen Stunden, die ich in diese Arbeit investiert habe, erkannte ich immer mehr, was es mir für ein großes Bedürfnis war, es zu schreiben und wie viel Leidenschaft man dafür entwickeln kann, eine Idee in die Tat umzusetzen. Ich lernte in dieser Zeit viel über mich, und dieses Projekt wurde zu einer absoluten Bereicherung für mich. Dafür bin ich sehr dankbar.

Ein lachendes und von Herzen großes Dankeschön an Sylvia Michel (www.michelphotography.ch) für die schönen und ausdrucksvollen Bilder, die sehr viel zum Gelingen dieses Buches beigesteuert haben. Bei Claudia Korsten-Ring (www.oisis-yoga.de) bedanke ich mich für ihre große Hilfe bei der Umsetzung der neuen Ideen für die zweite Auflage. Bei Marion Schnepf bedanke ich mich sehr für ihre große Hilfe in der grafischen Umsetzung des Buchsatzes. Es ist ihrer großen Leidenschaft und ihrem Herzblut zu verdanken, das sie in diese Arbeit gesteckt hat, dass dieses Buch so wurde wie es ist.

Silke Taute (www.raum-der-achtsamkeit.ch) hat keine Sekunde gezögert, um mit mir ihr Wissen in Anatomie zu teilen. Der Austausch darüber war inspirierend, und ich bin ihr sehr dankbar dafür, dass sie mit mir ihre Meinung dazu geteilt hat. An dieser Stelle bedanke ich mich auch herzlich bei »Suva«, Birgit Schachner (www.coaching-pyramide.de) für ihre Hilfe und ihren Rat im Meditationskapitel – danke, liebe Suva, dass du deine Expertise mit mir geteilt hast.

Nicht zu vergessen Herr Smolny vom Verlag Schweizer Literaturgesellschaft. Danke, dass Sie das Wagnis eingegangen sind, dieses Erstlingswerk zu verlegen und mir geholfen haben, es so für alle interessierten Menschen zugänglich zu machen und meinen Traum wahr werden zu lassen.

Mein tiefer Dank geht an meine Schwester Vreni für ihre positiven Gedanken, ihre mentale Unterstützung in diesem Projekt und ihren großen Glauben an mich, der mir geholfen hat weiter zu gehen, als ich das jemals für möglich gehalten hätte. Dank auch meinen Eltern, besonders meiner Mutter, die mich immer bestätigt und bekräftigt hat, nie an mir zu zweifeln – denn sie hat es auch nie getan. Meinem verstobenen Vater, dem ich leider nicht mehr hier auf Erden sagen kann, was seine Unterstützung mir bedeutet hat. Er hat mich immer ermutigt, meinen »eigenen Weg zu gehen, egal was andere darüber denken«. Ihm schicke ich von Herzen meine Gedanken in die geistige Welt.

Zu guter Letzt gilt mein ganz besonderer Dank Christiane Eitle (www.christianeeitle.com) für ihr Einfühlungsvermögen, Coaching, ihre Zeit und für ihre große Unterstützung, meine Gedanken in die richtigen Worte zu fassen.

Von ganzem Herzen und aus tiefsten HARA danke an euch, liebe Menschen. Ihr wisst gar nicht, wie schwer es ist, diese Dankbarkeit in Worte zu fassen. Es ist einfach wunderschön, an eurer Seite durchs Leben zu gehen und zu wissen, dass ich nicht alleine bin.

Loka Samasta Sukhino Bhavantu

»Mögen alle Wesen in allen Welten glücklich sein!
Möge es allen Wesen in allen Welten wohlergehen!«

OM
Tat Sat
René Hug

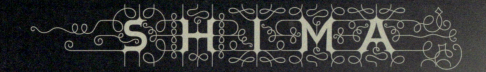

SHIMA

Liebe

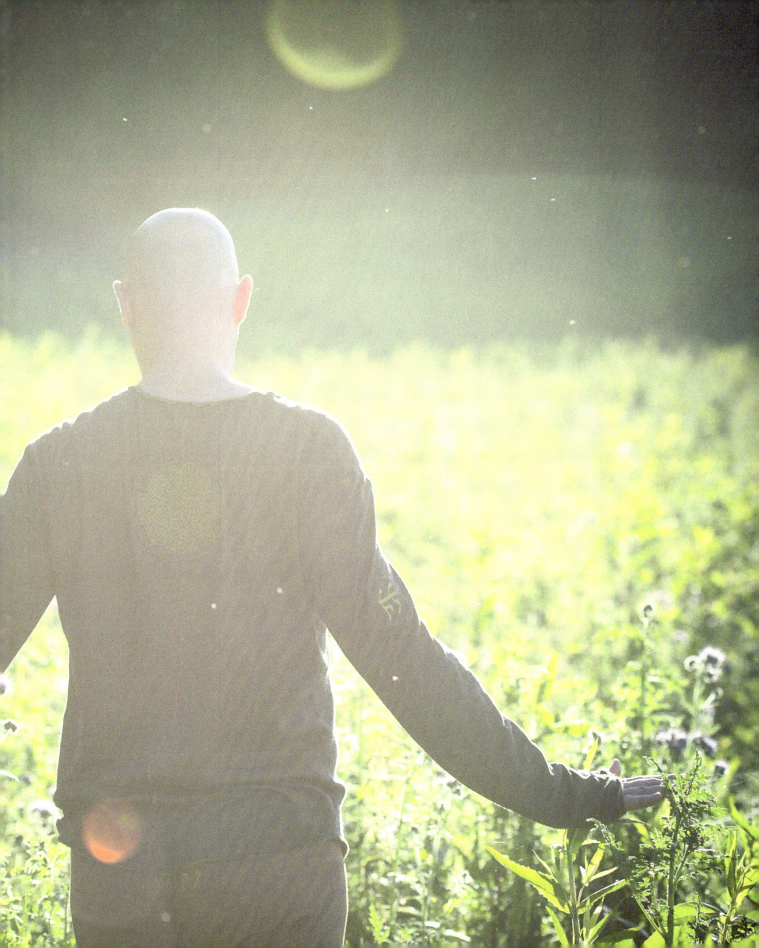

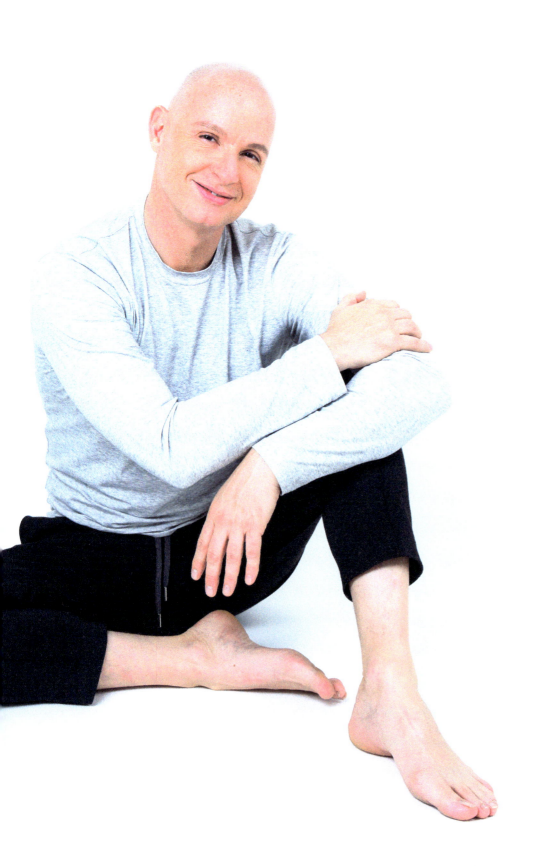

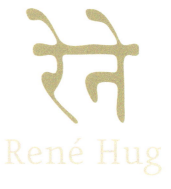

रेने

René Hug

Jeder Kursteilnehmer von mir weiß, dass Alltagsdruck sowie körperliche und seelische Belastungen, außerhalb des Yogaraumes abgelegt werden. Ganz nah bei sich zu sein, vermischt mit Meditation, Mudra und Atemtechnik sind Teile meines Unterrichts und holen dich in eine stille und entspannte Welt. Jeder Teilnehmer fühlt sich danach ruhig und gelassen. Es lohnt sich, diese Erfahrung zu machen und sich so besser kennen und fühlen zu lernen.

Ein langer Weg führte mich vor 20 Jahren in die Welt des Yogas ein. Mich faszinierte einzutauchen, in mich zu gehen und die vielen verschiedenen Bilder von Gefühlen und Emotionen des Körpers und des Geistes wahrzunehmen. Yoga fühlte sich für mich von Anfang an vertraut an, als ob es immer schon zu meinem Leben gehörte.

Als ich nach Indien reiste, lebte ich im Ashram und lernte Yoga auf eine andere und für mich neue Art zu sehen und zu praktizieren. Ich wollte aber noch mehr Erfahrung außerhalb des Ashram erleben und besuchte viele bekannte internationale Yogalehrer in Asien, den USA und in einigen Städten von Europa. Dies prägte und inspirierte meinen Stil in Yin & Yang Yoga, Yin-Restorative Yoga und Yogatherapie. Ich lernte Ruhe und Gelassenheit und mein Bezug zu Yoga wurde immer stärker und prägte auch meinen Alltag.

Um mein Wissen über den menschlichen Körper und seine Funktionen zu vertiefen und zu erweitern, besuche ich regelmäßige Yogatherapie-Ausbildungen und Workshops bei anerkannten Lehrern. Durch meine ständige Weiterbildung, mittlerweile mehr als 1.000 Stunden und den Wissensaustauschen mit zertifizierten, international anerkannten Yoga-Lehrern, habe ich einen aktuellen Wissensstand und entwickle mich stets weiter. So kann ich sehr spezifisch auf die Bedürfnisse meiner Klienten eingehen. Heute gehöre ich der »International Yoga Alliance«, der »Yoga Alliance Europe« sowie dem »Schweizerischen Yogaverband« an.

Das Fundament meiner Ausbildung zum diplomierten Yogalehrer habe ich in Ashram »Swami Satyananda Saraswati of Bihar School of Yoga« Nashik, in Indien erhalten, wo ich das Wissen bezüglich der verschiedenen Yoga Traditionen, Atemtechniken und das Wissen über die tiefergehende Philosophie von Yoga gelehrt bekam.
Die Erfahrungen sowie der ständige Austausch mit meinen Lehrern bereichern meinen Yogaweg. Die Kursteilnehmer, sowie Personen in einzelnen Therapiesitzungen, profitieren von meinem jetzigen Wissensstand, welcher ich in Form von Ruhe, Gelassenheit und Tiefe im Unterricht einfließen lasse.

Regelmäßige inspirierende Weiterbildungen, haben meinen Weg begleitet und führen mich auf meinem Yoga-Weg immer weiter:

• Ashram in Indien (500 Stunden)
• Yin & Yang Yoga Ausbildung (350 Stunden)
• Yin Yoga Ausbildung (400 Stunden)
• Restorative Yoga Ausbildung (250 Stunden)
• Mudra Ausbildung (50 Stunden)
• Yogatherapie, Ayurveda & moderne Medizinausbildung (400 Stunden)
• Wellness Trainer Ausbildung (480 Stunden)
• Klangtherapie Ausbildung (Kristallklangschalen, Gong und Stimmgabeln) (200 Stunden)
• Thai Massage Ausbildung (100 Stunden)
• Kinesiologie Ausbildung (100 Stunden)
• Anatomie Ausbildung (300 Stunden)
• Alternativmedizin und Cranio Sacral Therapie (100 Stunden)
• Derzeit in der Feldenkrais Therapie Ausbildung

Was ich anbiete:

• Yin Restorative Yogatherapie Ausbildung 200 Stunden, die 4 Modulen umfasst. Zusätzlich 300 Stunden die eine Bandbreite an Therapieformen, energetische Theorien, Atempraxis, Entspannungsübungen, Mudra und Meditationen beinhalten.
• Yin & Yang Yoga: durch Klarheit, Aufmerksamkeit und Präzision geprägt. Dabei kommen Hilfsmittel wie Polster, Blöcke, Decken, Gurten und Sandsäcke spielerisch zum Einsatz.
• In den Yoga-Stunden oder bei Klangtherapien setze ich Gongs und therapeutische Stimmgabeln ein.
• Yin Yoga & Stones: eine in der Schweiz einzigartige Kombination aus warmen Lava-Steinen und Yin-Yoga-Übungen
• Ich organisiere regelmäßige und unvergessliche Retreats

www.reneyoga.ch

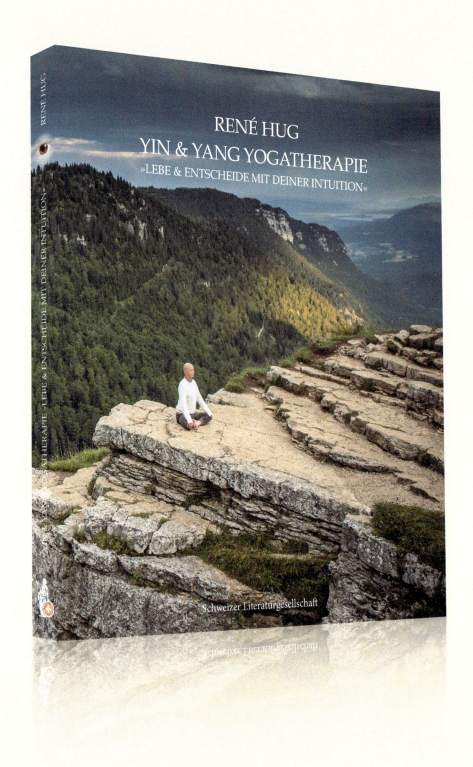

Yin & Yang Yogatherapie

Das zweite Buch von René Hug inspiriert und ergänzt die Bibliothek aller Lehrer für Yoga, Bewegung und Körperarbeit. Der Autor führt den Leser durch eine Reise auf dem Weg zurück zur eigenen Intuition. Die sanften Praktiken des Yin und Yang Yoga, Mudra-Flows sowie Meditation und Innenschau unterstützen den Leser und Schüler darin, die Sprache des Körpers wieder hören und lesen zu können.

Sind wir in unserer eigenen Kraft und Präsenz verankert, stehen uns alle Möglichkeiten für die nächsten Schritte offen. Wer nicht in der Vergangenheit oder in Zukunfts-Ängsten gefangen sein möchte, sondern sich in jedem Moment frei entscheiden will, für den ist dies Buch ein guter Wegweiser.

Nur wenn wir uns als Ganzes wahrnehmen und akzeptieren können, sind wir wirklich frei. Jeder Mensch ist ein wundervolles, komplexes Geschöpf bestehend aus dem physischen Körper mit all seinen Organen und Systemen, dem Geist geprägt von Gedanken und Mustern sowie dem Nervensystem und einer innewohnenden Energie, die uns Leben einhaucht. All diese Teile beeinflussen und bedingen sich gegenseitig und führen zu sowohl Krankheit als auch Gesundheit.

In diesem Buch lässt René Hug dich an seinem langjährigen Wissen aus dem Yin Yoga, der Yogatherapie und verschiedenen Therapien und Ausbildungen teilhaben. Er inspiriert mit seinen Gedanken über die großen und kleinen Fragen unseres Lebens. Seit über 17 Jahren begleitet er Schüler während seiner Ausbildungen, Immersions und Retreats und möchte in diesem Buch sein Wissen an dich weitergeben.

Mehr über René und sein Angebot erfährst du auf www.reneyoga.ch

Blick ins neue Buch:

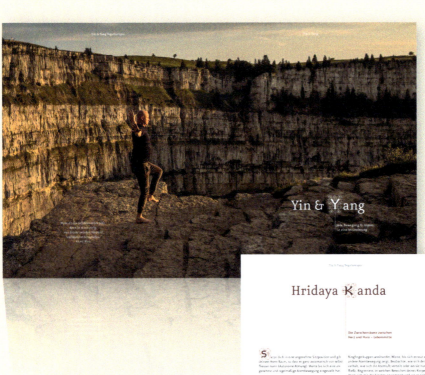

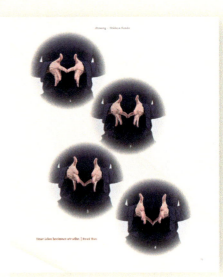

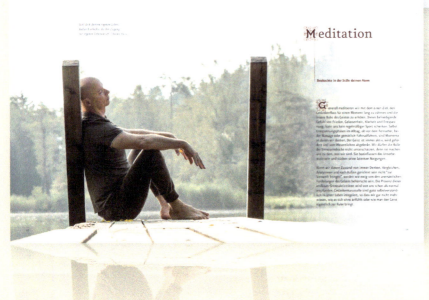

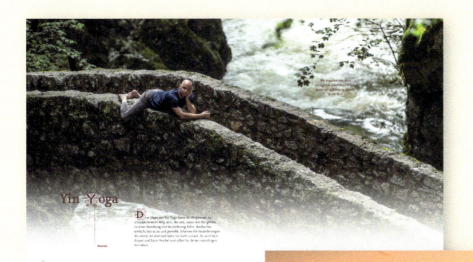

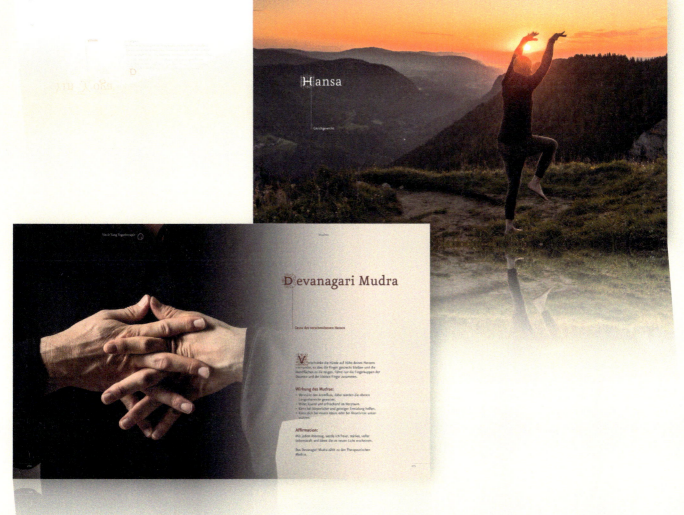

Die Deutsche Nationalbibliothek verzeichnet diese
Publikation in der Deutschen Nationalbibliografie;
detaillierte bibliografische Daten sind im Internet über
http://dnb.d-nb.de abrufbar.

René Hug
Yin Restorative Yoga
Quelle des Daseins
ISBN 978-3-906180-78-6

Fotografie:
Sylvia Michel, www.michelphotography.ch

Layout und Satz:
Marion Schnepf (Okt. 2020 in Erinnerung)

Überarbeitung 2. Auflage:
Claudia Korsten-Ring, www.oisis-yoga.de

© Copyright 2017. 2. Auflage 2021 Alle Rechte beim Verlag.
Schweizer Literaturgesellschaft® ist ein
Imprint der Europäische Verlagsgesellschaften GmbH.
www.Literaturgesellschaft.ch

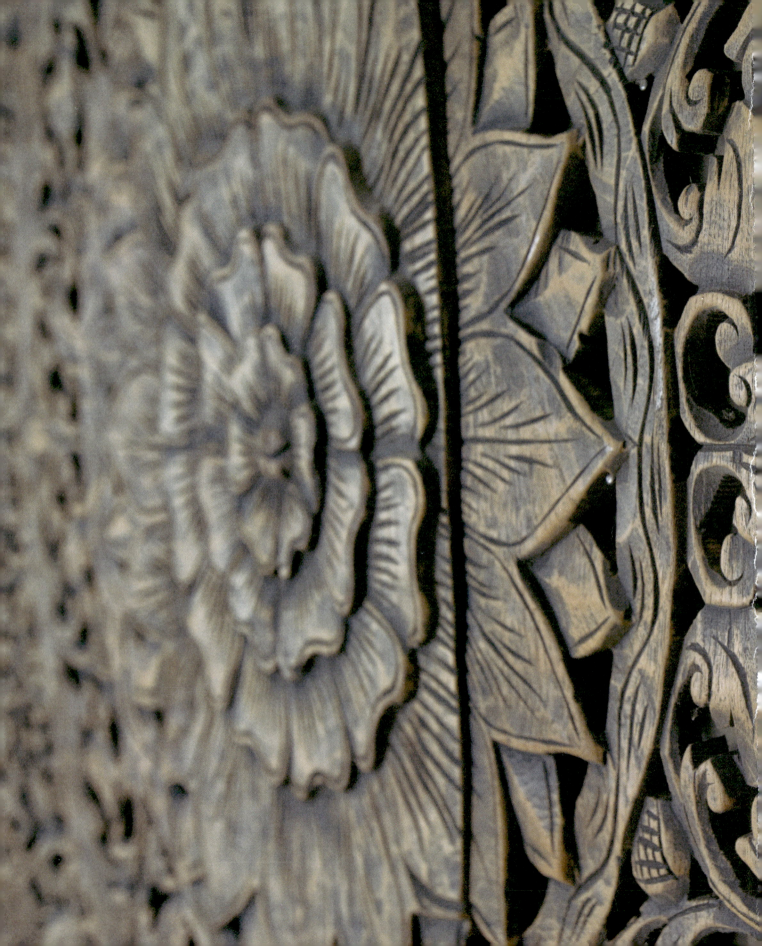